Tom Laser

Lumbale
Bandscheibenleiden

Tom Laser

Lumbale Bandscheibenleiden

Diagnostik und konservative
Behandlung

Ein Handbuch für
Ärzte und Krankengymnasten

Mit Beiträgen von
Frans van den Berg, Lasse Thue,
T. Eichenlaub, E. Böhle,
P. Westerhuis, R. Pfund, L. Ozarcuk

179 Abbildungen
und 2 Tabellen

3., neu bearbeitete
und erweiterte Auflage

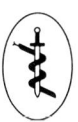

W. Zuckschwerdt Verlag München · Bern · Wien · New York

Dr. med. Thomas Laser, geb. 1940 in Ahmedabad/Indien, Studium in Freiburg i.B., Facharztausbildung für Unfallchirurgie und Orthopädie bei Prof. Probst, Unfallklinik Murnau/Obb. und Prof. Schreiber, Orthop. Univ. Klinik Balgrist/Zürich. Ausbildung in der Manuellen Medizin in Hamm und am »Intern. Seminar of orthop. Medicine/Manual Therapy« bei Prof. Kaltenborn/Evjenth. Seit 1974 niedergelassener Orthopäde, ab 1983 leitender Arzt eines orthopädischen Rehabilitationszentrums.

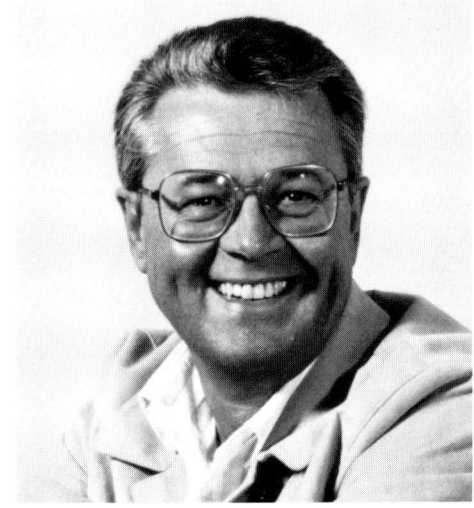

Anschrift des Herausgebers:

Dr. med. Thomas Laser
Arzt für Orthopädie,
Chirotherapie, Sozialmedizin
Am Höhenring 21
94086 Griesbach

Auslieferungen W. Zuckschwerdt Verlag GmbH

Deutschland:	Schweiz:	Österreich:	USA:
Brockhaus Commission	Hans Huber Verlag	Maudrich Verlag	Scholium International Inc.
Verlagsauslieferung	Längassstrasse 76	Spitalgasse 21 a	14 Vanderventer Ave
Kreidlerstrasse 9	CH-3000 Bern 9	A-1097 Wien	Port Washington
D-70803 Kornwestheim			11050 New York

Die Deutsche Bibliothek – CIP-Einheitsaufnahme
Lumbale Bandscheibenleiden: Diagnostik und konservative Behandlung; ein Handbuch für Ärzte und Krankengymnasten; 2 Tabellen / Tom Laser. Mit Beitr. von Frans van den Berg ...– 3., neubearb. und erw. Aufl. – München; Bern; Wien; New York: Zuckschwerdt, 1994
   ISBN 3–88603–475–5
NE: Laser, Tom

ISBN 3-88603-475-5

Inhalt

Geleitwort

Lumbale Bandscheibenleiden sind durch ihre Häufigkeit, durch ihre Schmerzhaftigkeit und durch ihre immobilisierende Wirkung sowohl von der Sicht des Mediziners wie auch von der des Patienten von großer Bedeutung.

Schicksalhaft war bisher, daß das Problem von lumbalen Schmerzsyndromen mit und ohne Ausstrahlung durch die Brille einzelner Fächer gesehen wurde, was seinen Niederschlag in den monomanen diagnostischen und therapeutischen Konsequenzen fand.

Dr. Tom Laser ist auf diese Problematik eingegangen und beleuchtet in seinem Buch die vielen Aspekte dieser Erkrankung. Wichtig erscheint zuerst einmal die Diagnostik, die auf die Pathophysiologie der Krankheitsdynamik Rücksicht nehmen muß.

Ein Bandscheibenvorfall bewirkt eine Fülle von reflektorischen Phänomenen, von welchen der Schmerz zweifellos das Leitsymptom ist und nach welchen sich viele der folgenden therapeutischen Gesichtspunkte zu richten haben.

Konservative Maßnahmen sind – bei einigen wenigen Ausnahmen – am Anfang der Erkrankungen immer angezeigt. Die Operation ist sicher nicht als Niederlage der nichtoperativen Therapie zu werten.

Von großer Wichtigkeit für die Zukunft sowohl für den Operierten, den Nichtoperierten, aber auch den noch Gesunden sind gewisse Verhaltensmaßregeln.

Die vielzitierte Krankengymnastik, eine immer wieder mißverstandene Domäne der Orthopädie, spielt dabei eine ganz besondere Rolle. Ergotherapeutische Überlegungen, Veränderungen von Sitz-, Halte- und Liegegewohnheiten sind dabei weitere Schlagwörter, die selbst wieder eine Fülle von Aktivitäten initiieren.

Das Buch von Dr. Tom Laser zeigt genau, daß der lumbal Bandscheiben-Erkrankte Zielpunkt interdisziplinärer Gespräche und Handlungen sein muß, und daß seine erfolgreiche Betreuung nur in einer Teamarbeit liegen kann, die neben dem Arzt besonders den Physiotherapeuten, den Krankengymnasten, den Ergotherapeuten und viele andere einschließt.

Eine exakte Diagnostik, eine gezielte Therapie und ein kausales Eingehen auf die aktuelle und individuelle Problematik des Einzelnen läßt erst auf einen dauerhaften Erfolg hoffen.

Hans Tilscher

Vorwort

Kreuzschmerzen stellen ein weltweites Problem dar. Zur Lösung dieses Alltagsproblems gibt es viele Theorien und praktische Wege. Zweifellos ist der krankengymnastischen Behandlung auf neurophysiologischer Basis bei Patienten, die an lumbalen Bandscheibenerkrankungen leiden, ein zentraler Stellenwert beizumessen. Ebenso bedarf die operierte Wirbelsäule einer gezielten Nachbehandlung.

Tom Laser, der sich seit Jahren mit den Erkrankungen der Wirbelsäule auseinandergesetzt hat, weist den Weg einer systematischen Behandlung und Nachbehandlung von Bandscheibenpatienten. Ein wesentliches Merkmal der Therapie ist das Bewußtmachen fehlerhafter Abläufe in Bewegung und Haltung der Wirbelsäule auf der einen und ihre Stabilisierung auf der anderen Seite. Seine Therapie hat damit die Grundzüge einer Rückenschulung. Die von ihm vertretene Aufrechterhaltung bzw. Wiederherstellung der physiologischen Lordose im Rahmen der Rückenschulung ist sicherlich ein wesentliches Prinzip. *Tom Laser* versteht es, uns den funktionell physiologischen Part in der Behandlung von Wirbelsäulenerkrankungen näher zu bringen. Wir erhoffen uns, daß die Diskussion um die Rückenschule belebt wird und ungerechtfertigte Operationen an der Wirbelsäule ersparen hilft.

Rückenschulen sollen dem Patienten Anatomie und Physiologie der Wirbelsäule nahebringen, Stellung zu der Körpermechanik und -haltung nehmen und die Rückenpatienten unterrichten, wie sie die Schmerzen durch Abbau der Wirbelsäulenbelastung und Aufbau der Wirbelsäulenmuskulatur reduzieren. Das bedeutet also letzten Endes eine Führung des Patienten durch das tägliche Leben. In Deutschland findet die Rückenschule erst seit wenigen Jahren Eingang, während sie in Kanada, den USA und insbesondere in Schweden eine anerkannte Institution ist. Bei den immensen volkswirtschaftlichen Kosten, die durch Kreuzschmerzen verursacht werden, wäre es wünschenswert, daß die Errichtung von Rückenschulen an medizinischen Zentren forciert und unterstützt wird.

Klaus-Peter Schulitz

Geleitwort zur 3. Auflage

Eine 3. Auflage in relativ kurzen Zeitabständen deutet darauf hin, daß das Thema lumbale Bandscheibenleiden großes Interesse findet und vom Autor vorbildlich dargestellt wird. Die erweiterte und inhaltlich gründlich überarbeitete Neuauflage integriert nun auch Beiträge über Techniken von Mc.Kenzie, Maitland und ein PNF-Behandlungskonzept. Die anschauliche Darstellung aller wirksamen konservativen Behandlungsformen bei lumbalen Bandscheibenleiden unterstreicht die Kompetenz und Erfahrung von Tom Laser, der sich als Leiter eines orthopädischen Rehazentrums in der Diagnostik und Therapie bandscheibenbedingter Erkrankungen besonders gut auskennt. Aus klinischer Sicht begrüßenswert ist die ausführliche Darstellung einzelner Behandlungstechniken in der postoperativen Phase. Da hier sowohl bei Ärzten als auch Krankengymnasten noch deutliche Unsicherheiten vorhanden sind, ist eine rasche Verbreitung dieser Neuauflage wünschenswert – nicht zuletzt zum Wohle unserer Patienten.

Prof. Dr. Jürgen Krämer
(Direktor der Orthopädischen Universitätsklinik im St.-Josef-Hospital Bochum)

Vorbemerkung

Seit der ersten Bandscheibenoperation 1934 durch *Mixter* und *Barr* hat sich in der Technik der klassischen operativen Behandlung nicht sehr viel geändert. Mit Einführung des Operationsmikroskopes in der Gefäß- und Nervenchirurgie hat dieses weniger traumatisierende Verfahren auch in der Diskuschirurgie zunehmend Anhänger gefunden. Ausgedehnte operative Zugänge mit erweiterter Fensterung oder mit Entfernung eines Bogenanteils haben den Vorteil, einen besseren Einblick in das Operationsfeld zu erhalten, zugleich kann der Bandscheibenraum dabei radikaler ausgeräumt werden. Auch wenn die Rezidivhäufigkeit bei diesem Vorgehen zweifellos geringer ist, so wird sie mit der nicht unerheblichen Gefahr einer Segmentinstabilität erkauft. Eine solche Instabilität ist als iatrogen zu bezeichnen.

Die Chemonukleolyse ist inzwischen zwei Jahrzehnte alt und hat ihren festen Platz in der Chirurgie, allerdings unter der Prämisse einer ausgewählten Indikation. Die endoskopische Diskuschirurgie, das Absaugverfahren nach *Onik* sowie die Verdampfung des Nucleus pulposus durch den Laser sind Eingriffe, die immer häufiger und mit zunehmendem Erfolg durchgeführt werden. Auch bei diesen Methoden gibt es allerdings Indikationseinschränkungen, die bei Nichtbeachtung schlechte Ergebnisse nach sich ziehen.

Über die Art oder gar Notwendigkeit einer etwaigen »Nachbehandlung«, über Rehabilitationsmaßnahmen oder Anschlußheilbehandlungen (AHB) ist in der Literatur erst in den letzten Jahren zunehmend berichtet worden. Aber auch heute noch bestehen hinsichtlich der Art der postoperativen Weiterbehandlung krasse Meinungsunterschiede innerhalb der Gruppe der Operateure. Es gibt wenige Krankheitsbilder, bei denen die Therapeuten die konservative Behandlung derart kontrovers diskutieren. Vom einen Extrem der »noli me tangere«-Einstellung bis zur Sofortmobilisation des Frischoperierten finden sich alle Varianten. Die Therapieempfehlungen unterscheiden sich nach Schule und letztlich nach Vermögen, funktionelles Denken auch therapeutisch umzusetzen. Dieses therapeutische Umsetzen erfordert allerdings Detailkenntnisse der verschiedenen Techniken innerhalb der Physiotherapie sowie Verständnis der Gelenkmechanik, der Neurophysiologie im allgemeinen sowie der Muskelfunktion im speziellen.

Unbefriedigende Nachbehandlungsergebnisse nach Wirbelsäuleneingriffen führen verständlicherweise zu Enttäuschungen. Diese sind vermutlich die Ursache für die Vorstellung vieler Operateure, die sicherste und ungefährlichste Nachbehandlung sei »keine Nachbehandlung«.

Daß die Behandlung von Wirbelsäulenkranken mannigfache Fußangeln hat, und daß viele mögliche Fehler in der Therapie lauern, weiß jeder gute Therapeut. Aufgabe und Anliegen dieses Buches ist es, diese Fehler aufzudecken und dadurch zu vermeiden. Dem »Enttäuschten« möchte es zeigen, wie eine erfolgreiche Therapie durchgeführt werden sollte.

Kenner der Wirbelsäulenproblematik wissen allzu gut, daß man nur einem verhältnismäßig kleinen Anteil der wirklichen Kreuzschmerzursachen auf den Grund kommt. Der Therapeut wird also seine Behandlungsstrategie vorteilhafterweise in solchen Fällen vom Behandlungserfolg abhängig machen und die Richtung seines Vorgehens während der Therapie ggf. ändern müssen.

Es soll nicht verschwiegen werden, daß ein akuter Wirbelsäulenschmerz in der Regel viel leichter zu erkennen und zu therapieren ist als ein chronisches Schmerzsyndrom.

Daß sechs verschiedene Krankengymnasten, jeder ein Fachmann auf seinem Gebiet, gerne bereit waren, Beiträge zu diesem Buch beizusteuern, bestätigt das große Interesse unter den Therapeuten an einem solchen Buch.

Die »Rückenschule«, die bei der Betrachtung der Kreuzschmerzproblematik nicht unerwähnt bleiben soll, darf in unserer schnell-lebigen Zeit keine Modeerscheinung darstellen, sondern muß, wie das tägliche Zähneputzen und die Begriffe der Körperhygiene, zum festen Bestandteil eines Gesundheitsbewußtseins werden. Trotz unterschiedlicher physiotherapeutischer Techniken führen doch alle aufgezeigten Wege in eine Richtung. Welchen Weg man dabei auch beschreiten mag, die Zielsetzung soll klar und unmißverständlich sein.

Allen, die zum Gelingen dieses Buches beigetragen haben, insbesondere meinen Lehrern *Tilscher, Kaltenborn* und *Evjenth* möchte ich an dieser Stelle danken.

Autoren, insbesondere ungeübte, sind Menschen, die jedes Wort x-mal umdrehen, um doch nur immer wieder über die eigene Unzulänglichkeit zu verzweifeln. Für die Stärkung der Moral in solch dunklen Augenblicken danke ich meiner Ehefrau und Tochter, nicht zuletzt auch meinem Verleger für die Geduld, aus Gedanken und Erfahrungen ein Buch werden zu lassen.

Dr.Tom Laser
Griesbach, August 1993

Einleitung

Das folgende Buch soll sich ausschließlich mit der Erkennung und Behandlung der bandscheibenbedingten Erkrankungen im Lumbalbereich befassen. Natürlich ist es zunächst der Kreuzschmerz alleine, der den Patienten zum Arzt treibt, damit dieser ihm hilft. Der Kreuzschmerz ist ein Synonym für eine Vielzahl von Schmerzsymptomen, die von verschiedenen Organen ausgehen können und deren Ursache nicht immer auf Anhieb von einem Arzt eines Fachgebietes alleine gefunden werden kann. Ich will in diesem Buch aber bewußt nicht das gesamte Spektrum der Kreuzschmerzursachen abhandeln. Ich lasse alle möglichen gynäkologischen, internistischen, urologischen und einen Großteil der psychischen Ursachen unberücksichtigt. Beschränken wir uns auf das Achsenorgan selbst, so finden wir ja auch hier eine Menge an möglichen Ursachen; nicht jeder Kreuzschmerz mit und ohne Ausstrahlung in irgendeine Richtung muß zwangsläufig bandscheibenbedingt sein, wie dies immer noch zu Unrecht von vielen Betroffenen angenommen wird.

Das Kreuz – eine Crux?

Schäden an den lumbalen Bandscheiben sind eine der häufigsten Erkrankungen des Zweifüßlers. Vermutlich ist dies Folge des Umstandes, daß sich der Mensch in seiner Evolution vom Vierfüßler zum aufrechten Zweifüßler entwickelt hat. Die Wirbelsäule ist fast noch so gebaut, wie sie ursprünglich zu Zeiten des Vierfüßlers »konstruiert« war. Die morphologische Anpassung der Wirbelsäule an den aufrechten Gang und die funktionellen Bedürfnisse der aufrechten Position haben gerade begonnen. Von der Evolutionsgeschichte her weiß man, daß solche Anpassungsvorgänge Millionen Jahre benötigen. Man kann behaupten, daß die menschliche Wirbelsäule sich nie richtig der senkrechten Stellung angepaßt hat (9). Am deutlichsten manifestiert sich die noch nicht stattgehabte Anpassung an dem Verlauf der Gelenkspalten der Lendenwirbelsäule, die zur Bewegungsachse hin parallel und nicht senkrecht verlaufen, wie sich dies stato-dynamisch bei den Wirbeltieren im Vierfüßlerstand als bewährtes Bauprinzip darstellt. Stellen Sie sich vor, die zwei Gelenkflächen des Kniegelenkes würden nicht aufeinander, sondern nebeneinander stehen! Dies hätte erhebliche Funktionsstörungen zur Folge! Die Gelenkstellung der Wirbelsäule wird beim aufrechten Gang daher ein Störfaktor ersten Grades sein müssen! Die Schlüsselprobleme der Beschwerden liegen im Aufbau der Bandscheibe und ihres Kernes und zum anderen in den Wirbelgelenken im Lumbalbereich. Schließlich sind auch Band- und Muskelstrukturen alleine oder in Kombination mit anderen Störungen für Beschwerden verantwortlich zu machen.

Der Kreuzschmerz, Tribut an die »Zivilisation«

Die Häufigkeit der bandscheibenbedingten Erkrankungen im Lumbalbereich hat offensichtlich in den letzten Jahrzehnten zugenommen. Die Ursache für diese Zunahme ist multifaktoriell geprägt. Die Lebenserwartung ist in den letzten Jahrzehnten angestiegen. Allein schon deswegen spielt der sog. Alterskreuzschmerz, bedingt durch die degenerativen Prozesse der Wirbelgelenke, eine entscheidende Rolle. Aber auch jüngere Menschen klagen in zunehmendem Maße über auftretende Kreuzschmerzen. Hier spielen nicht das Alter, sondern äußere Umwelteinflüsse (Beruf und Alltag) die Hauptrolle. Ständige Fehlhaltungen der Wirbelsäule, in Verbindung mit der bequemen »Lebensweise« formen den zukünftigen Kreuzschmerzpatienten von heute. Man weiß, daß das jahrelange Arbeiten am Schreibtisch für die Wirbelsäule schädigender ist als Schwerarbeit. Im Sitzen wird die physiologische Lordose der Lendenwirbelsäule in Richtung einer Kyphose aufgehoben. Dabei ändert sich auch die muskuläre Stützfunktion für die Wirbelsäule, die normalerweise in einer sinnvollen Balance steht. Über die Auswirkungen dieser muskulären Störungen (Dysbalance der Rumpfmuskulatur) wird später noch gesprochen.

1. Häufigkeit
der bandscheibenbedingten Erkrankungen

Wenn der niedergelassene Allgemeinarzt seine Patientenkartei hinsichtlich der angegebenen Beschwerden aufschlüsselt, so findet er in über 10% aller Fälle Angaben, die für eine bandscheibenbedingte Symptomatik sprechen. Beim niedergelassenen Orthopäden sind es sogar über die Hälfte aller Patienten. Aus dieser Häufigkeit resultiert, daß jede 5. Arbeitsunfähigkeit und jeder 2. gestellte Rentenantrag wegen einer bandscheibenbedingten Erkrankung erfolgen (120). In allen westlichen Ländern, so in Skandinavien, der Schweiz, aber auch in den USA und Kanada, sogar in Japan, wurden ähnliche Zahlen veröffentlicht. Im Bereich der Lohnfortzahlung im Krankheitsfall ist die Summe pro Jahr allein für Deutschland mit etwa 15 Milliarden DM anzusetzen, die zu Lasten von Rückenschmerzen gehen (166).

Mancher Patient verzweifelt wegen der Hartnäckigkeit der Wirbelsäulenschmerzen und der Schwierigkeit, eine exakte Diagnose zu erhalten (mit der Folge einer nur ungezielten Behandlung). Die Bereitwilligkeit, selbst etwas gegen seine Beschwerden zu tun, ist meist gering.

Nach *Stoddard* (199) sind Rückenschmerzen Gegenstand vieler Mißverständnisse, z.B.: Es stimmt nicht, daß

– alle Rückenschmerzen auf einen Bandscheibenvorfall zurückzuführen sind;
– ein Patient, der einmal an Rückenschmerzen leidet, nie mehr davon loskommen wird;
– jeder Bandscheibenvorfall ein einheitliches Bild zeigt;
– eine Chirotherapie schmerzhaft oder gefährlich sein muß;
– ein unauffälliges Röntgenbild der Wirbelsäule bedeutet, alles sei in Ordnung;
– der Bandscheibenpatient nie wieder Sport treiben darf.

Die nach *Stoddard* angeführten irrigen Meinungen ließen sich durch weitere Beispiele ergänzen, sie werden im Verlauf des Buches aber im Detail angesprochen.

2. Funktionelle Morphologie der unteren Lendenwirbelsäule

Da dieses Buch sich an den Therapeuten, d.h. den Arzt und den Krankengymnasten gleichermaßen richtet, sei es erlaubt, hier einen kurzen Abriß der Anatomie und Physiologie im Sinne einer Auffrischung von erlerntem Grundwissen und zum besseren Verständnis der Pathophysiologie zu wiederholen.

Es wird oft der Fehler begangen, daß man eine Störung streng lokal auf ein Bewegungssegment zu projizieren versucht. Funktionell darf die untere Lendenwirbelsäule nur mit großer Einschränkung für sich alleine betrachtet werden. Gleichwohl ist der lumbosakrale Übergang unter Einbeziehung des 3. und 4. Lendenwirbels im Vergleich zu den übrigen Anteilen der Lendenwirbelsäule in einem viel größeren Maß von Störungen betroffen. Der lumbosakrale Übergangsbereich ist als besonders störanfälliger Teil der Lendenwirbelsäule anzusehen.

Nach *Putz* (169) ist die Wirbelsäule auf den ersten Blick eine Abfolge von unregelmäßig geformten Knochen, die durch Bandscheiben und Bänder verbunden werden. Die jeweils zehn Bänder, die gemeinsam mit der Bandscheibe die segmentale Verbindung herstellen, führen exakt den Ablauf der Bewegung der benachbarten Wirbel. Bekanntlich verläuft das vordere Band (Lig. longitudinale anterius) in Längsrichtung und hat eine Verbindung mit den Wirbelkörpern. Das hintere Längsband (Lig. longitudinale posterius) überspannt dagegen die Hinterfläche der Wirbelkörper und inseriert an den Bandscheiben bzw. an den kranialen Randleisten der Wirbelkörper. Außer dem hinteren Längsband gibt es aber auch noch andere längs- und querverlaufende Bandsysteme, die für das Funktionieren des Gesamtsystems von größter Bedeutung sind. Die Bandverbindung zwischen Dornfortsätzen (Lig. interspinale) weist eine Richtung von kranial-dorsal nach kaudal-ventral auf, wodurch theoretisch eine Ventralverschiebung des oben liegenden Wirbels möglich wäre, in der Regel aber durch die Anordnung des Facettengelenks verhindert wird. Eine Dorsalverschiebung des darüber liegenden Wirbels wird zwar vom Facettengelenk her ermöglicht, die schrägverlaufenden Fasern des Lig. interspinale verhindern aber diese Bewegungsrichtung.

Das Lig. supraspinale, ein kaudal-kranial gerichtetes Band, existiert in der Lendenwirbelsäule so gut wie nicht.

Die interspinalen Bänder stehen zusammen mit Verstärkungszügen der Gelenkkapseln mit der Aponeurosis lumbodorsalis direkt in Verbindung. Wenn sich die autochthone Rückenmuskulatur anspannt, kann dadurch die Aponeurose wie ein fester Mantel wirken und in Verbindung mit den Ligamenta interspinalia im Sinne einer Funktionskette eine erstaunliche Stabilisierung der Lendenwirbelsäule erzielen.

Die Bänder bestehen aus kollagenem und daher fast nicht nachgebendem Faserwerk. Sie stehen in der Regel unter einer Vorspannung, wobei in der Endphase einer jeden Bewegung die Spannung langsam zunimmt. Dadurch kann das Auftreten von hohen Druckspitzen, etwa im Bereich der Wirbelgelenke oder an den Kanten der Wirbelkörper vermieden werden. Könnte die Bandstruktur diese Arbeit nicht übernehmen, wäre die Muskulatur überfordert, ruckartige Verschiebungen einzelner Wirbel oder Bewegungen in der Endphase aufzufangen. Zwangsläufig würde es dann zu erheblichen ossären Problemen kommen. Dies ist, wie ich später ausführen werde, unter pathologischen Bedingungen tatsächlich der Fall.

Die Wirksamkeit der Bandstraffung, insbesondere die Bremsfunktion auf die gefährlichen Endbewegungen ist nur gewährleistet, wenn der Turgor der dazwischenliegenden Bandscheiben erhalten ist. Bekanntlich steht die Bandscheibe unter einem erheblichen Binnendruck, der durch die umgebenden Bandverbindungen quasi im Sinne einer Zuggurtung im Gleichgewicht gehalten wird. Dieses sog. »diskoligamentäre Gleichgewicht« ist für die Funktion der Bandverbindung insofern von großer Wichtigkeit, als bei Turgorverlust der Bandscheibe die sog. Vorspannung der Bänder wegfällt. Wie wir später sehen werden, kommt es durch Turgorverlust (degenerativ oder iatrogen bedingt) zur Hypermobilität des Segments bis hin zur schmerzhaften Instabilität.

Die Wirbelgelenke besitzen einen kleineren, medialen, frontal eingestellten Gelenkanteil. Dieser spielt für die Aufnahme statischer Druckkräfte eine besonders große Rolle, während der hintere sagittale Anteil eine wesentliche Aufgabe beim Abfangen von Rotationsbewegungen erfüllt.

5

»Bandscheibe Spezial«
(Frans van den Berg)

Weltweit behandeln Therapeuten Patienten mit Bandscheibenproblemen und unterrichten Kollegen, wie Bandscheibenprobleme behandelt werden sollten. Mit Erstaunen muß leider festgestellt werden, daß ein Teil der Therapeuten (Krankengymnasten, Masseure, aber auch Ärzte) nicht weiß, was eine Bandscheibe eigentlich ist, wie sie aufgebaut ist und vor allem, wie die Physiologie und Biomechanik ablaufen.
Im folgenden soll der Versuch gemacht werden, etwas Klarheit über die Physiologie und Pathophysiologie zu schaffen.

Aufbau der Bandscheibe

Die Bandscheibe ist eine kollagene Struktur von schalenförmigem Aufbau, der mit einer Zwiebel vergleichbar ist. Zum besseren Verständnis teilen wir die Schichten in einen äußeren, einen inneren und einen zentralen Teil ein. Das Kollagen in den unterschiedlichen Schichten setzt sich aus folgenden Bestandteilen zusammen:

Äußere Schicht (Lamina 1)
Zellen: Fibroblasten und Fibrozyten (5%); Fibroblastenähnliche Zellen (168, 85).
Fasern: Kollagene Fasern, Typ I (75%); (23, 193); Kollagene Fasern Typ VI (5%)(238); Der Faserverlauf ist hierbei kranial-kaudal und zirkulär, etwa bis zum halben Bandscheibendurchmesser (34).

Matrix: Proteoglykane (Chondroitinsulfat und Hyaluronsäure, 20%).

Innere Schicht (Lamina 2 und 3)
Zellen: Chondroblasten und Chondrozyten und Fibroblasten (168).
Fasern: Kollagene Fasern Typ II (23, 193); Kollagene Fasern Typ VI (5%) (238); Elastische Fasern (168, 84, 99, 100);
Faserverlauf: zirkulär (34) bis horizontal.
Matrix: Proteoglykane (Chondroitinsulfat und Hyaluronsäure).

Zentrale Schicht (Lamina 4)
Zellen: Chondroblasten und Chondrozyten bzw. chondroblastenähnliche Zellen (168), zum Zentrum hin immer weniger, sowie einige Fibroblasten (168, 99, 100).
Fasern: Kollagen Typ II, (wenige) (193) und Kollagen Typ VI (20%) (238), elastische Fasern.
Matrix: Proteoglykane (Chondroitinsulfat und Hyaluronsäure). Das Verhältnis von Fasern zu Matrix zu Zellen beträgt 1:98:1

Der Übergang von der einen in die andere Schicht verläuft sehr gleichmäßig (93). Der Grund für den verschiedenen Faserverlauf im Bereich des Anulus fibrosus liegt in den unterschiedlichen Belastungen, die durch Wirbelsäulenbewegungen entstehen und die durch den unterschiedlichen Verlauf der Fasern absorbiert werden können: Die longitudinal verlaufenden Fasern absorbieren die Kräfte, die während der Flexion, Extension und Seitneigung entstehen, während die schräg (zirkulär) verlaufenden Fasern die Rotationskräfte absorbieren. Die horizontal verlaufenden Fasern kommen bei Kompression unter Spannung (110, 111, 14, 192) (Abbildung 1). Daß nicht nur die in der Bandscheibe liegenden Fasern die auftretenden Kräfte bei Wirbelsäulenbewegungen absorbieren, sondern auch Liga-

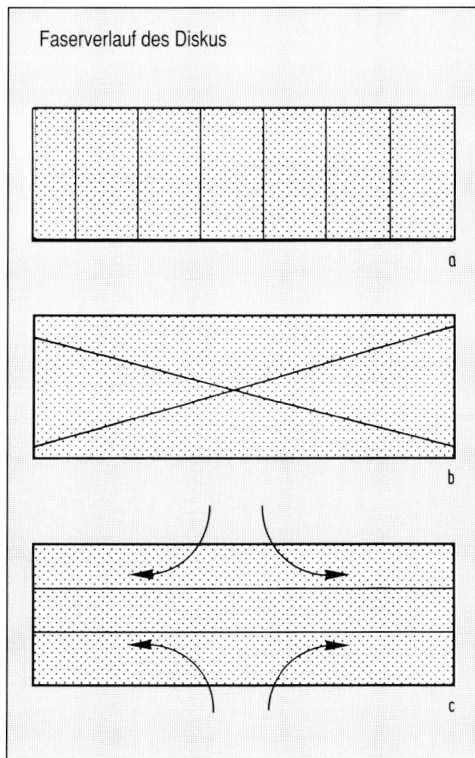

Faserverlauf des Diskus

Abbildung 1. Beanspruchung der Fasern auf
a) Traktion; b) Rotation; c) Kompression.

Innervation der Bandscheibe

Die Bandscheibe wird ausschließlich im posterioren, posterolateralen und lateralen
Bereich innerviert, wobei die Nervenfasern
bis zum äußeren Drittel in die Bandscheibe
eindringen (117, 19). Die entsprechende
nervale Versorgung stammt aus dem Nervus sinuvertebralis des zugehörigen Segments, aber auch von Ästen der oben und
unten liegenden Segmente (117, 19, 58,
194).

Physiologie der Bandscheibe

Die äußeren Schichten erhalten ihre Durchblutung über die längsverlaufenden Ligamente (Ligg. longitudinale posterius und
anterius). Das Lig. longitudinale posterius
ist verhältnismäßig schmal, was zur Folge
hat, daß der hintere Teil der Bandscheibe
bedeutend weniger durchblutet wird. Da
Fibroblasten die Fasern und Matrix synthetisieren, benötigen sie hierfür natürlich
Sauerstoff (85). Diesen erhalten sie über
die Durchblutung, die von den Ligamenten
aus erfolgt. Nach Angaben von *Brunner*
(26) soll es sogar im äußeren Bereich der
Bandscheibe einige Kapillaren geben.
Die Chondroblasten synthetisieren bis etwa
zum 2. Lebensjahr (die Deckplatte ist erst
ab diesem Zeitpunkt geschlossen) Zellen,
Fasern und Matrix. Bis jetzt wird die Bandscheibe über Gefäße innerhalb der Wirbelkörper versorgt. Mit Verschluß der Deckplatte kann ab diesem Zeitpunkt nur noch
Wasser und damit Glukose die Deckplatte
passieren.
Die Meinungen gehen weit auseinander, ab
wann die Bandscheibe über die Deckplatte
nicht mehr durchblutet wird. Nach Ansicht
einiger Forscher (55, 171, 229) ist die
Bandscheibe ihr ganzes Leben lang ohne
Gefäße, während *Töndury* (212) der Auffassung ist, daß die Durchblutung ab dem 2.
Lebensjahr sistiert. *Taylor* (205) ist der
Meinung, daß die Durchblutung erst ab

mente, die Fascia thoracolumbale sowie
Muskeln, wurde im früheren Kapitel des
Buches beschrieben (83, 71).
Chondroitinsulfat kann das 80- bis 400fa-
che seines eigenen Molekulargewichtes an
Wasser binden, die Hyaluronsäure das
1000fache. Das Totalverhältnis von Fasern
zu Matrix beträgt in der Bandscheibe
40:60.
Die Dehnbarkeit von kollagenem Bindegewebe beträgt 3–6%. Dabei betragen sowohl die Matrixverlängerung als auch die
kollagene Faserverlängerung je 3%. Die
Bandscheibe erlaubt eine zusätzliche Ver-
formung (Ausbuchtung, »bulging effect«).

dem 4. Lebensjahr stagniert, andere (219, 20) erwähnen das 30. Lebensjahr. Neueste Untersuchungen (183) beschreiben das 20. Lebensjahr als Zeitpunkt des Gefäßverschlusses.

Wasser und Glukose passieren die Deckplatte nur unter dem Wechsel von Druck- und Zugbelastung. Die hohe Ladung der Matrix erzeugt eine sehr starke druckabhängige Wasserbindungsneigung, die bei Wegfall der Schwerkraft (etwa im Liegen) durch Verminderung der Kompression auf die Bandscheibe diese befähigt, aus den angrenzenden Wirbelkörpern Flüssigkeit aufzunehmen. Der Effekt wird Hydratation genannt. Dabei kann es zu einer seitlichen Ausbuchtung (»bulging«) der Bandscheibe kommen. Bei Erhöhung der Kompression auf die Bandscheibe, also beim Stehen und Gehen, wird wieder Flüssigkeit aus der Bandscheibe gepreßt. Diesen Vorgang nennt man Dehydratation (200, 111, 218, 93, 163, 86). Nur durch den Austausch an Flüssigkeitsmenge durch Erhöhung und Verminderung der Druckverhältnisse erhält die Bandscheibe Nährstoffe, womit eine Zellsynthese überhaupt ermöglicht wird.

Der Ort, an dem die größte Menge an Matrixmaterial vorkommt, ist normalerweise dort, wo die sog. Rotationsachse zu finden ist. In diesem Bereich besteht die geringste Zugbelastung. Die Belastungsform, die hier vor allem stattfindet, ist die Druckbelastung.

Degeneration der Bandscheibe

Nachdem die Deckplatte geschlossen ist, können die Chondroblasten nur Matrix synthetisieren. Aber auch die Zusammensetzung der Matrix ändert sich altersentsprechend.

Während des Alterungsprozesses sehen wir eine deutliche Abnahme von Matrix (218, 160). Neben der Abnahme soll sich auch die Länge der Matrixmoleküle verkleinern (36, 197). Diese Änderung der Matrix führt

dazu, daß die Bandscheibe weniger Wasserbindungsvermögen besitzt. Viele Autoren glauben daher, daß die Bandscheibe während des Alterungsprozesses immer dünner wird (4). Andere dagegen sind der Meinung, daß nicht die Bandscheibe dünner wird, sondern daß sie sich etwas tiefer in die Wirbelkörper eindrückt, wodurch diese deformiert und niedriger werden und nur optisch der Anschein einer Bandscheibenverschmälerung entsteht (216). Dritte Autoren (240) beschreiben eine Kombination beider Effekte, wobei bei degenerativen Knochenprozessen die Höhenminderung des Knochens im Vordergrund steht (Osteoporose oder tumoröse Prozesse des Knochens), was als »Ballooning« bezeichnet wird. Findet dagegen die degenerative Veränderung vornehmlich an der Bandscheibe statt und führt dies zu einem Prolabieren des Nukleusmaterials, wird verständlicherweise die Bandscheibe selbst niedriger. Deutlich wird das, wenn der Matrix-Turnover stattfindet, wobei dann vor allem nur noch Keratansulfat synthetisiert wird. Dieses hat ein geringeres Wasserbindungsvermögen, kann sich dagegen aber relativ gut an Kalziumionen, Magnesium, Fluor und Phosphat binden. Mit zunehmendem Alter trocknet die Bandscheibe aus und beinhaltet mehr Kalzium (54), Phosphat, Fluor und Magnesium. Die Bandscheibe verliert dadurch an Elastizität, gewinnt dagegen aber an Stabilität. Weiterhin sehen wir, daß die Farbe der Bandscheibe sich von weiß in gelb-braun ändert (92, 96). Im fortgeschrittenen Alter gibt es auch fast keine Protrusionen oder Prolapse mehr. Nach dem 40. Lebensjahr ist in der Bandscheibe keine Hyaluronsäure mehr nachweisbar. Kalzium, Magnesium und Phosphor erreichen die Bandscheibe hauptsächlich über Gefäße, die in den Ligamenten verlaufen. Als Ursache für die Degeneration der Bandscheibe werden auch enzymatische Prozesse erwähnt (191). Die Meinung, daß der zentrale Bereich der Bandscheibe nicht regenerierfähig sei, weil dieses Gebiet nicht durchblutet ist, wird jetzt von mehreren Seiten bestritten. Das zentrale Bandscheibengebiet erhält anscheinend ebenfalls Sauerstoff über die Wirbelkörper, was in der deutlich nachweisbaren Synthese und Regeneration der Bandscheibe erkennbar ist (213, 93, 69, 30).

Vor allem die Bandscheibenbereiche in der Nähe der Wirbelkörper zeigen eine gute synthetisierende Aktivität (162, 195, 12, 86, 37, 180). Es wurde nachgewiesen, daß Zigarettenrauchen durch Gefäßverengung einen direkten Einfluß auf die Diffusion von Sauerstoff und Glukose innerhalb der Bandscheibe hat (89). In ähnliche Richtung gehen Untersuchungen von *Pavlona* (164), der zeigte, daß Durchblutungsstörungen der segmentalen Gefäße eine deutlich verminderte Synthese in der Bandscheibe verursachen.

Wie gut die Regeneration innerhalb der Bandscheibe sein kann, zeigen viele Untersuchungen nach Chemonukleolyse. In diesen wird deutlich, daß die Bandscheibe nach ca. sechs Monaten wieder einen fast normalen Aufbau aufweist (21, 22, 70, 161, 203, 204, 214).

Pathologie der Bandscheibe

Durch einseitige Belastung sowie durch Überbelastung (Trauma, Mikrotrauma) kommt es zu einer Schädigung der kollagenen Fasern der Bandscheibe (149). Dies hat zur Folge, daß Anteile des Nucleus pulposus vom Zentrum in die Peripherie gepreßt werden. Sind die elastischen Fasern intakt, geschieht dies in Form einer Protrusion. Sind sie gerissen, entsteht ein Prolaps (240). Diese Theorie vertreten bisher alle Autoren. Nach Untersuchungen von *Lipson* (138) besteht das Gewebe einer Protrusion und eines Prolapses jedoch aus neu synthetisiertem Material, weil es viel jünger sein soll, als das eigentliche Nukleusgewebe. Auch Untersuchungen von *Bernick* (12) untermauern diese Vorstellung.

Im Fall einer Schädigung von kollagenen Fasern setzt ein normaler Heilungsvorgang ein. Nach der Verletzung werden Entzündungs- und Schmerzmediatoren freigesetzt. Stoffe, die u.a. auch bei einer Schädigung der kollagenen Strukturen freigesetzt werden, sind Laktat und freie H-Ionen, welche im Bereich der Ligamente und der Dura mater Schmerzen verursachen können. Dies erklärt auch die heftigen Lokalbeschwerden bei einem Bandscheibenvorfall (194).

Die Frage, ob das freigesetzte Laktat Folge des Traumas selbst oder Auswirkung der in größerer Menge stattfindenden anaeroben Synthese ist, muß noch geklärt werden.

Bei einer Bandscheibenverletzung sind wahrscheinlich nur die äußeren Schichten in der Lage, neue Fasern zu synthetisieren, wenngleich nach neueren Untersuchungen vermutlich auch andere Bandscheibenbereiche nach Verletzungen in der Lage sein sollen, zu regenerieren. Für die Synthese von neuem Kollagen ist eine gute Durchblutung und eine ausreichende Lieferung von Stoffen wie z.B. Sauerstoff, Vitamin C, Zink usw. notwendig. Es ist also wichtig, in diesem Stadium eine Senkung des Sympathikotonus zu erreichen. Es ist bekannt, daß bei der Synthese von Kollagen eine regelmäßige Belastung im Matrixbelastungsbereich notwendig ist. Auch die zentralen Bereiche der Bandscheibe benötigen Ernährungsreize. Die Bandscheibe muß also einen ständigen Wechsel zwischen Druck und Entlastung erhalten. Nur dadurch entstehen die erforderlichen piezoelektrischen Effekte, die notwendig sind, damit die Chondroblasten synthetisieren können. Es muß also während der Proliferationsphase eine Belastung angestrebt werden. In der Praxis bedeutet das, daß sich der Patient im schmerzfreien Bereich bewegen soll. Übungen, die dabei in Frage kommen, sind etwa die sog. »hubfreie Mobilisation« aus der FLB-Therapie, ebenso alle anderen Bewegungsformen, die eine Bewegung ohne schmerzhafte Belastung erlauben (z.B. intermittierende Traktion). Das synthetisierte Bandscheibengewebe ist Kollagen Typ III (1), welches eine geringere Belastbarkeit aufweist als das ursprüngliche Kollagen.

Aus einer großen Untersuchung wird ersichtlich, daß Bewegungen der Wirbelsäule Einflüsse auf die Diffusionsprozesse haben, bei denen Sauerstoff, Glukose usw. in die Bandscheibe transportiert werden. Die gesteigerte Durchblutung hat daneben eine positive Wirkung auf den Abtransport von schmerzverursachenden Stoffen und damit einen schmerzhemmenden Effekt.

Nach der Proliferationsphase beginnt die Remodellierungsphase. In dieser ist es wichtig, daß die Wirbelsäule langsam und mit steigender Belastung bewegt wird. Die Regeneration wird wahrscheinlich auch durch Wachstumsfaktoren (208) beeinflußt (Abbildung 2).

Therapie und Konsequenzen nach einem Bandscheibenvorfall

Nach einem Bandscheibenvorfall ist es zunächst wichtig, daß die Bandscheibe mittels Immobilisation (Bettruhe) entlastet wird. Die Immobilisation sollte, abhängig von der Größe der Verletzung, ca. 2 bis 5 Tage dauern (vaskuläre Phase). Danach sollte der Patient anfangen, sich mit sehr geringer Belastung zu bewegen. Zu Beginn sollten sich diese Bewegungen auf Extensionen beschränken, um den Zugstreß auf die verletzten hinteren Fasern der Bandscheibe zu verringern und um nach der Idee von *McKenzie* et al., den Druck auf das nach dorsal prolabierte Nukleusmaterial zu erhöhen. Diese Extensionsübungen werden solange durchgeführt, bis die Schmerzausstrahlung verschwunden ist und nur noch lokale Rückenschmerzen vorhanden sind. Das bedeutet, daß in dieser Zeit die Lendenwirbelsäule nur von der Mittelstellung in die Extension und zurück bewegt werden soll. Wenn die Ausstrahlungs-

schmerzen verschwunden sind, muß zunehmend mit Flexionsbewegungen im schmerzfreien Bereich begonnen werden; das heißt, daß ab jetzt im Matrixbelastungsbereich bewegt wird (Abbildung 3).

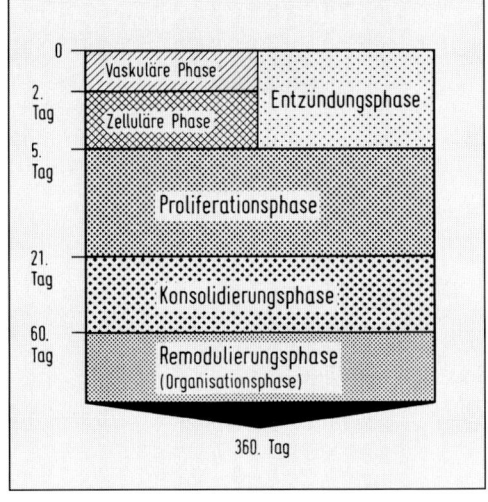

Abbildung 2. Zeitlicher Ablauf der Wundheilung.

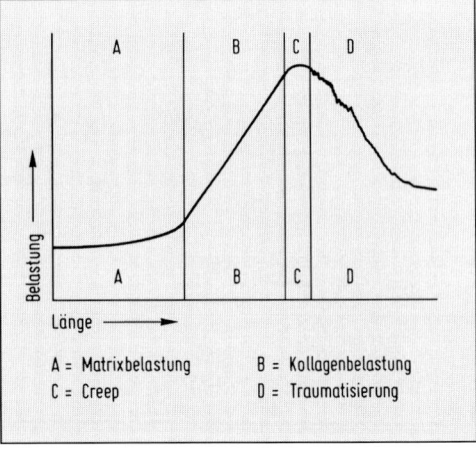

Abbildung 3. Die Längenbelastungskurve des Kollagens.

10

Welche Konsequenzen hat die Flexionsbewegung für die Therapie und vor allem für die oft erwähnten Rückenschul-Programme?

Jeder Mensch sollte auf seine »aufrechte« Haltung achten, weil sie unseren gesamten Bewegungsapparat (Belastung auf Nacken, Kiefer, Muskeln, etc.) beeinflußt. Das ständige Sitzen in Kyphose wirkt sich negativ auf unsere Bandscheiben aus, weil sie die Dehnung des Lig. longitudinale posterius und damit eine Kompression der Gefäße in diesem Ligament zur Folge hat. Werden die Gefäße in Dehnung gebracht, wird die Durchblutung im Ligament, aber auch im hinteren Bereich der Bandscheibe verschlechtert. Bei Drosselung der Durchblutung in der Bandscheibe werden auch die physiologischen Vorgänge, wie Kollagensynthese, eingestellt oder zumindest verringert, was wiederum einen direkten Einfluß auf die Belastbarkeit des Bindegewebes hat.

Die in der Rückenschule häufig gefundene Vorstellung, daß ausschließlich die aufrechte Haltung und das Vermeiden einer kyphotischen Einstellung zu fordern seien, ist unsinnig. Eine kurzzeitige Bewegung in der Flexion kann keinen Schaden verursachen, Flexionsbewegungen sind aus mancherlei Sicht sogar für den Erhalt einer Funktion dringend erforderlich. Lediglich Stereotypien, d.h. Dauerfehlhaltungen in der Kyphose oder auch in der entgegengesetzten Richtung, also der Hyperlordose, sind für Strukturen wie Bandscheibe oder Wirbelgelenke schädlich.

Frans van den Berg, geb. 1952 in Rotterdam. Ausbildung zum Physiotherapeuten in Rotterdam; Ausbildung in der Manuellen Therapie in der FAC, bei J. Cyriax in London, Schlußexamen in orthop. manueller Therapie 1988, Lehrer für Physiotherapie in Rotterdam, seit 1981 Lehrer für Manuelle Therapie, seit 1990 Instruktor für OMT, Gastdozent d. freien Universität Brüssel (1989–1991).

Die Bedeutung der autochthonen Rückenmuskulatur für die Stato-Dynamik

Die autochthone Rückenmuskulatur ist so angeordnet, daß sie in der Tiefe eingelenkige (monosegmentale) Muskeln aufweist (Musculi rotatores brevis); die beiden oberflächlichen Schichten sind in der Regel mehrgelenkige (plurisegmentale) Muskeln (Musculi rotatores longi, Musculus multifidus, Musculus iliocostalis, Musculus longissimus). Die Bedeutung der tiefliegenden, monosegmentalen Muskeln ist erst in den letzten Jahren unter rehabilitativen Gesichtspunkten erkannt worden. Früher schenkte man den oberflächlichen, kräftig erscheinenden Muskelgruppen die alleinige Aufmerksamkeit, was sich oft als fatal herausstellte.

Bogduk (19) konnte in einer jüngst erscheinenden Arbeit nachweisen, daß in der aufrechten Haltung die Gesamtheit der Rückenstreckmuskeln eine immens große Kompression auf alle lumbalen Segmente ausübt. Dabei wird interessanterweise zwischen L1 und L4 ein Ventralgleiten und bei L5 ein Dorsalgleiten hervorgerufen.

Die Bedeutung der Bandscheibe für die Stato-Dynamik

Im Bewegungssegment kommt der Bandscheibe die zentrale Bedeutung zu. Wie *Putz* (169) feststellte, beteiligt sich die Bandscheibe weniger an der Stoßdämpfung als bisher angenommen. Ihre Bedeutung liegt vielmehr in der Druckübertragung von Wirbelkörper zu Wirbelkörper, wobei gleichzeitig eine Lageänderung der Wirbel zueinander ermöglicht wird. Je besser der Turgor, also die innere Spannungskraft der Bandscheibe ist, desto günstiger sind die funktionellen Bedingungen. Nur ein hoher Turgor ermöglicht im Verbund mit den Bandstrukturen die Bewegungen innerhalb der Segmente, ohne daß daraus eine Hypo-

oder Hypermobilität resultiert. Wie im vorherigen Abschnitt bereits angeführt, verliert die Bandscheibe bereits in der Jugend die Blutgefäßversorgung und muß sich von diesem Zeitpunkt an durch Diffusionsvorgänge ernähren. Das Prinzip der Osmose, das wir alle aus der Biologie her kennen, findet hier seine praktische Anwendung. Somit ist auch zu verstehen, daß bereits ab dem 2. Lebensjahrzehnt jede Bandscheibe eine erkennbare Involution aufweist, d.h. einen Rückschritt in bezug auf die Belastungsfähigkeit und das Vermögen, sich zu regenerieren. Zunehmende kleine Risse in den Fasern des Anulus fibrosus ermöglichen es, daß sich der unter Druck stehende Gallertkern unter besonderen Umständen in diese Lücken hineinzwängen kann. Bei ungünstigen statischen Bedingungen verlagert er sich stets in die druckärmere Richtung. Diese Verlagerung wird als intradiskale Massenverschiebung bezeichnet (Abbildungen 4c, 4d). Ich möchte diesen Vorgang vereinfacht als »Kernwanderung« definieren.

Wird die Bandscheibe symmetrisch, d.h. axial belastet, so verharrt der weiche Bandscheibenkern in seiner nahezu zentralen Position. Er möchte dem von oben und unten auf ihn einwirkenden Druck seitlich ausweichen, wird aber von diagonal verlaufenden, sich kreuzenden Faserstrukturen am Ausweichen gehindert (Abbildung 4b).

Die axiale Kompression der Bandscheibe verursacht eine seitliche Ausbuchtung des äußeren Faserringes (»bulging«, siehe Abbildung 4b).

Werden die Wirbel und damit die dazwischenliegenden Bandscheiben einseitig belastet, wie dies etwa bei der Flexion oder Extension der Fall ist, so werden unterschiedliche Zug- und Druckkräfte innerhalb der Bandscheibe wirksam: Auf der Konvexseite der Wirbelsäulenbiegung kommt es infolge der Bandstraffung zu einem leichten Zurückweichen des äußeren Bandscheibenringes mit einer Druckminderung und auf der Konkavseite der Wirbelsäulenbiegung umgekehrt zu einer Vorwölbung des Faserringes (bulging) infolge der Druckerhöhung (siehe Abbildung 4d).

Daß unter bestimmten Bedingungen ein sog. negativer Druck in einem bestimmten Bandscheibenabschnitt auftreten kann, wird von *H. Weigand* berichtet (persönliche Mitteilung). Bei Bandscheibenpunktionen anläßlich einer Diskographie konnte er feststellen, daß in Bauchlage unter gleichzeitiger Kyphosierung der Lendenwirbelsäule beim Einbringen der Punktionskanüle in den dorsalen Bereich der Bandscheibe durch den negativen Druck Luft angesaugt wird. Die Erklärung hierfür ist der offensichtlich große Druckunterschied zwischen ventralem und dorsalem Anteil der Bandscheibe. Bei Einnahme einer Lendenwirbelsäulenkyphose und gleichzeitiger entspannter Bauchlage kann es dann zu einem Vakuumeffekt kommen.

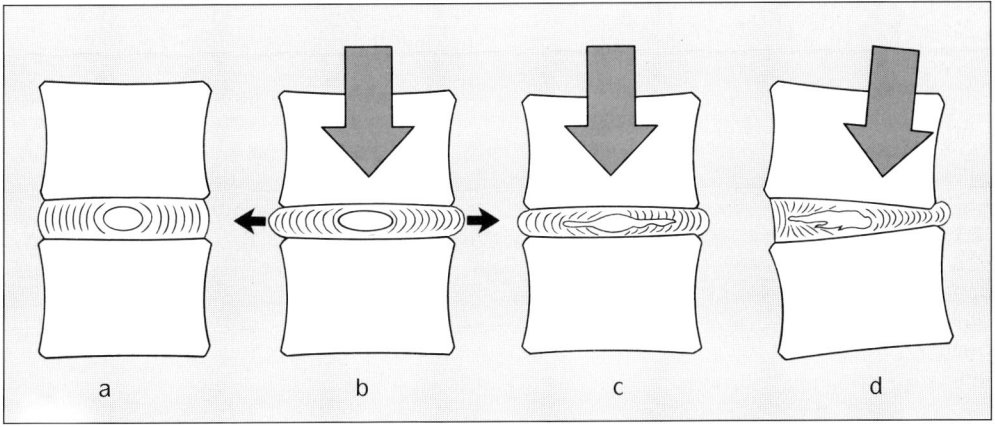

Abbildung 4. Verhalten der Bandscheibe und der Bandscheibenhöhe sowie Lage des Bandscheibenkernes ohne Belastung (a), unter axialer Belastung (b), bei degenerierter Bandscheibe und axialer Belastung (c), bei degenerierter Bandscheibe und nicht achsengerechter Belastung (d).

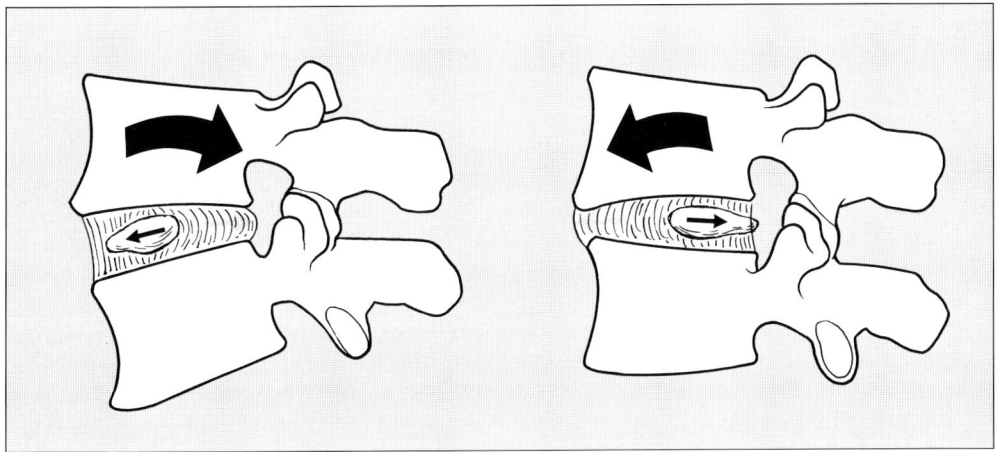

Abbildung 5. Formveränderung der Bandscheibe bei Extension und Flexion und Verhalten des Bandscheibenkernes (Wandern).

Der Nucleus pulposus reagiert auf die einseitige Kompression aber umgekehrt: Er möchte dem vermehrten Druck ausweichen und versucht, sich durch schadhafte Maschen des Anulus fibrosus hindurchzuzwängen.

Werden bei intakten Bandscheibenfasern die Bewegungen in Flexion ausgeführt, so befindet sich der Kern stets in seiner zentralen Position. Diesen Idealfall gibt es nur bei Kleinkindern. Bei Menschen im Erwachsenenalter muß man mit pathologischen Verhältnissen rechnen: Der Bandscheibenkern sucht sich bei länger dauernder asymmetrischer Belastung einen Weg aus seiner maschenartigen Umklammerung nach seitwärts und »wandert« (siehe Abbildung 5).

Das Wandern des weichen Kernes in die Zone des verminderten Druckes erfolgt in der Regel nicht schnell, sondern mit einer gewissen Verzögerung. Ursache für diese langsame Wanderung ist die Viskosität des weichen Kernes. Die Lücken im defekten Maschenwerk der Fasern sind sehr eng, der visköse Kern muß sich durch diese Lücken »hindurchzwängen«. Durch Markieren des Gallertkerns konnte die Kernwanderung radiologisch gemessen werden (223): Die Geschwindigkeit der Kernwanderung, etwa bei der eingenommenen Flexion beträgt ca. 0,5 cm in 10 Minuten. Dies bedeutet, daß bei einer ständig eingenommenen Flexionshaltung der Kern vom Zentrum der Bandscheibe zur Peripherie ungefähr 20 bis 30 Minuten benötigt. Die Tatsache, daß durch die Viskosität des Kernes normalerweise das Wandern träge abläuft, garantiert die Ungefährlichkeit von Bewegungen der Wirbelsäule. Nur Fehlhaltungen (Fehlstereotypien) in Flexionshaltung bergen die Gefahr einer Nucleus-pulposus-Verlagerung in sich.

Die Lumbago

Die häufigste Fehlhaltungsrichtung für die Lendenwirbelsäule ist die Einnahme der Flexionshaltung, etwa als Haltungsstereotypie bei langem Sitzen, bei Arbeiten in der Vorneigung, beim langen Autofahren in ungenügend abgestützter Lendenposition etc. Es ist leicht verständlich, daß sich bei gleichzeitigem Druck durch das Körpergewicht oder zusätzlichen Kräften durch Heben und Tragen von Gegenständen in dieser Position der Bandscheibenkern bis an die dorsale Begrenzung des Bandscheibenringes durchzwängen kann. Hier drängt er an die hinteren Verstärkungsfasern, um diese weiter nach dorsal vorzuwölben. Die Vorwölbung der hinteren Faserstrukturen in Richtung auf den Wirbelkanal stellt die klassische Ursache für das Auftreten einer Lumbago dar.

Die Bandscheibe ist nur an der hinteren Begrenzung, und zwar durch den Ramus meningeus, einen Ast des Nervus spinalis, sensibel versorgt (s. Kapitel 4).

Wenn die Lendenwirbelsäule in eine Hyperlordose gebracht wird, kommt es auf Grund der oben beschriebenen Vorwölbung des Faserringes auf der komprimierten Seite (»bulging«) zu einer Irritation der Strukturen in der Umgebung des Wirbelkanales. Somit ist es erklärlich, daß beide Bewegungsrichtungen, nämlich die extreme Hyperlordose sowie die länger dauernde Flexion, zur klassischen Lumbago führen können, wenngleich auf dem Boden verschiedener Mechanismen. Im übrigen muß man bei der Entstehung von bewegungsabhängigen Schmerzen nicht immer nur zwanghaft die Bandscheibe im Auge haben! Auch Strukturen im Bereich der Wirbelgelenke sowie der Bänder sind mögliche Ursachen für lumbalgiforme Beschwerden.

Die Flexions- und Extensionsfehlhaltung verursacht eine intradiskale Massenverschiebung (Kernwanderung) zur *Konvexseite* und gleichzeitig eine Vorwölbung des Bandscheibenringes auf der *Konkavseite*.

Bandscheibenvorfall und Lebensalter

Der Bandscheibenkern verliert mit zunehmendem Alter an Quellfähigkeit und Elastizität. Dies wirkt sich u.a. dahingehend aus, daß seine Tendenz zur »Kernwanderung« zunehmend geringer wird. Die im Alter zunehmenden Fasereinrisse und die abnehmende »Wandertendenz« des Kernes geben die Erklärung dafür, daß der Häufigkeitsgipfel der Bandscheibenvorwölbungen und Bandscheibenvorfälle zwischen dem 30. und 50. Lebensjahr besteht (siehe Abbildung 6).

Vor diesem Zeitpunkt ist der Kern zwar sehr prall und »wanderfreudig«, die umgebenden Fasern sind aber noch relativ intakt, wodurch ein Ausbrechen des Kernes erschwert wird. Nach dem 50. Lebensjahr sind die Fasern zwar durchlässig, wodurch die Möglichkeit zu einem Prolabieren des Kernes leichter wird, er ist aber in diesem Alter sehr viskös und reagiert auf den asymmetrischen Druck nicht mehr mit der gleichen »Wanderfreudigkeit« wie in seiner Jugend. Die zunehmende Viskosität erklärt die nachlassende Häufigkeit von Bandscheibenvorfällen in fortgeschrittenem Alter.

Die Kenntnis der Kernwanderung und deren Bedeutung für das Entstehen von entsprechenden bandscheibenbedingten Beschwerden und Funktionsstörungen ist für die Diagnose, noch wichtiger aber für die Therapie, unerläßlich.

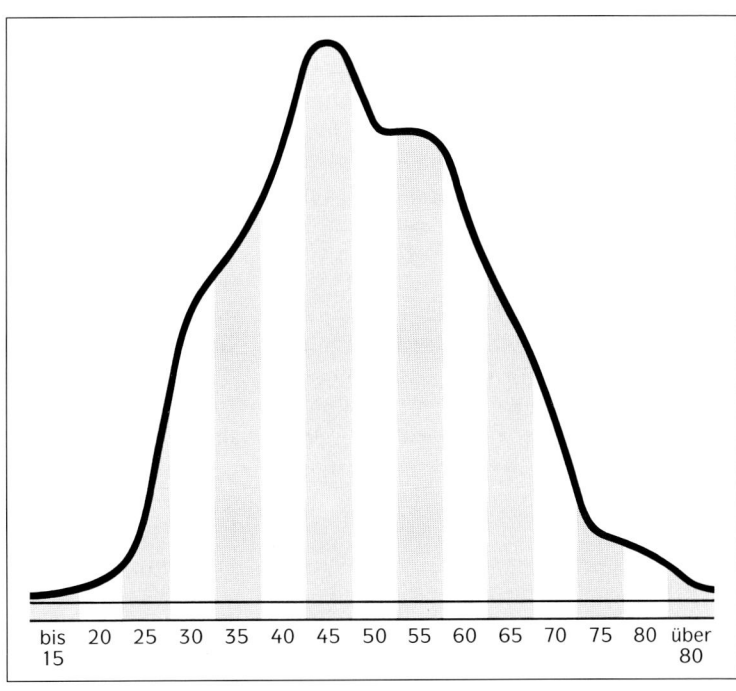

Abbildung 6.
Statistische Altersverteilung der Lumbo-Ischialgien.

| bis 15 | 20 | 25 | 30 | 35 | 40 | 45 | 50 | 55 | 60 | 65 | 70 | 75 | 80 | über 80 |

3. Intradiskaler Druck und »Kernwanderung«

Es wurde bereits ausgeführt, daß sich die Bandscheibe des Erwachsenen nach dem Obliterieren der Gefäße durch Osmose ernähren muß. Die Grenze für die Permeabilität zwischen Knorpelplatten und Bandscheibenring einerseits und dem Bandscheibeninnenraum andererseits ist ein submikroskopisches Maschenwerk, das aus den Fasern des Anulus fibrosus besteht. Über den detaillierten Aufbau der Bandscheibe wurde im früheren Kapitel ausführlich geschrieben. Die Beziehungen von Druckverhältnissen innerhalb und außerhalb der Bandscheibe sind schon lange bekannt, exakte Messungen dieser Druckwerte sind am lebenden Menschen aber erst durch *Nachemson* (152) im Jahre 1964 durchgeführt worden. Er hat in einer aufwendigen Untersuchung den intradiskalen Druck in der 3. Lendenbandscheibe gemessen, wobei er die Versuchspersonen verschiedenen statischen Bedingungen unterwarf (Abbildung 7).

So konnte er unterschiedliche Druckwerte im Liegen und Sitzen, aber auch unter verschiedenen körperlichen Belastungen messen. Die Ergebnisse seiner Untersuchungen spielen für das Verständnis und die Therapie bandscheibenbedingter Erkrankungen heute noch eine ausschlaggebende Rolle. Untersuchungen von *Kapandji* (106) haben gezeigt, daß die physiologische lordotische Einstellung der Lendenwirbelsäule nur in dieser Position einen gleichmäßigen Druck auf die gesamte Fläche der Bandscheiben ausübt (s. Abbildung 8).

Wird die neutrale Stellung der physiologischen Lordose in irgendeiner Richtung verlassen, kommt es neben einer Kernwanderung zur entlasteten Stelle des Wirbels gleichzeitig zu einem erhöhten intradiskalen Druck auf der konkavseitigen Bandscheibenportion. An einem Beispiel sei dies näher erläutert: Bei aufrechtem Stand unter Beibehaltung der physiologischen Lordose besteht in der 3. Lendenbandscheibe ein Druck im Zentrum der Bandscheibe von ca. 100 kp. In dieser Position existieren gleiche Druckverhältnisse in der gesamten Bandscheibe, sowohl ventral als auch seitlich und dorsal. Der Kern hat in dieser Position keine Tendenz zum »wandern«.

Bewegt man die Wirbelsäule aus ihrer Neutralstellung in irgend eine andere Position, so ändern sich Druck- und Zugwerte innerhalb der Bandscheibe, wobei der Kern unter erhöhte Druck- oder Zugkräfte geraten kann. Der Kern wählt den Weg des kleinsten Widerstandes und wandert dort hin. Nach den klinischen Erfahrungen muß man annehmen, daß bei der Flexion generell eine Kernwanderung nach dorsal erfolgt. Nur die dorsale Verlagerung des Kerns verursacht eine Lumbago oder ein Kompressionssyndrom im Bereich des Wirbelkanales. Eine Verlagerung des Kerns nach ventral oder zur Seite verursacht keine Beschwerden, da hier keine sensiblen Strukturen tangiert werden. Neueste Forschungen belegen, daß spondylotische Vorderkantenreaktionen u.a. dadurch entstehen, daß das vordere Längsband durch ventrale Band-

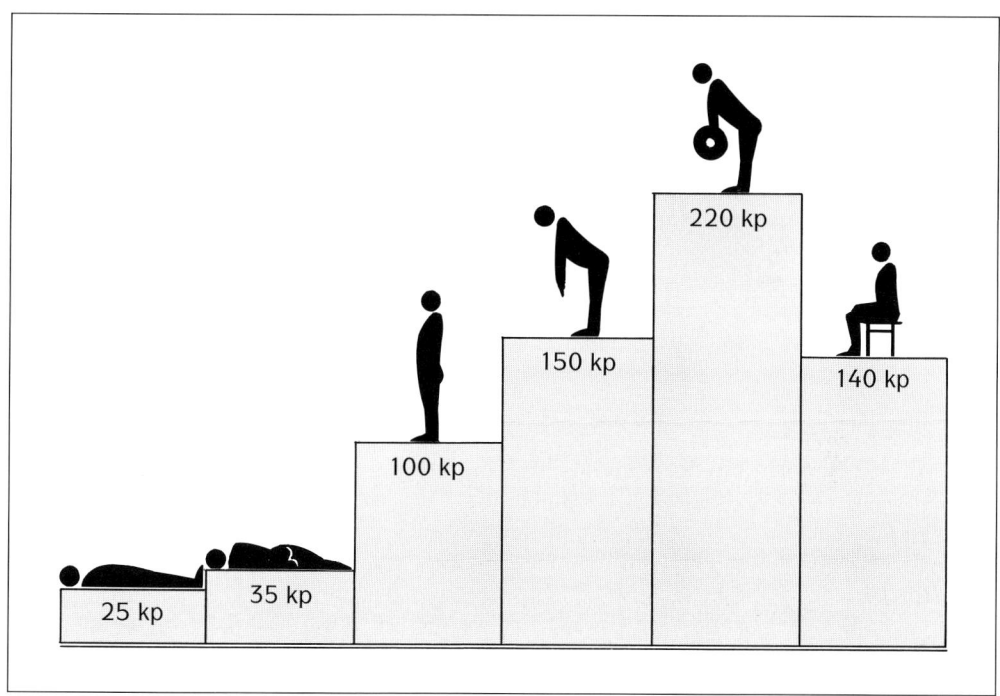

Abbildung 7. Intradiskale Druckmessung (nach *Nachemson*) der 3. Lendenbandscheibe unter verschiedenen Körperpositionen.

Abbildung 8. Bei physiologischer Lordose und ▶ kraniokaudaler Belastung besteht keine Kernwandertendenz zum Bandscheibenrand.

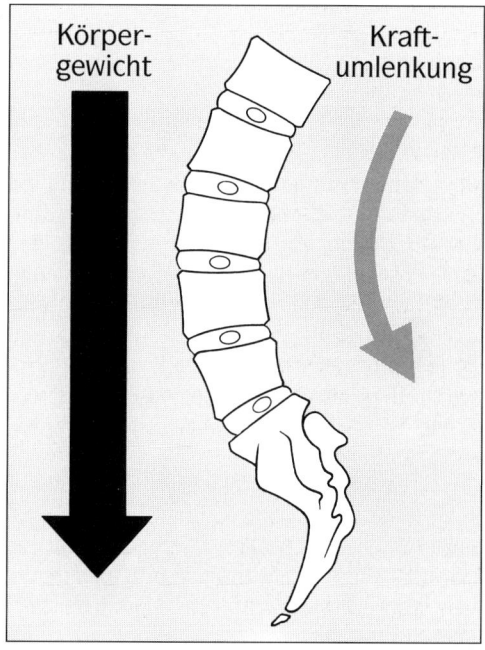

scheibenprotrusionen oder Vorfälle irritiert wird.

Die Drehachse bei der Flexions-Extensions-Bewegung im Lendenwirbelsäulenbereich ist nicht einheitlich, wie *White* und *Panjabi* (230) nachgewiesen haben. Sie kann ventral des Längsbandes, aber auch etwa in Höhe der Wirbelgelenke liegen. Die Lage dieser Drehachse ist im wesentlichen von der Elastizität der Bandscheibe und der Beschaffenheit des Gallertkerns abhängig. Generell besteht bei der Flexion eine Druckerhöhung im ventralen Abschnitt der Bandscheibe und eine Zugspannung im

17

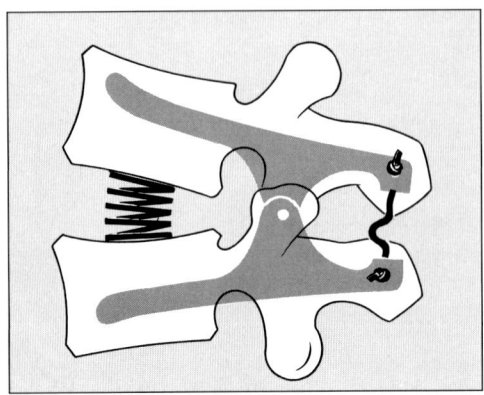

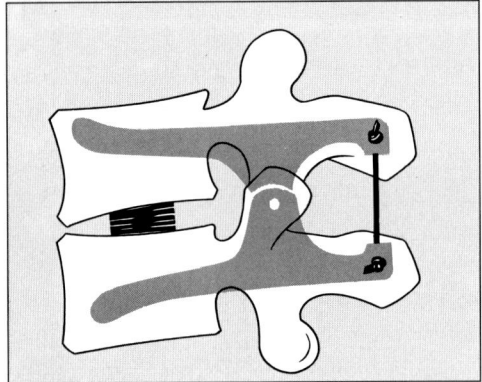

Abbildungen 9a, b. Die Bewegungsachse der Lendenwirbelsäule bei der Extension (a) und Flexion (b) liegt etwa in Höhe der Wirbelgelenke *(Kapandji).*

dorsalen Abschnitt (Umgekehrt sind die Verhältnisse bei der Extension, siehe Abbildungen 9).

Bei jedem Individuum wird man, abhängig vom anatomischen Substrat der Struktur, auch individuell verschiedene Druck- und Zugwerte an definierten Bandscheibenpunkten ermitteln können, weil die Drehachse bei jedem Menschen anders lokalisiert ist.

Diese Überlegung hat insofern eine praktische Bedeutung, als z.B. das Sitzen in einer entlordosierten Stellung einen erhöhten intradiskalen Druck im vorderen und einen verminderten im dorsalen Abschnitt hervorruft.

Einfluß der Hyperlordose auf das Wirbelgelenk

Wenn die entlordosierte, d.h. in kyphotischer Haltung eingestellte Lendenwirbelsäule einen ungünstigen Einfluß auf die Bandscheibe und deren Nachbarstrukturen hat, so führt das andere Extrem der Fehlhaltungskonstanz, nämlich die Hyperextension (Hyperlordose) ebenfalls zu Beschwerden, die von der Vorwölbung des Bandscheibenringes (»bulging«) oder von den Wirbelgelenken ausgehen können. Die Hyperlordose führt nach *Nachemson* (152) zu einer intradiskalen Druckminderung von bis zu 50%, gleichzeitig aber zu einem erhöhten Anpreßdruck auf die nahezu senkrecht stehenden Gelenkfacetten. Außerdem werden die Wirbelgelenkkapseln vermutlich gedehnt. Bei entzündlich veränderten Gelenken führt diese Dehnung zu erheblichen Schmerzen.

Die beiden Extremhaltungen (ständige Flexion und das Gegenteil, die extreme Hyperlordose) führen jeweils zu unterschiedlichen Beschwerden und schließlich auch zu Strukturveränderungen. Diese finden sich im ersten Fall im sog. vorderen Bogen, d.h. im Bandscheibenbereich, im zweiten Fall im sog. hinteren Bogen, d.h. im Gelenkbereich der Wirbel.

Die Rotationsmöglichkeit der unteren Lendenwirbelsäule ist durch die anatomische Stellung der Gelenkfacetten erheblich eingeschränkt. Treten dennoch rotatorische Kräfte auf, so werden sie nach ventral, also zum Diskus hin weitergeleitet. Auf Grund der Verlaufsrichtung der Fasern im Anulus fibrosus ist der Diskus auf eine große Zug- und Druckbelastung ausgerichtet, weniger auf rotatorische Kräfte. Diese können bei gleichzeitiger Zugspannung Teilrupturen der diagonal verlaufenden Fasern erzeugen. Für die Praxis bedeutet dies, daß bei Flexionshaltungen unter gleichzeitiger Rotation die Gefahr von Mikrotraumen im dorsalen Abschnitt der Bandscheibe besonders groß ist. Das Hochheben von schwe-

18

ren Gegenständen in gebeugter und gleichzeitig rotierter Lendenwirbelsäule ist also hier geradezu geeignet, eine Dorsaldislokation des Bandscheibenkernes zu provozieren.

> Flexionsbewegungen unter gleichzeitiger Rotation und zusätzlichem Heben oder Tragen von Lasten sind der gefährlichste »Auslöser« für einen Diskusprolaps.

Allein aus dieser biomechanischen Tatsache ergibt sich zwangsläufig die Notwendigkeit, für alle Dauer- und Belastungshaltungen der Lendenwirbelsäule die physiologische Lordose zu fordern. Nur diese verursacht die geringste Störung an der Bandscheibe einerseits und dem Wirbelgelenk andererseits.

> Ständige Flexion schadet dem Diskus, ständige Extension schadet dem Wirbelgelenk.

Protrusion und Prolaps

Wenngleich beide Begriffe einer Diskusprotrusion (Bandscheibenvorwölbung) und eines Diskusprolaps (Bandscheibenvorfall) vermutlich keiner separaten Definition bedürfen, so soll doch zusammenfassend noch einmal kurz Gemeinsames und Unterschiedliches beider Krankheitsbilder angesprochen werden.

Sowohl der Vorwölbung als auch dem Vorfall ging jeweils eine Kernwanderung voran. Der weiche Gallertkern hat sich durch asymmetrische Belastung (vorwiegend durch längere Flexionshaltung der Lendenwirbelsäule) den Weg nach dorsal durch defekte Maschen der Anulus–fibrosus-Region gesucht. Er stößt auf den äußeren Faserring der Bandscheibe, der gleichzeitig

die nach ventral bestehende Begrenzung des Spinalraumes darstellt. Lediglich das hintere Längsband dient noch als zusätzliche Barriere. Nun ist ja nicht die gesamte Bandscheibe als solche schmerzempfindlich, sondern, wie ich vorher bereits ausführte, lediglich der äußerste, d.h. dorsale Anteil des Faserringes. Dieser ist entsprechend druck- und dehnungsempfindlich. Wird nun der Bandscheibenkern gegen die hintere Begrenzung des Faserringes gepreßt, so kommt es zu entsprechenden Dehnungsreizen, zur Lumbago. Hierbei muß noch gar nicht zwangsläufig eine Einengung des Spinalkanales erfolgen. Wenn kein Druck auf die abgehende Nervenwurzel ausgeübt wird, entsteht natürlich auch keine Ischialgie. Erst die Kompression der Nervenwurzel durch eine Raumbeengung führt zu dem sog. Kompressionssyndrom.

Diskusprolaps und Spinalkanal

Ein Diskusprolaps liegt definitionsgemäß dann vor, wenn der Nucleus pulposus die dorsale Begrenzung der Bandscheibe durchbrochen hat und aus der rigiden Hülle hervorquillt. Ist das dorsale Längsband noch intakt, so befindet sich der Nucleus pulposus subligamentär. Der Prolaps kann aber durch Ausbuchtung des Längsbandes den Spinalkanalraum mehr oder weniger einengen. Der herausgequollene Anteil des Nucleus pulposus kann auf Höhe der Bandscheibe eine Vorwölbung des Spinalkanalraumes verursachen. Er kann sich aber auch subligamentär nach kranial oder meist nach kaudal umschlagen und durch Kompression der benachbarten Nervenwurzeln u.U. ein neurologisches Bild verursachen, das nicht unbedingt der Höhe der entsprechend lädierten Bandscheibe und der vermuteten Etage zuzuordnen ist.

Ein Nativ-Röntgenbild der Wirbelsäule kann verständlicherweise keine Auskunft darüber geben, ob es sich um einen Bandscheibenvorfall, eine Vorwölbung oder eine Einengung des Spinalkanales durch die Bandscheibe handelt. Das Anfertigen einer Standardröntgenaufnahme kann also nicht den Zweck haben, einen Vorfall zu diagnostizieren, wie dies immer noch vielfach auch von Ärzten geglaubt wird. Allenfalls können Funktionsaufnahmen in seitlicher oder frontaler Richtung Indizien dafür liefern, daß es sich möglicherweise um einen Bandscheibenvorfall in einer bestimmten Etage handelt.

Ein lateraler Bandscheibenvorfall (siehe Abbildung 15) bewirkt in der Regel eine kontralaterale skoliotische Schonhaltung. Wenn man in solchen Fällen eine seitliche Funktionsaufnahme der Lendenwirbelsäule anfertigt, so wird die Flexion auf der betroffenen Seite in den meisten Fällen deutlich geringer sein als zur entgegengesetzten schmerzfreien Richtung.

Bilinski (15) konnte nachweisen, daß Bandscheibenvorfälle in der Etage L4/5 bei seitlichen Röntgenaufnahmen der Lendenwirbelsäule im Stehen andere Bilder ergeben als bei einem Vorfall in der Etage L5/S1, da sich die Stellung der Lenden- und Kreuzbeinwirbelsäule, der sog. *Ferguson*-Winkel, unterschiedlich darstellt. Nach seiner Meinung ist die Beurteilung der in der Sagittalebene angefertigten Röntgenaufnahme der Wirbelsäule und besonders des Winkelgrades der Lendenlordose ohne Bedeutung für die Bestimmung des Wirbelsäulenschmerzes. Er glaubt, daß die Stellung der Lendenwirbelsäule von der Etagenhöhe der Bandscheibenschädigung abhängt: Die Schädigung der Bandscheibe L4/5 verursacht ein Abflachen der Lendenlordose, die Schädigung der Bandscheibe L5/S1 vertieft die physiologische Lordose (siehe Abbildungen 10a und b).

Die Ursache für die unterschiedliche Stellung (Haltung) der Lendenwirbelsäule basiert auf der Überlegung, daß es durch Kompression der Bandscheibe in der Etage L5/S1 zur Dysfunktion von Muskelgruppen kommt, die das Becken stabilisieren und deren Innervation von den Spinalwurzeln L4/5 und S1 ausgeht. Bei einer Schädigung der Bandscheibe in der Etage L4/5 resul-

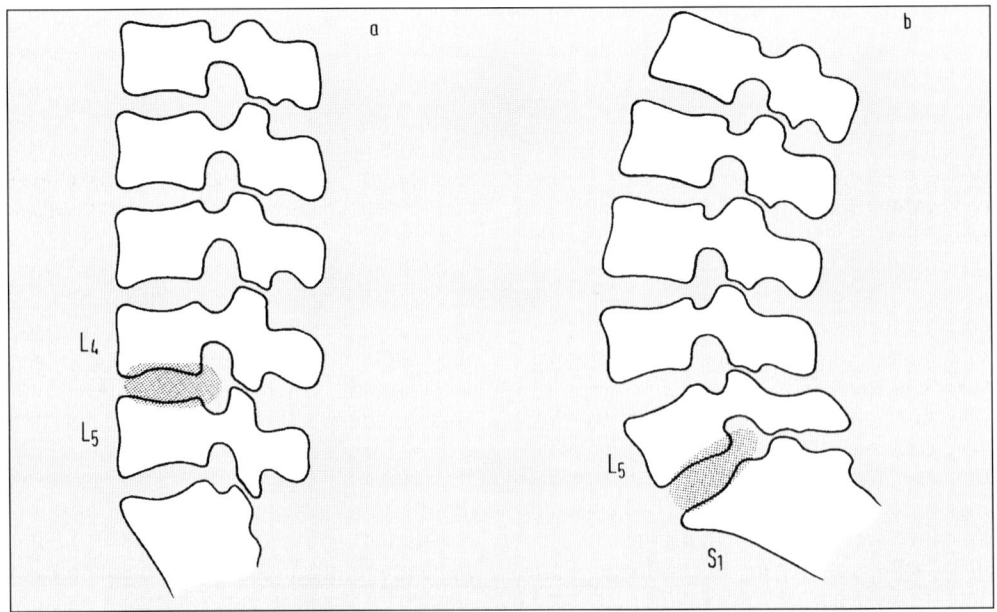

Abbildung 10. Modell der Stellung der Wirbelsäule bei der Schädigung der Bandscheibe L4/5 (a) und L5/S1 (b).

tiert eine Dysfunktion des Quadrizeps. Dies führt zu einer Abflachung der Lordose durch Retroposition des Beckens.

Nur das Anfertigen einer Computertomographie oder einer Kernspintomographie sagt etwas über die Größe, den Umfang und die Höhenlokalisation eines Vorfalles aus. Die früher fast ausschließlich gebräuchliche Myelographie (Kontrastmitteldarstellung des Spinalkanals) wird heute nur noch in besonderen Fällen durchgeführt, wenn die beiden erstgenannten Untersuchungsverfahren keine befriedigenden Ergebnisse liefern.

Röhr (181) ist der Meinung, daß bei entsprechender Übung und zunehmender Erfahrung die Ultraschalluntersuchung in ihrer Trefferquote der Computertomographie nahe kommt.

Haag (79) und *Gördes* (68) sind der Meinung, daß die Computertomographie der Myelographie hinsichtlich des Nachweises und der Segmentbestimmung eines Bandscheibenvorfalls überlegen sei.

Sie glauben, daß dies die Methode mit der höchsten Treffsicherheit sei.

Cassidy (35) konnte feststellen, daß eine nachgewiesene Facettenasymmetrie nicht mit der Häufigkeit von Bandscheibenvorfällen korreliert.

Letztlich wird erst die intraoperative Überprüfung ergeben, wie groß der Kompressionseffekt auf die Strukturen innerhalb des Spinalkanals war. Die Weite des Spinalkanals schwankt von Individuum zu Individuum.

Der sog. Reserveraum, der den abgehenden Nervenwurzeln üblicherweise zur Verfügung steht, kann durch einen angeborenen engen Spinalkanal, durch knöcherne Einengungen, durch degenerative Prozesse und durch Narbenbildungen im Spinalkanalbereich (Postdiskotomiesyndrom) verringert sein. Ist der Reserveraum sehr groß, kann selbst ein ausgedehnter Bandscheibenvorfall u.U. symptomlos verlaufen. Fälle von klinisch völlig unauffälligen Bandscheibenvorfällen sind hinlänglich bekannt.

So hat etwa *Nachemson* (153) bereits vor Jahren nachgewiesen, daß unter 100 beschwerdefreien Probanden computertomographisch bei 17% eine Bandscheibenvorwölbung oder ein Bandscheibenvorfall bestand. Spätere Untersuchungen durch andere Autoren bestätigen sogar eine Quote von 25% symptomlos verlaufender Bandscheibenvorfälle im Lumbalbereich. Für die Praxis ist das Röntgenbild und der bildliche Nachweis eines Diskusprolapses für sich alleine unerheblich. Nur eine gründliche klinische Untersuchung in Verbindung mit einer exakten neurologischen Befunderhebung kann die Indikation zur operativen Behandlung darstellen.

Nicht das Ausmaß des Bandscheibenvorfalles auf dem Röntgenbild ist für das therapeutische Vorgehen von Bedeutung, sondern allein die klinische (neurologische) Symptomatik.

Prognostisch gesehen ist eine Bandscheibenvorwölbung ohne Zerreißung des äußeren Faserringes oder des hinteren Längsbandes wesentlich günstiger, da durch geeignete Maßnahmen ein Zurückweichen des verschobenen Nucleus pulposus erreicht werden kann. Über diese Möglichkeiten wird an späterer Stelle geschrieben. Anders stellt sich die Prognose beim perforierten Diskusprolaps dar: Ein einmal perforierter, eventuell sogar sequestrierter Nukleusprolaps kann sich durch mechanische Einflüsse nicht wieder an seine frühere Stelle begeben. Lediglich durch »Austrocknen«, Resorption oder Entfernung auf chirurgischem Weg ist eine gewisse Restitution zu erzielen. Selbst bei einem nachgewiesenen perforierten Bandscheibenvorfall sollte man jedoch nicht der Überzeugung folgen, daß dieser unbedingt und immer operiert werden müsse! Nach *Krämer* (119) zeigen bandscheibenbedingte Erkrankungen einen charakteristischen Spontanverlauf sowohl im Laufe des Lebens als auch im jeweiligen Erkrankungsfall. Spontane Schrumpfungsprozesse des verlagerten Bandscheibengewebes machen jede prolapsbedingte Ischialgie zu einer sich selbst limitierenden Erkrankung. *Krämer* (119) empfiehlt deswegen, bei der Therapie eher eine abwartende Haltung einzunehmen. Operationen seien nur bei gravierenden neurologischen Ausfällen indiziert.

Weber (226) hat bereits vor über 20 Jahren eine prospektive randomisierte Studie an über 100 Patienten durchgeführt, wobei er feststellen konnte, daß nach 4 und 10 Jahren die konservativ behandelten Bandscheibenvorfälle keine schlechteren Ergebnisse zeigten als die Gruppe der operierten.

Delauch-Cavallier (44) stellte fest, daß sechs Monate nach computertomographisch nachgewiesenen Bandscheibenvorfällen zwei Drittel der konservativ behandelten Fälle bei einem Kontroll-CT einen Rückgang bzw. ein völliges Verschwinden des Vorfalles zeigten.

Abgesehen von der Frage der Prognose ist die Kompressionssymptomatik beim Bandscheibenvorfall die gleiche wie bei der Bandscheibenvorwölbung, je nach dem, welche relative Weite im Spinalkanal vorliegt. Somit läßt sich bezüglich der klinischen Bedeutung kein Unterschied zwischen einem Bandscheibenvorfall und einer Bandscheibenvorwölbung feststellen.

> Klinisch gibt es kein Unterscheidungsmerkmal zwischen Protrusion und Prolaps!

Der Einfluß der Bandscheibenhöhe auf die Wirbelgelenke ist von besonderer Bedeutung, da viele Beschwerden primär von der Bandscheibe ausgehen und erst dadurch die Wirbelgelenke beeinflussen.

Aus den Abbildungen 11 läßt sich leicht ableiten, daß sich eine Höhenminderung der Bandscheibe (Sinterung) zwangsläufig auf die Gelenkmechanik auswirken muß. Das bereits zuvor definierte *diskoligamentäre Spannungsgleichgewicht* (Gleichgewicht zwischen der Summe der intradiskalen Druckwerte und der Summe der intra- und extradiskalen Zugspannung) ist gestört und führt zu einer Segmentinstabilität.

> Jede Bandscheibenerniedrigung wirkt sich nachteilig auf das dazugehörige Wirbelgelenk aus.

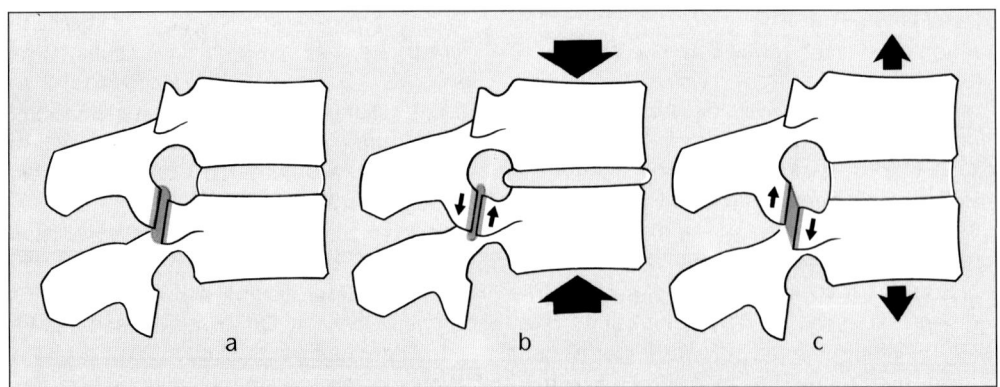

Abbildung 11. a) Normale Verhältnisse; b) Einfluß der Belastung auf die Bandscheibe mit Höhenminderung und Flüssigkeitsabgabe; c) Flüssigkeitsaufnahme bei der Entlastung.

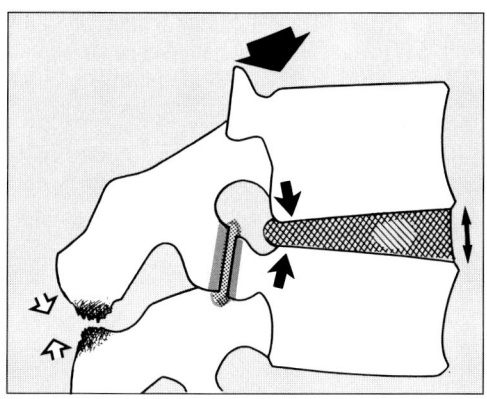

Abbildung 12. Ständige Hyperlordose (Extensionsfehlhaltung) führt zum Facettensyndrom und zum M. Baastrup.

Geschieht die Sinterung sehr rasch, was nach einer Nukleolyse fast stets der Fall ist, so kommt es zu heftigen Beschwerden im Wirbelgelenkbereich (»Facettensyndrom«). Nozizeptoren aus der Kapsel und vermutlich auch aus dem subchondralen Bereich der Facetten bewirken eine Entlastungshaltung durch Entlordosierung. Nach den neuesten anatomischen Untersuchungen gibt es im Gelenkbereich allenfalls Druckrezeptoren im Grenzbereich zwischen Knorpel und Knochen, also im subchondralen Bereich. Die frühere Annahme, daß der Knorpel selbst Träger von Druckrezeptoren sei, ist nicht haltbar (*Putz*, persönliche Mitteilung).

Kommt es nicht zu einer plötzlichen, sondern zu einer allmählichen Höhenminderung des Zwischenwirbelraumes, wie dies bei Alterungsprozessen der Fall ist, so kann sich das Wirbelgelenk dieser langsamen Höhenminderung besser anpassen. Diese Adaptation erfolgt meist ohne akute Schmerzen. Dennoch kann man morphologische Veränderungen in Form von arthrotischen Prozessen an den Gelenken feststellen. Nach *Krämer* (120) ist demnach jede Bandscheibenerniedrigung, ebenso wie eine ständige Hyperlordose, der Initialreiz zu einer Spondylarthrose. Die ständige Hyper-

lordose führt zu dem meist sehr schmerzhaften Bild eines Baastrup–Syndroms (im englischen Sprachgebrauch »kissing spine«). Die zunächst durch periostitischen Reiz schmerzhafte Berührungszone der Dornfortsätze wandelt sich bei länger dauerndem Reizkontakt schließlich in eine Periostose um, die sich auch radiologisch darstellen läßt (s. Abbildung 12).

Das Syndrom des engen Spinalkanals

Ein Buch, das sich mit den Krankheitsbildern der Lumbalgie und Ischialgie auseinandersetzt, wäre unvollständig, würde nicht auch die Schmerzsymptomatik beschrieben, die durch den engen Spinalkanal zustande kommen kann.

Das Syndrom des engen Spinalkanals wurde vor über 90 Jahren erstmals beschrieben. 1911 prägte *Dejerine* (42) den Begriff der Claudicatio intermittens des Rückenmarks im Gegensatz zur peripher-vaskulären Claudicatio. 1954 veröffentlichte *Verbiest* (221) eine wissenschaftliche Arbeit über dieses Krankheitsbild. Obwohl in der Zwischenzeit viele Publikationen diese Krankheit weiter durchleuchteten, ist das Syndrom des engen Spinalkanals bei vielen Ärzten und Krankengymnasten noch nicht genügend bekannt.

Folgt man der Einteilung des engen Spinalkanals nach pathologisch-anatomischen Gesichtspunkten, wie dies *Arnoldi* (5) tat, so müssen wir das Schmerzsyndrom ursächlich angeborenen oder degenerativen Veränderungen anlasten. Dabei sind die degenerativen Veränderungen wesentlich häufiger zu beobachten.

Wie ich bereits im letzten Kapitel schilderte, führen degenerative Prozesse der Bandscheibe mit Sinterung zur Ausbildung von Osteophyten im Bereich der Wirbelgelenke. Die Ursache für das Entstehen von Osteophyten liegt in einem komplexen Vorgang, der letztlich auf die Störung des diskoligamentären Gleichgewichtes zurückzuführen ist: Der Turgorverlust der Bandscheibe mit Sinterung führt zu einem Schubeffekt in diesem Segment, der einen Knorpelschwund und eine Kapsellockerung nach sich zieht. Man kann dabei von einer Subluxationsstellung der Wirbelgelenke sprechen. Als Reaktion auf diese Fehlbelastung werden die Wirbelbögen und die Ligamenta flava gereizt und sklerosieren schließlich. Daraus resultiert eine Stenosierung der neuralen Strukturen in dem betroffenen Segment. Derart entstandene degenerative Veränderungen finden sich im Lumbalbereich vor allem zwischen L3/4 und L4/5.

Neben den angeführten degenerativen Veränderungen bewirken aber auch operative Eingriffe an der Bandscheibe, insbesondere mit sehr radikaler Entfernung von Bandscheibenmaterial, häufig die gleiche Symptomatik. Schließlich sind das Wirbelgleiten sowie das Postdiskotomiesyndrom auf dem Boden von narbigen Veränderungen eine nicht seltene Ursache für dieses Schmerzsyndrom.

Neben den erworbenen Stenosen finden sich seltener auch angeborene Stenosen, die entweder als idiopathisch oder durch eine Chondrodystrophie bedingt zu erklären sind.

Radiologische Diagnostik des engen Spinalkanals

Die Diagnose des engen Spinalkanals wird vorwiegend durch die Bestimmung des sagittalen Durchmessers gestellt. *Strohmeier* (202) behauptet allerdings, daß die Bestimmung des sagittalen Durchmessers zur Diagnosestellung nicht sicher genug sei, die Verkleinerung der *intraspinalen Fläche* korreliere am ehesten mit dem Beschwerdebild des engen Spinalkanals.

Bei allen ausgefallenen Berechnungstechniken sollte nicht übersehen werden, daß diese bildgebenden Verfahren allenfalls eine Erklärung für das klinische Bild bieten können, also bestenfalls eine Bestätigung des klinischen Substrates vermitteln. Hier erscheint mir die Überbewertung des bildgebenden Verfahrens noch verfänglicher zu sein als bei der Diagnose eines Bandscheibenvorfalles.

Klinische Symptome des engen Spinalkanals

Das klinische Bild des engen Spinalkanals ist im wesentlichen durch haltungsabhängige bzw. belastungsabhängige Körperpositionen geprägt. Bei einer lumbalen Spinalkanalstenose wird man in aller Regel feststellen, daß die Betroffenen im Stehen und Gehen über einseitige, manchmal auch beidseitige Ischialgien berichten. Besonders beim Gehen treten die Ischialgien nach einer bestimmten Wegstrecke immer stärker auf, um schließlich den Patienten zu zwingen, stehen zu bleiben. Typisch ist die Angabe, daß bei einer vornübergeneigten Körperposition die Schmerzen rasch verschwinden. Die Flexionshaltung der Lendenwirbelsäule wird deswegen spontan eingenommen, weil durch die Vergrößerung des Spinalkanaldurchmessers in dieser Position der Kompressionseffekt auf die neuralen Strukturen vermindert wird. *Wehling* (228) konnte bestätigen, daß die Kyphosierung im Lendenwirbelsäulenbereich einen Volumengewinn des Spinalkanals, die Lordosierung dagegen eine Abnahme des Volumens bedingt. Die stärksten Volumenveränderungen findet man im Segment L5/S1; sie nehmen nach kranial hin ab. Eine Traktion kann ebenfalls einen Volumengewinn im Lendenwirbelkanal bewirken.

Zwingt man die durch dieses Krankheitsbild Betroffenen zu einer vermehrten Extension der Lendenwirbelsäule, kann man den ischialgiformen Schmerz deutlich provozieren.

Interessanterweise kann man bei diesen Erkrankten bei der Untersuchung im Liegen in der Regel keine neurologische Symptomatik finden. Insbesondere das Lasègue-

Zeichen und die Reflexaktivität können völlig unauffällig sein. Wiederholt man aber die Untersuchung direkt nach einer Gehphase, sobald Beschwerden angegeben werden, kann man jetzt in den meisten Fällen einen positiven Lasègue sowie eine Reflexdifferenz bzw. einen Reflexausfall feststellen. Diese Befunde normalisieren sich nach einer gewissen Ruhephase wieder.

Die Tatsache, daß Menschen mit einer Spinalkanalstenose von vielen Gutachtern ausschließlich im Liegen untersucht werden, führt aufgrund der negativen neurologischen Befunde zu der Annahme, daß es sich bei diesen Patienten um Neurotiker oder sog. »Rentenjäger« handele. Eine große Zahl dieser Betroffenen wird von ihren behandelnden Ärzten aus Gründen der Unkenntnis des Krankheitsbildes falsch beurteilt und nicht selten auf eine psychosomatische Schiene abgeschoben.

Therapie des Syndroms des engen Spinalkanals

Kaum eine Veröffentlichung über den engen Spinalkanal bringt einen Hinweis darauf, daß auch eine konservative Therapie, zumindest versuchsweise, erfolgreich sein kann. Wenn man schon davon ausgeht, daß die Einnahme einer Hyperlordose den Durchmesser des Wirbelkanals einengt und die Flexionshaltung, also die Entlordosierung, den Schmerz lindern kann, so muß es das Anliegen des Therapeuten sein, in diesen Fällen eine »entlordosierende Technik« einzusetzen. In vielen Fällen wird man feststellen können, daß aufgrund einer Muskeldysbalance insbesondere die Psoas-Muskulatur sowie die langen Rückenstrecker zu kurz sind und dadurch die Hyperlordose unterhalten. Als vordringliches Ziel ist eine konsequente Dehnung der entsprechenden Muskelgruppen anzustreben. Dies alleine reicht meist schon, das Beschwerdebild entweder zu beseitigen oder doch zumindest zu lindern. Als hilfreich hat sich auch eine peridurale Infiltration mit einer Kristallsuspensionsmischung erwiesen. Diese kann über den sakralen Zugang meist ohne Probleme leicht und schmerzlos erfolgen (s. Abbildung 25).

Erst wenn alle konservativen Maßnahmen, die mit viel Geduld und Behutsamkeit durchgeführt werden sollen, nicht helfen, ist eine operative Behandlung indiziert. Dabei ist im Regelfall eine großzügige knöcherne Dekompression erforderlich. In einigen Fällen ist dies allerdings nicht ohne gleichzeitige Spondylodese des betreffenden Abschnittes durchführbar, da durch die Dekompression eine zusätzliche erhebliche Instabilität geschaffen wird.

4. Neurologie – kurz gefaßt

Zum Verständnis der Störfaktoren des Bewegungssegments ist eine kurze Auffrischung der neurologischen Grundkenntnisse hilfreich.

Wie im letzten Kapitel ausgeführt, ist es von Bedeutung zu wissen, daß die Bandscheibe mit Ausnahme der hinteren Begrenzung keine sensible Versorgung hat. Die eigentlichen schmerzempfindlichen Strukturen in der Nähe des Wirbelkanals, vorwiegend das hintere Längsband sowie die angesprochenen dorsalen Strukturen des Anulus fibrosus, aber auch die Knochenhaut und die Wirbelgelenkkapseln werden von einem eigenen Nerven, dem *Ramus meningeus,* einem Ast des Spinalnerven versorgt. Erst nach Austritt des Spinalnerven aus dem Zwischenwirbelloch zweigt der Ramus meningeus ab und verläuft wieder zurück in den Wirbelkanal. Hier versorgt er mit sensiblen und sympathischen Fasern den dorsalen Faserring der Bandscheibe, die hinteren Anteile der Gelenkkapsel, die Dura und einen Teil des Wirbelperiosts.

Der Spinalnerv selbst teilt sich nach Abgang das Ramus meningeus in einen vorderen und einen hinteren Ast auf, wobei der größere vordere Ast die vordere Körperregion und die Gliedmaßen sensibel, motorisch und sympathisch versorgt. Der kleinere hintere Ast zieht zur Haut und zu den Muskeln des Rückengebietes und gibt gleichzeitig Zweige an die äußeren Anteile der Gelenkfacette und deren Gelenkkapsel ab. Der schleifenförmige Verlauf des Ramus meningeus erklärt, daß jede Irritation im Bereich des Foramen intervertebrale einmal den Spinalnerven alleine, den Ramus meningeus alleine oder beide zusammen betreffen kann. Das Foramen als »Wetterecke« des Wirbels ist also für die Schmerzentstehung und die Qualität des Schmerzes von großer Bedeutung.

> Das Foramen intervertebrale ist die »Wetterecke« des Wirbelsäulenschmerzes.

Irritationen der einzelnen Anteile des Spinalnerven äußern sich recht unterschiedlich.

Bandscheibenveränderungen, die einen Reiz auf den Spinalnerven ausüben, können aufgrund der Lokalisation entweder solitär den Ramus meningeus alleine betreffen oder – je nach Lage der Kompression des Spinalnerven – eher seinen vorderen oder hinteren Ast irritieren. Kommt es zu einer stärkeren Irritation des vorderen Anteils des Spinalnerven, so überwiegen die »klassischen« Wurzelschmerzen: Die Schmerzausstrahlung erstreckt sich entlang dem Dermatomstreifen, die Sensibilitätsstörung läßt sich durch eine Gefühlsminderung im entsprechenden Dermatom ablesen (Abbildung 13).

Sind die Irritationen vorwiegend auf den hinteren Ast konzentriert, dann steht nicht das radikuläre Syndrom im Vordergrund,

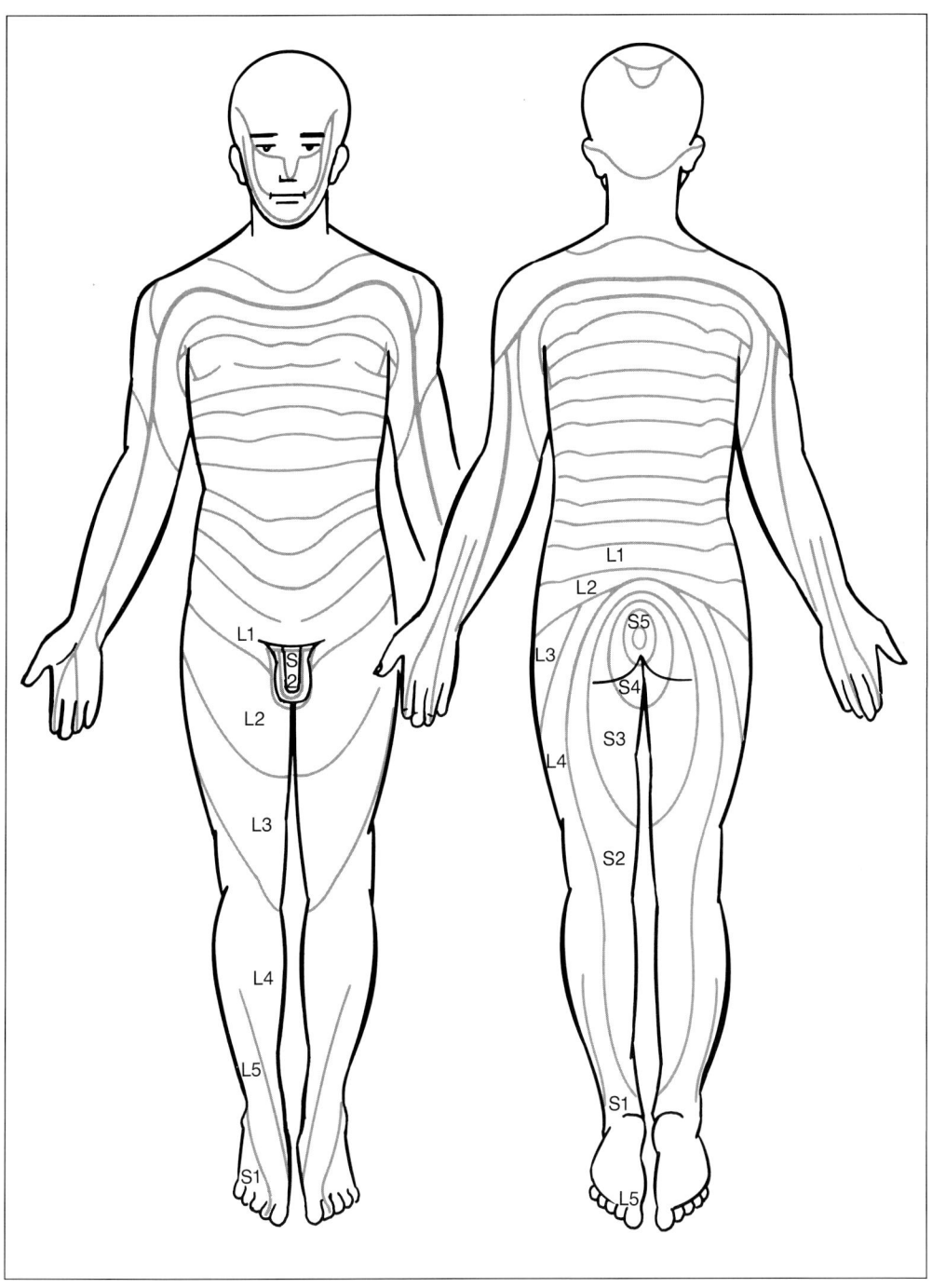

Abbildung 13. Schema der Dermatome nach *Hansen* und *Schliack* sowie wichtigste neurologische Muster bei lumbalen Bandscheibenvorfällen (s. Tabelle I auf Seite 29).

sondern Beschwerden von seiten der Rückenmuskulatur, der Facetten und Empfindungsstörungen im entsprechenden Hautareal des Rückens. Diese Störungen lassen sich palpatorisch durch veränderte Schmerzempfindung und durch eine veränderte Konsistenz der Haut (Kibler-Falte) nachweisen. Meist sind bei Protrusionen und Prolapsen durch die präganglionäre Kompressionssymptomatik (Irritationen am Spinalnerv *vor* Abgang der einzelnen Äste) Mischbilder vorhanden, die alle drei Anteile des Spinalnerven (vorderer, hinterer Ast sowie Ramus meningeus) mehr oder weniger gleichzeitig betreffen.

Die nervale Versorgung des Wirbelsegmentes

Bis jetzt wurde nur die nervale Versorgung der Bandscheiben selbst sowie der Verlauf und die Versorgungsaufgaben des Spinalnerven betrachtet. Vielschichtiger ist die Nervenversorgung des Gelenkes, der Bänder und kontraktilen Strukturen. Diese spielen gleichermaßen für die Statik und Dynamik des Achsenorganes eine sehr wichtige Rolle.

Die Wirbelgelenke sind ja bekanntlich nicht nur passive Träger der Beweglichkeit, sondern haben eine wichtige Regelfunktion in stato-dynamischer Hinsicht.

> Im Wirbelgelenk liegen die Sensoren für Statik und Dynamik.

Das Wirbelgelenk als Sitz und Fühlerorgan der Propriozeption ist mit einer Anzahl von Rezeptoren bestückt, die sowohl mit langsamer als auch mit schneller Adaptation versehen sind. Diese Rezeptoren werden vornehmlich durch Dehnungsreize aktiviert. Befindet sich das Wirbelgelenk in der Ruhe- oder Neutralstellung, so senden die langsam adaptierenden Rezeptoren Informationen mit konstanter Frequenz in die höheren Schaltzentralen. Ändert sich die Ausgangsstellung des Gelenkes, etwa durch Flexion der Wirbelsäule, so wechselt auch die Sendefrequenz dieser Rezeptoren und macht auf die neue Winkelstellung aufmerksam.

Die andere Gruppe, die schnell adaptierenden Rezeptoren, entlädt im Neutral- bzw. Ruhezustand des Gelenks nicht. Sie gibt also keine Signale ab, sondern sendet diese nur während des Bewegungsvorgangs selbst. Dies geschieht mit einer Frequenz, die parallel zur Bewegungsgeschwindigkeit liegt. Im Hinterhornkomplex des Rückenmarks laufen gleichzeitig mit diesen Afferenzen auch nozizeptive Ströme ein, die dort gemeinsam verarbeitet werden und eine sogenannte *Vermaschung* erfahren. Die Vermaschung beinhaltet eine Schaltung verschiedener motorischer und sympathischer Bahnen, so daß sich aus dieser Konstellation Einflüsse auf den Muskeltonus des Rumpfes, aber auch anderer Etagen ergeben. Durch diesen komplizierten »Verbund« kommt es zu Antworten auf Störungen, die zunächst unerklärlich erscheinen. Der Steuermechanismus unterliegt einem »überregionalen« Regelkreis. Die Vermaschung der verschiedenen informativen Afferenzen beinhaltet zudem auch psychische Einflüsse auf die Haltung und Stellung der Wirbelsäule (211).

Die Komplexität der neurologischen Verhältnisse ist verwirrend und schwer durchschaubar. Die Wechselwirkungen und die Beziehungen verschiedener Organ- und Funktionssysteme zueinander sind letztlich noch nicht bekannt, so daß auf dem Gebiet der Neurophysiologie und Neuroorthopädie sicherlich noch weitere Erkenntnisse zu erhoffen und zu erwarten sind.

Posturale und phasische Muskeln

Ein zweiter wichtiger, für die spätere Therapie unverzichtbarer neurophysiologischer Aspekt muß an dieser Stelle noch erwähnt werden: *Janda* (97) hat in den Jahren 1963 bis 1968 anhand von umfangreichen Arbeiten nachgewiesen, daß es beim Menschen mindestens zwei unterschiedlich reagierende Muskelgruppen gibt. Die erste hat eine vorwiegend tonische oder posturale Funktion. Diese Gruppe neigt hauptsächlich infolge einer Inaktivität zu Verkürzungen ohne nennenswerte Atrophie. Die zweite Gruppe, überwiegend als phasisch zu betrachten, neigt zur Hemmung, Abschwächung bis hin zur Pseudoparese, wobei auch hier Verkürzungen zu beobachten sind.

Die erstgenannte Gruppe (posturale Muskeln), die insbesondere statische Arbeit leistet und daher durch ihre ständige Aktivität einen weitgehenden Dauertonus besitzt, beteiligt sich an den verschiedensten Bewegungsabläufen häufiger als die zweite Gruppe (phasische Muskeln). Das bedeutet, daß das tonische, posturale System mehr aktiviert wird als das phasische. Diesem Umstand liegen anatomische und phylogenetische Ursachen zugrunde. Bei gesunden Menschen stehen die posturalen und phasischen Gruppen nahezu im Gleichgewicht, feine Unterschiede bzw. das Überwiegen der posturalen Systeme lassen sich nur durch elektromyographische Messungen nachweisen (Tabelle I).

Bei der kleinsten Abweichung, etwa einer Einseitigkeit der Bewegungen oder Überbeanspruchung von bestimmten Muskelgruppen (Leistungssportler) oder einer erzwungenen Bewegungsarmut (postoperative Immobilisation) ändert sich das Gleichgewicht schnell. Auch Schmerzzustände und Entzündungen können eine solche Balance stören. Das Ungleichgewicht (Dysbalance) kann dann klinisch leicht nachgewiesen werden.

Janda (98) hat festgestellt, daß jeder Skelettmuskel mehr oder weniger der einen oder anderen Gruppe zuzuordnen ist, wobei aber in vielen Fällen Mischformen bestehen, die individuell unterschiedlich sind. Ich selbst bin der Meinung, daß die monosegmentalen Muskeln, also die zweigelenkigen, fast ausnahmslos zu den phasischen

Tabelle I. Wichtigste neurologische Muster bei lumbalen Bandscheibenvorfällen.

Wurzel	Bandscheibe	Muskeln	Reflexe	Sensibilität	EMG	Myelogramm
L4	L3/L4	Tibialis anterior	Patellarsehnenreflex	medialer Anteil des Beines	Fibrillationen oder steile Wellen des Tibialis anterior	Vorwölbung in Höhe L3/L4
L5	L4/L5	Extensor hallucis longus	keine (bzw. Tibialis-posterior-Reflex)	lateraler Anteil des Beines und Fußrücken	Fibrillationen oder steile Wellen des Extensor hallucis longus	Vorwölbung in Höhe L4/L5
S1	L5/S1	Peronaeus longus und brevis	Achillessehnenreflex	lateraler Fußrand	Fibrillationen oder steile Wellen des Peronaeus longus und brevis	Vorwölbung in Höhe L5/S1

Muskeln zu rechnen sind, während die plurisegmentalen vorwiegend zu den tonischen Muskeln zu zählen sind. Der Quadrizeps, der sich aus ein- und mehrgelenkigen Muskeln zusammensetzt, folgt diesem Prinzip: Der Rectus femoris, der einzige zweigelenkige Muskel dieser Gruppe, reagiert unter krankhaften Bedingungen mit einer Verkürzung, während die eingelenkigen Anteile, insbesondere der Vastus medialis, sehr rasch atrophieren. Ähnliches gilt für den Triceps surae sowie für den Erector spinae, die sich bekanntlich aus monosegmentalen und plurisegmentalen Muskeln zusammensetzen.

Kalimo (103) konnte aufgrund von histologischen Untersuchungen bestätigen, daß der plurisegmentale M. multifidus nach Bandscheibenvorfällen nicht atrophiert, im Gegensatz dazu die kleinen, monosegmentalen Rotatoren jedoch sehr rasch.

Ausgehend von unserer heutigen Motororientierten Denkungsweise ließe sich folgender Vergleich dieser beiden Muskelgruppen anstellen: Die tonische Muskulatur, die eine ständige Haltearbeit erledigen soll, entspricht einem Golf-Diesel-Auto. Dieser Typ ist für eine dauerhafte, sparsame Leistung konzipiert, verbraucht relativ wenig Energie, ist aber andererseits träge, was Leistungsspitzen anbelangt. Im Gegensatz dazu steht der Golf GTI als Pendant für die phasischen Muskeln. Hier ist das gegenteilige Prinzip erkennbar: rasche Beschleunigung, relativ hoher Energieverbrauch, kurzzeitiger Einsatz für hohe Leistungsanforderungen.

Zur vorwiegend posturalen Gruppe gehören:

- oberer Anteil des M. trapezius
- M. levator scapulae
- ein Teil des M. pectoralis major
- der lumbale Anteil der Rückenstrecker
- M. quadratus lumborum
- M. iliopsoas
- M. tensor fasciae latae

- M. rectus femoris
- M. gastrocnemius

Die Hauptvertreter der phasischen Gruppe, also diejenigen, die zur Hemmung, Abschwächung und Pseudoparese neigen, sind:

- mittl. und distaler Anteil des M. trapezius
- M. serratus lateralis
- Mm. rhomboidei
- Bauchmuskeln
- Glutealmuskeln –
- M. soleus

Alle anderen Skelettmuskeln sind vorwiegend gemischt, verhalten sich also, was die Verkürzungsneigung bzw. die Neigung zur Abschwächung betrifft, neutral.

Störungen, die ein Überwiegen der Kraft der tonischen Gruppen bewirken, führen zu dem Zustandsbild der *Muskeldysbalance*.

Ein wichtiger Entstehungsmechanismus dieser Muskeldysbalance sind aber nach wissenschaftlichen Untersuchungen von *Brügger* (27) Fehlbelastungen der Strukturen des arthromuskulären Systems. Es kann als gesichert gelten, daß allein eine unphysiologische Belastungshaltung im arthromuskulären System die funktionsabhängigen Muskelgruppen über propriozeptive Afferenzen der Gelenkrezeptoren je nach ihrer Zugehörigkeit zur posturalen oder phasischen Gruppe unterschiedlich beeinflußt. Dies führt zu einer muskulären Dysbalance. So hat man feststellen können, daß diejenigen Muskeln, die durch ihre Funktion die Fehlhaltung verstärken, reflektorisch über die efferenten Einflüsse *gehemmt* werden und jene Muskeln, die durch ihre Funktion die Fehlhaltung beseitigen helfen, *aktiviert* werden. Beispiel: Ein schmerzhafter Kniegelenkerguß führt über diese Afferenz-Efferenz-Meldung zu einer elektromyographisch deutlich verminderten Aktivität des M. rectus femoris. Nach Beseitigung des schmerzhaften Ergusses weist dieser Muskel elektromyographisch wieder annähernd normale Werte auf.

Die therapeutische Konsequenz wäre nach der *Brüggerschen* Vorstellung die Wiederherstellung der physiologischen Gelenkfunktion. Der erste Schritt dahin ist die Beseitigung einer Entzündung oder Gelenkblockierung sowie die Korrektur einer Gelenkfehlstellung. Dadurch beseitigt man die propriozeptiven bzw. nozizeptiven Afferenzen.

Reziproke Innervation induziert die Muskeldysbalance

Aus den oben genannten Ausführungen ergibt sich die Schlußfolgerung, daß bei bestehender Muskeldysbalance die nach wie vor aktivere posturale Gruppe durch die Gesetzmäßigkeit der reziproken Innervation eine immer stärkere Muskeldysbalance herbeiführen möchte, die schließlich bis zur Pseudoparese der phasischen Gruppe führen kann.

In der Statik zeigt sich diese Dysbalance in typischer Form: Es kommt zur Ausbildung einer Beckenkippfehlstellung mit gleichzeitigem Herabziehen des Sternums nach kaudal. Die Wirbelsäule erfährt dadurch eine vermehrte Brustkyphose und eine verstärkte Lendenlordose. Gleichzeitig kommt es zu einer Fehleinstellung des Kopfes nach ventral, zu einer vermehrten Innenrotation der Schultern sowie zu einer Verkürzung der Trapezius-, der Levator-scapulae-Muskulatur und der Pektoralis-Gruppen. Auffällig ist die schmerzhafte tendomyotische Ischiokruralmuskulatur mit Ausbildung von Genua recurvata.

Muskeldysbalance und gestörte Dynamik

Die Muskeldysbalance spielt bei der Dynamik insofern eine wichtige Rolle, als sich Abweichungen verschiedener Bewegungsabläufe, etwa beim Gehen, auswirken müssen. Durch Verkürzung der Hüftbeuger und der Rückenstrecker sowie durch Abschwächung der Kraft von Bauch- und Gesäßmuskulatur (phasische Gruppe) kommt es zu einer Dauerfehlstellung der Hüftgelenke in leichter Flexion und Anteversion des Beckens. Diese Beckenkippung führt zu einer Hyperlordose der LWS, die eine Änderung der Druckverhältnisse in den unteren Lendenwirbelsäulensegmenten, gleichzeitig aber auch zwischen den Hüftköpfen und Hüftpfannen verursacht.

Im Gangablauf kommen die mangelhafte Hüftextension und die ungenügende Hüftabduktion durch Überwiegen der Adduktoren zum Tragen. Um ein volles Bewegungsausmaß beim Gehen zu erzielen, müssen nämlich die Hüftextension und die Hüftabduktion durch eine starke Mitbewegung des Beckens kompensiert werden. Besteht eine Glutaeus-Insuffizienz, so kann man die Hüfthyperextension und die Hüftabduktion nur ungenügend ausführen. Das Zentrum der Bewegung verschiebt sich daher aus dem Hüftgelenk in die untere Lendenwirbelsäule. Kompensatorisch kommt es bei jeder Extensionsbewegung des Spielbeines zu einer Hyperextension der Lendenwirbelsäule. Dies führt zu vermehrten Beschwerden, insbesondere an den Gelenkfacetten und Gelenkkapseln, wie im Kapitel 3 ausführlich beschrieben.

5. Befunderhebung

Wenngleich sich bei der Untersuchung des Patienten mit bandscheibenbedingten Beschwerden sicherlich kein einheitlicher Untersuchungsgang festlegen läßt, spricht die Erfahrung doch für ein systematisches Vorgehen. Dies ist nicht nur aus praktischen Gründen sinnvoll, sondern verkürzt auch die Untersuchungszeit.

Der Schmerz und seine Bewertung

Der Bandscheibenleidende sucht seinen Arzt primär wegen der akuten Beschwerden auf. Die Beschwerdeschilderung und der Aspekt des Kranken bei Betreten des Untersuchungszimmers sind die ersten diagnostischen Schritte.

Die Schmerzempfindung und Schmerztoleranzgrenze sind bekanntlich bei jedem Menschen verschieden und bei ein und demselben Menschen auch unter verschiedenen äußeren Bedingungen Schwankungen unterworfen. Die Schmerzintensität alleine läßt also keine sicheren Rückschlüsse auf die Schwere der Erkrankung zu.

Beim Beginn der Kontaktaufnahme des Untersuchers mit dem Patienten ergibt sich bereits der erste Hinweis auf die Erkrankung, nämlich die Äußerung des Patienten über seinen Schmerz schlechthin. Aus der Beschreibung des Schmerzes läßt sich für einen erfahrenen Therapeuten schon eine Menge ablesen, so daß es wertvoll ist, sich verschiedene Fragen bezüglich des Schmerzes genau beantworten zu lassen:

– Wie hat es begonnen?
– Wie lange besteht der Schmerz?
– Wo ist der Schmerz?
– Wann tritt der Schmerz auf?

Wie hat es begonnen?

Die Art und Weise, wie es zu Schmerzen gekommen ist und wie lange diese schon bestehen, sind nicht nur für die Diagnose, sondern auch sicherlich für eventuelle spätere therapeutische Entscheidungen von Wichtigkeit. Häufig wird ein sogenanntes »Verheben« angegeben. Ein Umstand, der fälschlicherweise bei den meisten Patienten, aber auch bei vielen Therapeuten zu der Vorstellung führt, daß jeder Bandscheibenvorfall durch ein akutes Ereignis entstanden sein muß.

Das Entstehen eines Bandscheibenvorfalles wird meist einem akuten Ereignis angelastet, in aller Regel sind aber die Vorbedingungen schuld!

Die typische Entstehung eines Bandscheibenvorfalles

Die genaue Anamneseerhebung zeigt, daß mehr als die Hälfte aller Patienten mit einem Bandscheibenvorfall keine exakte Ursache für das Auftreten der ersten Schmerzsymptomatik angeben können. Häufig sind länger bestehende Fehlbeanspruchungen der Wirbelsäule, meist in der

Flexionshaltung, und falsche Bewegungs-muster die eigentliche Ursache für die Ma-nifestation von bandscheibenbedingten Er-krankungen. Ein typischer Entstehungsme-chanismus läßt sich auf der Basis vieler Be-fragungen folgendermaßen rekonstruieren: Längeres Verharren in vornübergebeugter Stellung der Lendenwirbelsäule (Arbeiten in gebückter Haltung, langes Sitzen, stereoty-pe Fehlhaltung beim Arbeiten am Fließband oder über der Werkbank) führen zu einer Kernwanderung nach dorsal. Fast unbe-merkt kann es zu einem Prolaps kommen, da in der Flexionshaltung durch die Weit-stellung der Foramina intervertebralia bzw. der Vergrößerung des Spinalkanalraumes die Nervenwurzel noch genügend Aus-weichraum besitzt. Erst bei dem Versuch, sich aufzurichten und eine lordotische Ein-stellung der Lendenwirbelsäule herzustel-len, tritt blitzartig ein Kompressions-schmerz auf. Dieser zwingt den Betroffe-nen, sofort wieder die Flexionshaltung ein-zunehmen. Auch ohne Eintreten eines sol-chermaßen »spontanen Prolapses« birgt das zeitlich langsame Wandern des Kernes nach dorsal während der Flexionshaltung eine andere schleichende Gefahr in sich: Die abrupte Bewegung der Wirbelsäule in die Geradstellung oder sogar in die Hyper-extension ruft eine sehr starke Druckbean-spruchung der dorsalen Bandscheiben-strukturen hervor. Der durch die Kernwan-derung hierher verlagerte Nukleus kann sich nicht schnell genug wieder in seine zentrale Position begeben, so daß häufig erst die Extensionsstellung nach vorheriger Flexion das auslösende Moment zur Erze-ugung einer Protrusion oder eines Prolapses darstellt. Wenn zu dieser Hyperextension auch noch eine unphysiologische Belastung der Wirbelsäule hinzukommt, etwa durch Tragen eines Gegenstandes in der Armvor-halte oder durch eine zusätzliche Rotation der Lendenwirbelsäule, dann entsteht die kritische Situation, in welcher Belastung und Belastungsfähigkeit in einem deutli-chen Mißverhältnis stehen.

Streng genommen ist also nicht die Hyper-extension an sich die Gefahr, sondern nur die Hyperextension nach länger vorbeste-hender Flexionsfehlhaltung!

Wie lange besteht der Schmerz?

Auch diese Frage ist insofern von Bedeu-tung, als nach den heutigen Erfahrungen ei-ne Ischiassymptomatik, die mehr als sechs Wochen besteht, eine schlechtere Progno-se hinsichtlich der konservativen Therapie aufweist, als eine von nur wenigen Tagen.

Wo ist der Schmerz?

Die Angaben des Patienten über die Schmerzlokalisation und Ausbreitung las-sen schon vor dem eigentlichen Untersu-chungsgang grob unterscheiden, ob es sich um eine Lumbalgie ohne oder mit radikulä-rer Beteiligung handelt. Nicht selten wer-den auch bilaterale Beschwerden angege-ben, die besonders kritisch und genau zu untersuchen sind.
Häufig wird berichtet, daß die Schmerz-symptomatik mit zunächst tiefsitzenden Kreuzschmerzen beginnt, welche sich in die eine Gesäßhälfte verlagern. Von dort proji-ziert sich der Schmerz gerne in die Leisten-region oder entlang der Oberschenkelrück-seite in Richtung des Kniegelenks. Manch-mal strahlt der Schmerz auch bis zum Fuß aus, oft läßt er dabei in der Kreuzregion wieder nach.
Auch bei spontaner Besserung der Aus-strahlungsschmerzen in das Bein findet man noch häufig den zentripedalen Weg der Schmerzen, d.h. Beginn in der Kreuzre-gion und Verlagerung in den Fuß.

Volksmund: »Der Ischias wandert zum Fuß heraus«

Wie im späteren Kapitel beschrieben, gibt es auch den umgekehrten Weg der Schmerzwanderung, nämlich die sogenannte »Zentralisation« der Ischialgie, was *McKenzie* (149) als günstiges Zeichen einer Besserung wertet.

Wann tritt der Schmerz auf?

Wichtig ist die Angabe über die Positionsabhängigkeit der Schmerzen. Auch der Wechsel der Beschwerden im Tag- und Nachtrhythmus gibt wertvolle diagnostische Hinweise. Wissen wir doch, daß die Bandscheibenhöhe während der Nacht durch die osmotischen Regulationsvorgänge zunimmt und dabei die Kompression auf die Gelenkfacetten zurückgeht. Durch eine günstige Lagerung während der Nacht kann eine Kernrückwanderung ins Zentrum stattfinden.

Schmerz bei Pressen, Husten und Niesen

Auffällig und fast allen bandscheibenbedingten Erkrankungen gemeinsam ist die Verstärkung der Schmerzen beim Pressen, Niesen und Husten. Durch Erhöhung des intraabdominalen und intrathorakalen Druckes wird über den Weg der klappenlosen epiduralen Venengeflechte auch der intradiskale Druck erhöht, wie dies *Nachemson* (153) durch Messungen nachweisen konnte.

Die Inspektion des Schmerzpatienten

Nach Klärung der Fragen über die Art und Weise des Schmerzes kann nun der eigentliche Untersuchungsgang beginnen.
Der erfahrene Untersucher findet schon am nicht ausgekleideten Patienten häufig die ersten diagnostischen Hinweise. Oft sieht er bei akuten Ischiassyndromen Patienten

mit dramatischen (manchmal komisch wirkenden) Haltungen der Wirbelsäule, die nicht einheitlich in eine bestimmte Bewegungsrichtung gehen müssen (Abbildung 14).
Meist weist eine schmerzbedingte Schonhaltung der Wirbelsäule in die entgegengesetzte Richtung der Ischiassymptomatik. Es besteht dabei, etwa bei einer Schmerzausstrahlung in das linke Bein, ein Ausweichen des Oberkörpers nach rechts, oft verbunden mit einer Flexionsschonstellung. In dieser Position vespürt der Patient die geringsten Ausstrahlungsschmerzen (Abbildung 15a).

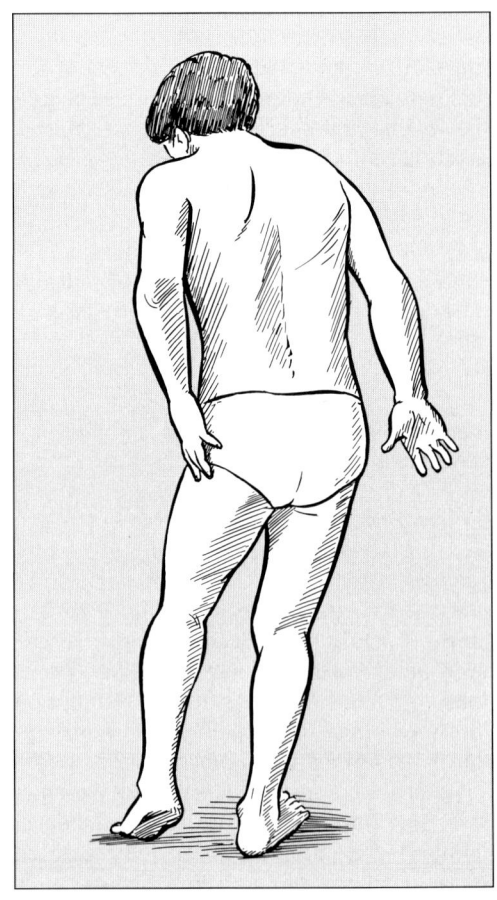

Abbildung 14. Typisches Bild eines »Ischias«–Patienten.

Sobald man ihn auffordert, »gerade« zu stehen, verstärken sich die Beschwerden akut, meist kann er die gewünschte Geradhaltung gar nicht einnehmen (Abbildung 15b).

In einigen Fällen neigt sich aber der Ischiaspatient zur Schmerzseite hin, also homolateral (Abbildungen 16 a und b). Je nachdem, ob der Druck des Bandscheibenvorfalles bzw. der Vorwölbung auf die »Schulter« oder in die »Achsel« des Spinalnerven drückt, kann der Betroffene durch bestimmte Körperhaltungen die Kompression verringern. Einmal geschieht dies in Richtung weg von der Schmerzseite (Abbildung 15a), das andere Mal eher in Richtung zur Schmerzseite hin (Abbildung 16a). Ist die sogenannte Schonhaltung im Stand nur angedeutet vorhanden, so kann man oft eine deutliche Abnahme der Ausweichbewegung erkennen, wenn sich der Patient nach vorne neigen soll. Die Raumbeengung im Spinalkanal wird bei der Flexion geringer. Alle eingenommenen Ausweichhaltungen (ischiatische Schonhaltung) werden unbewußt eingenommen und sind Folge der früher beschriebenen nozizeptiven Afferenzen.

Ursache für die gehäuften Vorfälle zwischen L4 und S1

Die meisten Bandscheibenvorfälle ereignen sich in den beiden unteren Bandscheibenräumen. Zusammen beinhalten sie etwa 95% aller Bandscheibenvorfälle. Die Ursache für häufige Lokalisationen in den beiden unteren Etagen liegt darin begründet, daß in dieser Höhe der dorsale Bandscheibenring nicht mehr genügend durch das hintere Längsband stabilisiert wird. Unterhalb des Segments L3, insbesondere im lateralen Abschnitt der dorsalen Bandscheibenbereiche, nimmt die Festigkeit des hinteren Längsbandes deutlich ab und weist stellenweise sogar Lücken auf.

Zur Pathogenese der Häufigkeit der Vorfälle in diesen Segmenten kommt zudem eine andere anatomische Besonderheit ins Spiel: Der 4. und 5. Lendenwirbel sind jeweils über das Lig. iliolumbale mit der Beckenschaufel verbunden. Die wesentliche Funktion dieses Bandes besteht in der Stabilisierung der beiden unteren Lendenwirbelkörper in frontaler Richtung. Dies wirkt sich insbesondere beim Gehen aus. Bei jedem Schritt wird ein Rotationsimpuls auf die unteren Lumbalsegmente gesetzt. Wie bereits früher ausgeführt, verhindert die Stellung der Gelenkfacetten in der Lendenwirbelsäule die Rotationsbewegung fast vollständig. Dadurch wird der Rotationsimpuls als Schub bzw. Scherbewegung zum Diskus weitergeleitet.

Bei einer entlordosierten Körperhaltung besteht gleichzeitig ein Symphysenhochstand. Die Drehbewegung des Beckens findet dabei um die Frontalachse des Hüftgelenkes statt. Kommt es also zu einem Symphysenhochstand, so fällt der Schwerpunkt der axialen Druckbelastung der Wirbelsäule hinter die Drehachse im Hüftgelenk.

Die derart beschriebene Beckenrotation überdehnt die iliolumbalen Bänder, so daß daraus schließlich zunächst eine Hypermobilität, schließlich eine Instabilität entstehen kann. Durch Nachlassen der Bandfestigkeit können die Rotationsbewegungen beim Gehen und Laufen schließlich den empfindlichen Diskus in stärkerem Maß erreichen, der auf rotatorische Kräfte äußerst empfindlich reagiert und damit vorzeitig verschleißt.

Die ständige Aufhebung der physiologischen Lordose führt über Überdehnungen wichtiger Bandstrukturen zunächst zur Hypermobilität, schließlich zur Instabilität und letztendlich zum vorzeitigen Verschleiß der Bandscheibe.

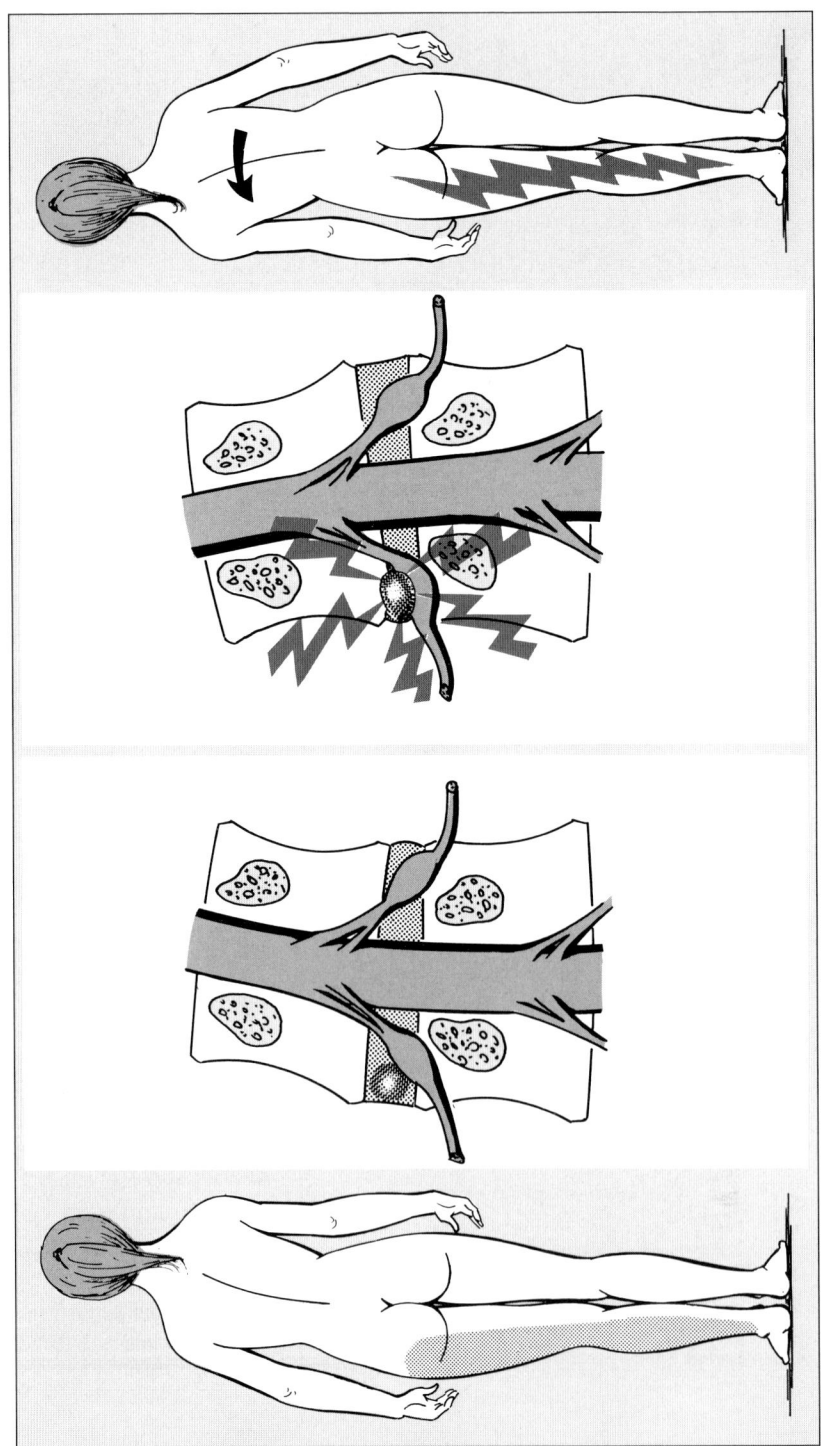

Abbildung 16a. Entlastende Schonhaltung (ischiatische Schonhaltung) mit Lateralflexion zur Schmerzseite bei mediolateralem Diskusprolaps.

Abbildung 16b. Beim Versuch, die Lateralflexion aufzuheben, verstärken sich die Schmerzen im linken Bein (zunehmender Kompressionseffekt der Wurzel).

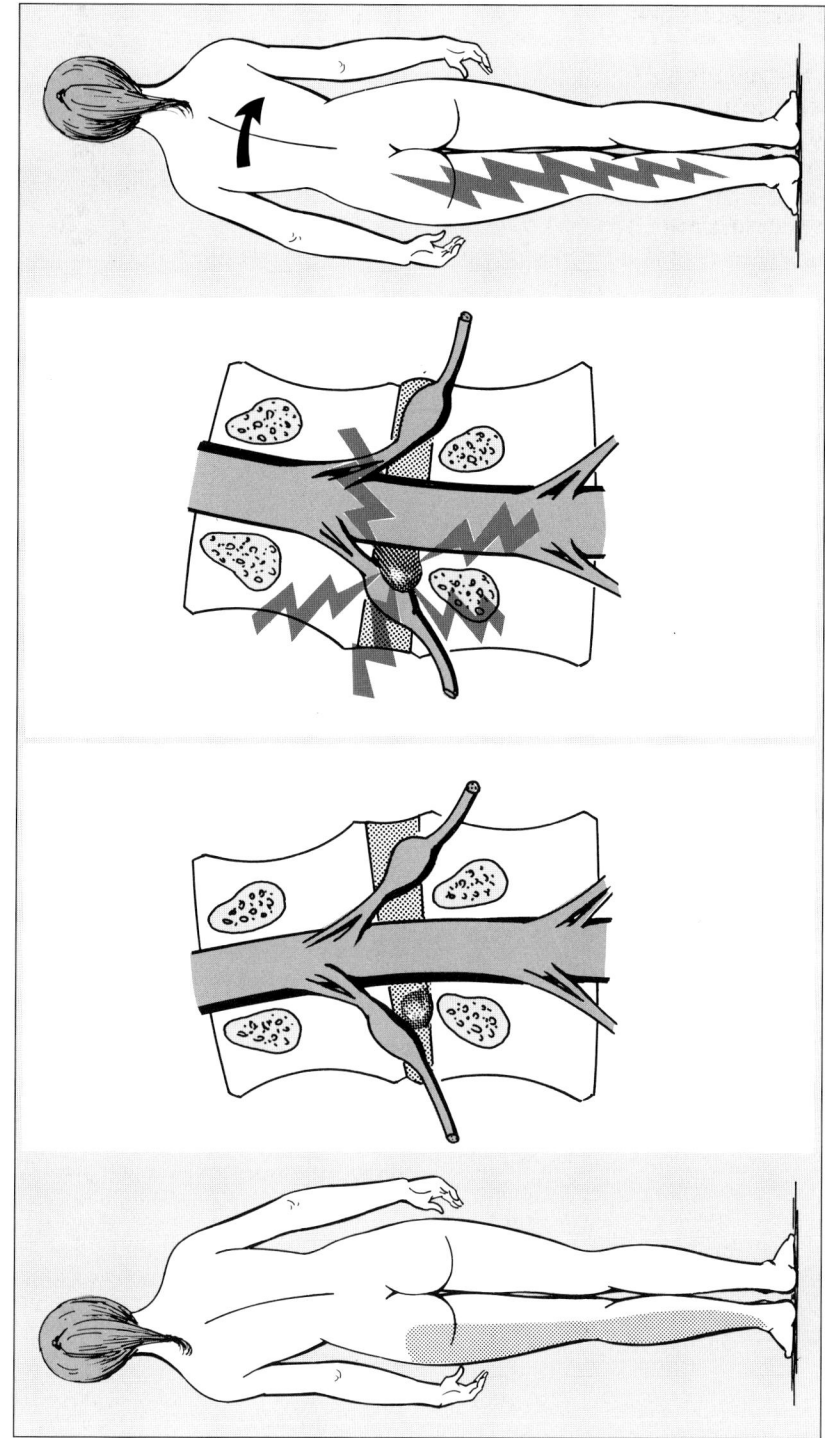

Abbildung 16a. Entlastende Schonhaltung (ischiatische Schonhaltung) mit Lateralflexion zur Schmerzseite bei mediolateralem Diskusprolaps.

Abbildung 16b. Beim Versuch, die Lateralflexion aufzuheben, verstärken sich die Schmerzen im linken Bein (zunehmender Kompressionseffekt der Wurzel).

Untersuchung im Liegen

Jetzt erst tritt die Untersuchung in die Phase, in welcher man erstmals in körperlichen Kontakt mit seinem Patienten kommt. Es bewährt sich hierbei, immer mit der gesunden Extremität zu beginnen, um sich ein Bild über die »normale Funktion« zu machen. Außerdem schafft man mit der zunächst schmerzlosen Untersuchung eine günstige »Kontaktaufnahme«, die ja für das weitere Vorgehen von großer Bedeutung ist. Die Untersuchung soll äußerst feinfühlig durchgeführt werden. Nur wenn man den Ischiaspatienten wie ein »rohes Ei« anfaßt, lassen sich Feinheiten, etwa die Muskelspannung, die Hauttemperatur oder die Reflexaktivität differenzieren. Zu forsche Untersuchungen, auch unter Zeitdruck, führen zu ängstlichen Verspannungen des Patienten in Erwartung von zusätzlichen Schmerzen durch den Therapeuten. Jede gewünschte Kooperation zur Erleichterung der Diagnostik wird dadurch zunichte gemacht.

Der Schmerzpatient soll auf der Untersuchungsliege möglichst bequem gelagert werden.

Das Lasègue-Zeichen

Die wohl wichtigste Maßnahme zur Feststellung einer Ischialgie ist der Nachweis des Lasègue-Zeichens.

Hierbei handelt es sich um einen Ischiasdehnungsschmerz, den man auslöst, wenn das gestreckte Bein von der Unterlage passiv abgehoben wird. Je stärker eine Kompression auf den Spinalnerven besteht, desto früher läßt sich dieser typische Dehnungsschmerz auslösen. Das Lasègue-Zeichen wird üblicherweise in Winkelgraden (nach der Neutral-0-Methode) angegeben und findet sich gehäuft zwischen 30 und 60 Grad.

Bei Schmerzangaben zwischen 60 und 90 Grad kann der Schmerz auch als Deh-

nungsreiz der ischiokruralen Muskeln zu werten sein (Abbildung 17). In diesem Fall ist in der Regel auf der Gegenseite ebenfalls der Test bei gleichem Winkelgrad positiv. Bei einem ischiasbedingten positiven Lasègue findet sich immer ein einschießender Schmerz beim Erreichen einer bestimmten Winkelstellung. Ein weiteres Hochheben des Beines ab diesem Winkel wird schmerzbedingt nicht toleriert. Läßt sich das Bein dagegen auch unter Schmerzen noch weitere 20 oder mehr Grad anheben, so ist der Lasègue »weich«, was eher gegen eine Wurzelkompression spricht.

Eine nicht unbedeutende Anzahl von Patienten klagt darüber, daß im Liegen keine Ischialgie bestehe, sondern nur im Sitzen oder Stehen. Wenn man bei diesen Patienten eine Prüfung des Lasègueschen Zeichens im Liegen vornimmt, so ist das Zeichen unter Umständen negativ. Nach *Tilscher* (210) erscheint es in solchen Fällen zweckmäßig, nach der »Aktualitätsdiagnose« vorzugehen. Bei Angaben über Schmerzen im Stehen soll man auch im Stehen untersuchen. Das Vorgehen erfolgt analog zur Untersuchung im Liegen: Der Patient lehnt sich an einer Wand an und hebt aktiv oder passiv das gestreckte Bein nach ventral, bis ein Dehnungsschmerz ausgelöst werden kann. Man findet häufig, daß im Sitzen oder im Stehen das Lasègue-Zeichen viel früher positiv wird als im Liegen. Falls Angaben gemacht werden, daß die Ischialgie nur in sitzender Position auftritt, erfolgt das identische Vorgehen im Sitzen.

Das »umgekehrte« Lasègue-Zeichen

Liegt der Patient auf dem Bauch und wird die Hüfte in eine Hyperextension gebracht (zusätzlich mit einer Beugung im Kniegelenk), so erfährt der Femoralisnerv eine Dehnung. Bei einem Bandscheibenvorfall in der Etage L3 ist dieser Test besonders schmerzhaft.

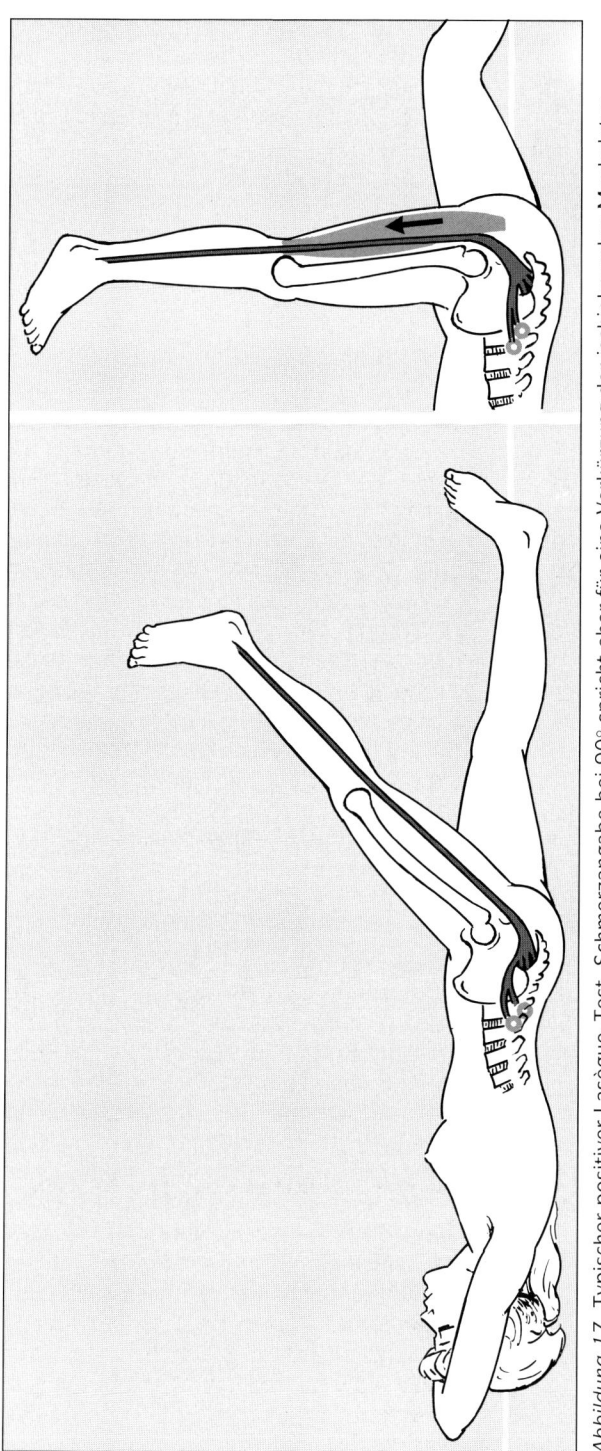

Abbildung 17. Typischer positiver Lasègue–Test. Schmerzangabe bei 90° spricht eher für eine Verkürzung der ischiokruralen Muskulatur.

39

Das Bragard-Zeichen

Bei dieser Ergänzung zum Lasègue-Zeichen handelt es sich um einen zusätzlichen Dehnungsreiz auf den Ischiasnerven. Kurz vor Erreichen des vorher festgestellten Schmerzwinkels wird bei angehobenem Bein durch Dorsalflexion des Fußes ein Dehnungsschmerz erzeugt. Ein Fehlen des Bragard-Zeichens spricht gegen eine Wurzelkompression (Abbildung 18).

Der »umgekehrte« Bragard

Bengert (10) hat den Test folgendermaßen beschrieben: Beim auf dem Bauch liegenden Patienten wird das Knie gebeugt. Wird in dieser Position der Fuß passiv fußrückenwärts bewegt, kann man eine Schmerzzunahme provozieren, bei Bewegung in die Plantarrichtung wird der Schmerz verringert.

Der gekreuzte Lasègue

Bei diesem Phänomen beobachtet man, daß bei Anheben des gestreckten schmerzfreien Beines bei einem bestimmten Win-

kelgrad ebenfalls ein Dehnungsschmerz auf der kontralateralen Seite auftritt. Die Ursache hierfür ist meist ein eher medial gelegener Diskusprolaps oder ein Massenprolaps.

> Der gekreuzte Lasègue-Test ist ein Hinweis für einen schwerwiegenden Befund!

Der Pseudo-Lasègue

Wenn das Lasègue-Zeichen erst etwa bei 60 Grad positiv ist und man im Zweifel ist, ob eine Wurzelkompression oder eine Verkürzung der ischiokruralen Muskeln die Schmerzursache ist, so bringt der Langsitz häufig die Klärung. Wird beim Hochheben des gestrecken Schmerzbeines ab einem bestimmten Winkel ein Lasègue-Schmerz angegeben, jedoch nicht, wenn man beide Beine gleichzeitig anhebt, so spricht man jetzt von einem Pseudo-Lasègue. Die Ursache hierfür liegt oft in einer Iliosakralgelenkssymptomatik auf der Seite des Schmerzbeines. Ein echter Lasègue ist auch bei gleichzeitigem Erheben des schmerzfreien Beines positiv.

Slump-Test

Beim sitzenden Patienten wird in aufrechter Körperposition, wie beim üblichen Lasègue-Test, das gestreckte Bein soweit angehoben, bis gerade ein Schmerz entsteht. Beugt man den Oberkörper des Patienten weiter nach vorn, muß sich in positivem Fall der Ischiasdehnungsschmerz verstärken, wird dagegen der Oberkörper bei gleicher Stellung des erhobenen Beines zurückgelehnt, müßte der Ischiasschmerz wieder verschwinden. Eine weitere Modifikation des Slump-Tests erreicht man durch Flexion oder Extension der Halswirbelsäule, wobei im Schmerzgrenzbereich die Flexion der Halswirbelsäule den Ischias-

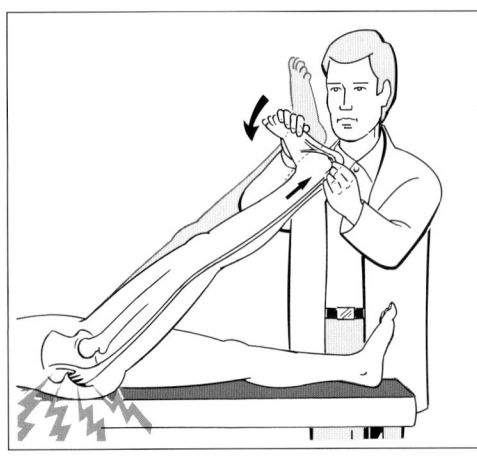

Abbildung 18. Bragard–Zeichen.

schmerz verstärkt, die Extension ihn dagegen verringert. Ursache für dieses Phänomen ist die Spannung der Dura bei Einnahme einer flektierten Haltung im zervikalen oder thorakalen Bereich und Entlastung der Dura bei Einnahme der Extension.

Reflexaktivität

Da, wie bereits ausgeführt, die beiden unteren Bandscheiben über 95% der Vorfälle verursachen, will ich mich hier bei der Diagnostik auf diese beschränken. Durch den schrägen Verlauf der Nervenwurzeln kann es beim Vorliegen eines Prolapses zu Überschneidungen in der Segmenthöhe kommen. In aller Regel kann man aber davon ausgehen, daß ein Vorfall der Bandscheibe zwischen dem 4. und 5. Lendenwirbel die Wurzel L5, die darunterliegende Bandscheibe zwischen dem 5. Lendenwirbel und dem 1. Kreuzbeinwirbel die Wurzel S1 komprimiert. Entsprechend der motorischen Versorgung kommt es bei Kompression einer Wurzel zur Reflexabschwächung oder sogar zu Ausfällen der entsprechenden Dehnungsreflexe. Durch Prüfung der Reflexaktivität der unteren Gliedmaßen läßt sich anhand des Seitenvergleichs meist recht zuverlässig eine Läsion, d.h. Kompression der entsprechenden Wurzel, feststellen und damit die Etage der Läsion bestimmen.
Eine Schädigung der Wurzel L4 ruft eine Reflexabschwächung des Patellarsehnenreflexes hervor, gleichzeitig verursacht sie eine Kraftminderung des M. quadriceps und des M. tibialis anterior.
Die Kompression der L5-Wurzel verursacht eine Abschwächung der Muskelkraft des Zehenhebers, ein eigentlicher Reflexnachweis besteht aber nicht.
Die S1-Wurzelschädigung bedingt eine Abschwächung der Peronaeusmuskulatur, der dazu gehörige Reflex ist der Achillessehnenreflex.
Die motorische segmentale Zuordnung läßt sich auch bei Widerstandsgebung recht sicher durch Kraftminderung der einzelnen »Kennmuskeln« (z.B. Quadrizeps, Fußheber- und Fußsenkermuskeln) prüfen und nachweisen.

Sensibilitätsprüfung

In der Praxis genügt es, wenn man durch taktile Reizung der Haut die einzelnen Dermatome im Seitenvergleich gegenüberstellt. Für die grobe Orientierung reicht die Berührung der Haut mit den Fingerspitzen. Dem Neurologen bleibt es vorbehalten, die Prüfung genauer zu gestalten, etwa mit Spitz-Stumpf-Qualität, mit Pinselberührung oder kalorischer Empfindungsuntersuchung.
Seit einiger Zeit weiß man, daß durch Vermaschung der sympathischen Geflechte ein Kompressionssyndrom auch eine Mangeldurchblutung des entsprechenden Beines verursacht. Diese läßt sich durch die unterschiedliche Hauttemperatur der unteren Gliedmaßen überprüfen. Grobe Unterschiede können dabei mit der aufgelegten Hand nachgewiesen werden, feine Unterschiede durch eine Thermographie. Insbesondere bei Aggravationen oder Rentenbegehren lassen sich die thermographischen Befunde gut verwerten, da sie schnell und ohne großen diagnostischen Aufwand zu erhalten sind.

6. Iliosakralgelenkssymptomatik und Ischialgie

Das Iliosakralgelenk spielt insbesondere bei der Befunderhebung der Ischialgie eine überragende Rolle. Nach *Waisbrod* (224) wurde die Iliosakralgelenkstörung bis Anfang der 30er Jahre als eine der Hauptursachen des Kreuzschmerzes angesehen. Nachdem der Pathomechanismus des Bandscheibenvorfalls besser bekannt wurde, geriet das Iliosakralgelenk fast in Vergessenheit. Lediglich die Manualtherapeuten sahen in diesem Gelenk einen nicht unerheblichen Störfaktor. Erst seit Beginn der 80er Jahre wurden zunehmend anatomische, pathologische und neurophysiologische, schließlich auch biomechanische Studien am Iliosakralgelenk durchgeführt. Dabei zeigte sich, daß alleine durch die Bauart und die Funktion dieses komplizierten Gelenkes Störanfälligkeiten bestehen, die bislang anderen Strukturen zugeschrieben wurden.

Nach neuester Auffassung besteht das Iliosakralgelenk aus einem diarthrodial-synovialen und einem syndesmotischen Gelenkanteil. Ersterer ist C-förmig und nach dorsokranial geöffnet, die iliakalen und sakralen Gelenkflächen sind konvex. Der Gelenkknorpel bleibt bis zum 30. Lebensjahr relativ glatt, danach bilden sich Erhebungen und Furchen. Das Kreuzdarmbeingelenk ist das einzige Gelenk des Menschen, das zwei unterschiedliche Gelenkknorpelflächen besitzt. Auf der iliakalen Seite findet sich eine dünne Faser-Knorpel-Schicht, auf der gegenüberliegenden Seite dagegen eine deutlich dickere Hyalinknorpelfläche.

Die umgebenden Bandstrukturen sind zum Beckeninneren hin sehr sparsam ausgelegt, dorsal aber sehr kräftig. Als die beiden wichtigsten Bänder gelten das Ligamentum interosseum sowie das Ligamentum sacroiliacale.

Die Nervenversorgung der zum Beckeninneren hinzeigenden Anteile entstammt den Spinalnerven L3 bis S2, die dorsalen Gelenkanteile werden dagegen von den Dorsalästen der Spinalnerven L5 bis S3 innerviert.

Von vorne wird das Kreuzdarmbeingelenk vom Musculus piriformis bedeckt. Dieser neigt bei Auftreten einer Muskeldysbalance im Becken-Rumpf-Bereich häufig zu Verkürzungen und beeinflußt damit auch das Iliosakralgelenk selbst. Der M. piriformis wird andererseits auch durch Bandverbindungen des Lig. sacrotuberale durchzogen, ebenso wie der M. glutaeus maximus und vor allem der M. biceps femoris. Verkürzungen dieser genannten Muskeln spannen das Lig. sacrotuberale an und können bei einseitiger Verkürzung eine asymmetrische Iliosakralgelenksaffektion erzeugen. Bei einem hypermobilen Iliosakralgelenk kann man durch Aktivierung des M. glutaeus maximus über diese anatomische Besonderheit die Fasern des Lig. sacrotuberale spannen und damit eine Stabilisierung des Iliosakralgelenkes erzielen (222).

Mehrfache, in letzter Zeit durchgeführte Untersuchungen haben nachgewiesen, daß Bandscheibenprotrusionen und Prolapse offensichtlich häufig auf der selben Seite eine Iliosakralgelenksblockierung hervorrufen, als es ohne eine solche Bandscheibenveränderung der Fall ist.

Andererseits findet man aber auch bei der Erstuntersuchung eines »Ischiaspatienten« lediglich eine Iliosakralgelenksirritation *ohne* neurologische Ausfälle. Trotz anfänglich erfolgreicher manueller Behandlung des gestörten Iliosakralgelenks kommt es in einigen Fällen nicht *wegen,* sondern *trotz* der durchgeführten manuellen Therapie zu einer späteren Kompressionssymptomatik in einem der unteren Lendenwirbelsegmente.

Gegner der manuellen Therapie glauben, daß es sich bei der Entwicklung einer echten Ischialgie nach einer anfänglichen Iliosakralgelenkssymptomatik und erfolgter manueller Behandlung um eine iatrogene Bandscheibenschädigung handele. Durch die heute übliche schonende manualtherapeutische Technik wird dieses Argument aber entkräftet.

Die chronische, in Kyphose eingestellte lumbale Fehlhaltung hat sicherlich auch ihre Auswirkungen auf das Iliosakralgelenk. Das durch die Fehlhaltung nach dorsal verlagerte Drehmoment des Sakrum führt zu einer vermehrten Dehnung der Bandverbindungen in den Iliosakralgelenken, was wiederum zu einer Hypermobilität dieser Gelenke führt. Aus dieser Hypermobilität entwickelt sich eine Blockierungsneigung der Kreuzdarmbeingelenke. Blockierungen der Kreuzdarmbeingelenke bewirken natürlich akute Schmerzen, die manualtherapeutisch angegangen werden sollten. Wenngleich durch die manuelle Therapie der akute Iliosakralgelenkschmerz oft beseitigt werden kann, ist der auslösende Faktor, nämlich die kyphotische Fehlhaltung der Lendenwirbelsäule, damit nicht zwangsläufig eliminiert. Sie führt entweder zu einem Rezidiv der Iliosakralgelenkssymptomatik oder, was noch schlimmer ist, zu einer dorsalen Kernwanderung in der fehlbelasteten Bandscheibe.

Ursache und Wirkung sind, wie so oft, in ihrer Priorität nicht voneinander zu unterscheiden. Im vorliegenden Beispiel ruft die aus irgendeinem Grund aufgetretene Iliosakralgelenkssymptomatik reflektorisch eine Schonhaltung der Lendenwirbelsäule in Flexion hervor. Hält die Beschwerdesymptomatik längere Zeit an, was ja nicht ungewöhnlich ist, entsteht alleine schon hierdurch eine Kernwanderungstendenz nach dorsal. Die Vorstufe zum Prolaps ist damit vorprogrammiert!

Iliosakralgelenk und Beckengurt

Die Häufigkeit und Bedeutung hypermobiler Iliosakralgelenke wird leider von den meisten Untersuchern unterschätzt. Dabei spielen diese bei der Auslösung von Schmerzproblemen im Becken-Bein-Bereich nach meiner Erfahrung zahlenmäßig eine größere Rolle als eine Wurzelkompressionssymptomatik. Die Beschwerden sind bei beiden Ereignissen ähnlich, lassen sich aber durch subtile Untersuchungstechnik doch deutlich voneinander differenzieren.

Bei der hypermobilen Iliosakralgelenkssymptomatik kommt es durch die Lockerung der Bandverbindungen im oberen Bereich der Iliosakralfuge zu gehäuft auftretenden Blockierungen, die unbehandelt oft Wochen, zum Teil monatelang bestehen können und sekundär über arthromuskuläre Reaktionen funktionelle Störungen hervorrufen.

Insbesondere Frauen leiden bevorzugt unter diesen Hypermobilitätsbeschwerden. Die Betroffenen lokalisieren dabei die Schmerzen in den Bereich des Iliosakralgelenks selbst, häufig aber auch ausschließlich oder vorwiegend in die Leiste und Unterbauchregion, zum Teil mit Ausstrahlung in die laterale Oberschenkelseite. Nicht selten werden aufgrund der Projektionsschmerzen gynäkologische Ursachen kausal herangezogen oder vermutet.

Bei palpatorischem Nachweis einer Hypermobilität des Kreuzdarmbeingelenkes kann man durch Anlegen eines festen, d.h. unelastischen Beckengurtes in aller Regel eine sofortige Beschwerdelinderung erzielen. Wichtig dabei ist, daß der Gurt tatsächlich das knöcherne Becken komprimiert und nicht die Taille.

Das Anlegen eines solchen Beckengurtes (man kann sich in der Not auch mit einem breiten Ledergürtel behelfen) kann entweder zu probatorischen Zwecken erfolgen oder auch als längerdauernde Therapie eingesetzt werden.

Sklerosierung des Iliosakralgelenkes

Falls aus dem Tragen eines Gurtes eine deutliche Beschwerdelinderung resultiert, bietet sich als therapeutische Konsequenz eine Sklerosierung des hypermobilen Kreuzdarmbeingelenkes an. Ich verwende in diesem Fall 5–10 ml einer 40%igen Glukoselösung, die in das obere Drittel des Kreuzdarmbeingelenkes infiltriert wird. Bei richtiger Plazierung der Infiltration ist oft bereits am folgenden Tag eine erhebliche Schmerzreduktion feststellbar. Eine Wiederholung der Sklerosierungsbehandlung ist in der Regel 1- bis 2mal, selten auch bis zu 6mal erforderlich. Sollte eine 6malige Behandlung nicht erfolgreich sein, war die Indikation falsch oder ggf. die Injektionstechnik nicht korrekt.

Auftretende Schmerzen im Infiltrationsgebiet, die durch die Sklerosierungssubstanz hervorgerufen werden, können durch ein Antiphlogistikum in oraler Form meist schnell gelindert oder beseitigt werden. Im übrigen verschwinden die iatrogenen Schmerzen spontan in den ersten 6 bis 12 Stunden wieder. Eine ausführliche Patientenaufklärung über diese Behandlung und eventuell auftretende Schmerzen ist nicht nur ratsam, sondern unerläßlich!

Lokalisationsdiagnose über einen Schmerz-provokations- bzw. Schmerzreduktionstest

(*nach Olaf Evjenth*)

Das Prinzip der vorgestellten Lokalisationsdiagnose nach dem *Kaltenborn/Evjenth*-Konzept hat das Ziel, Ursachen angegebener Muskel- bzw. Knochenschmerzen über einen Bewegungstest zu lokalisieren.

Diese Methode beinhaltet zwei Testziele, zum einen eine Schmerz*provokation* und zum anderen eine Schmerz*reduktion*. Beim Test der Schmerzprovokation wird die Bewegung aktiv oder passiv durchgeführt, welche die Schmerzen hervorruft bzw. verschlimmert, beim zweiten Test wird die Bewegung aktiv oder passiv durchgeführt, die die Beschwerden reduziert. Aus der Kombination dieser beiden Testverfahren kann man in vielen Fällen eine Antwort auf die Frage von Ort und Ursache der Schmerzen finden.

Provokationstest

Der Patient führt die Bewegung aus, die Schmerzen verursacht:

zunächst in die Richtung, in welcher der Schmerz auftritt oder verschlimmert wird, anschließend in die entgegengesetzte Richtung bis zu dem Punkt, an welchem der vorher aufgetretene Schmerz verschwindet bzw. leichter wird.

An diesem Punkt der Schmerzgrenze verharrt der Patient; danach führt der Therapeut passiv die schmerzprovozierende Bewegung durch, bis der Schmerz wieder auftritt bzw. verstärkt wird.

Reduktionstest

Der Patient führt die Bewegung, die Schmerzen verursacht, aus:

in diejenige Richtung, in welcher der Schmerz ausgelöst oder verschlimmert wird, soweit, bis er den Schmerz wahrnimmt, und verharrt in dieser Stellung. Er befindet sich jetzt wieder im Bereich der Schmerzgrenze. Auch nun bleibt der Patient, wie beim ersten Test, passiv und der Therapeut führt die passive Bewegung in die entgegengesetzte Richtung aus, bis der Schmerz verschwindet oder wenigstens leichter wird.

Das Ganze soll an einem Beispiel erläutert werden:

Der Patient gibt Schmerzen bei der Flexion des lumbosakralen Überganges an. Differentialdiagnostische Überlegung: Ist die Schmerzursache im Bereich der unteren LWS oder im Bereich des ISG. Der nun folgende Test kann im Stehen, Sitzen oder Liegen in Seitlage durchgeführt werden.

In diesem speziellen Problemfall wird folgender Schmerzprovokationstest durchgeführt:

Der stehende Patient beugt sich nach vorne, bis der Schmerz auftritt. Dann bewegt er sich soweit in die entgegengesetzte Richtung, also in die Extension, bis der Schmerz wieder verschwindet. Jetzt ist er knapp vor der Schmerzgrenze. Der Therapeut bringt nun von dorsal Druck auf die Basis des Sakrums in die ventral-kraniale Richtung, während er gleichzeitig das Becken stabilisiert.

Wenn diese Bewegung Schmerzen hervorruft, kann der Therapeut annehmen, daß der Schmerz vom Iliosakralgelenk kommt. Wenn der Druck auf das Sakrum keinen Schmerz auslöst, führt der Therapeut anschließend Druck von hinten auf L5 in ventral-kranialer Richtung aus, während er weiterhin das Becken stabilisiert. Wenn jetzt Schmerzen auftreten, kann man annehmen, daß die Ursache der Beschwerden im lumbosakralen Bereich liegt.

Anschließend kann man zur Sicherheit den Schmerzreduktionstest durchführen. In diesem Fall wird er so ausgeführt, daß der Proband im Stehen eine Ventralflexion durchführt, bis er den Schmerz spürt, er verharrt dann in dieser gerade leicht schmerzhaften Position (Schmerzgrenze). Nun drückt der Therapeut von hinten auf die Spitze des Sakrums in die ventral-kaudale Richtung, indem er das Becken gleichzeitig stabilisiert.

Wenn diese Schubbewegung auf das Sakrum den Schmerz wegnimmt oder zumindest verringert, kann man annehmen, daß der Schmerz im Iliosakralgelenk lokalisiert war. Wenn die Schubrichtung auf das Sakrum den Schmerz nicht verringert hat, führt der Therapeut nun Druck auf den Dornfortsatz von L5 in kaudaler Richtung aus, indem er weiterhin das Becken stabilisiert. Wenn jetzt der Schmerz erleichtert wird, kann angenommen werden, daß die Schmerzursache im lumbosakralen Segment lag.

Das vorgenannte Beispiel zeigt, daß es auf diese Art und Weise möglich ist, in den meisten Fällen eine segmentale Zuordnung von Schmerzen zu finden, sofern tatsächlich ein einzelnes Segment für die Schmerzauslösung verantwortlich zu machen ist. Anatomische Kenntnisse, gutes Palpationsvermögen und eine gute Kooperationsbereitschaft des Probanden sind dabei Grundvoraussetzungen.

Der »stumme« Bandscheibenvorfall

Wie bereits in einem früheren Kapitel beschrieben, kann man bei ca. 20% aller Erwachsenen computertomographisch eine Protrusion oder einen Prolaps im Lumbalbereich nachweisen. Diese »stummen« Bandscheibenveränderungen führen unter normalen Bedingungen niemals zu einer therapeutischen Konsequenz.

Erleidet aber nun einer dieser Betroffenen eine akute Iliosakralgelenkblockierung mit den oben erwähnten Schmerzsymptomen, so wird ein manualtherapeutisch Unerfahrener bei Kenntnis des positiven CT-Befundes sicher nicht an einen Zusammenhang der jetzigen akuten Beschwerden mit dem Bandscheibenvorfall zweifeln. Ein operatives Vorgehen ist in solchen Fällen häufig die Folge – eine Konstellation, die nicht selten Patienten unnötig unter das Messer bringt!

Das Verfahren der gründlichen Prüfung einer Iliosakralgelenkssymptomatik läßt sich nicht in wenigen Sätzen erläutern, noch in diesem Rahmen erlernen. Dies ist ein Teil im Ausbildungsgang der Manuellen Medizin. Sie kann und soll daher auch nicht an dieser Stelle vermittelt werden.

Was jeder Therapeut bei der klinischen Untersuchung und bei seiner Diagnostik anwenden soll und darf, ist in diesem Zusammenhang die Prüfung des sogenannten Pseudo-Lasègue-Zeichens. Im Zweifelsfall wird die Konsultation eines manualtherapeutisch erfahrenen Kollegen sicherlich auch vom Patienten mit Dankbarkeit belohnt.

7. Das Wirbelgleiten – Instabilität oder nicht?

Bereits vor 140 Jahren beschrieb *Kilian* das ventrale Abgleiten eines Wirbelkörpers über den darunter liegenden Wirbel. Schon vor über 100 Jahren machte *Neugebauer* einen Defekt in der Interartikularportion für diesen Gleitvorgang verantwortlich.

Nach der heute gültigen Definition bezeichnet man ein echtes Wirbelgleiten (Spondylolisthesis) als einen ventralen Gleitvorgang eines Wirbels auf dem Boden einer Spondylolyse. Nur diese isthmische Form ist als echtes Wirbelgleiten zu verstehen, die übrigen, die auf degenerativer Basis oder durch Elongation der Wirbelbögen zustande kommen, werden als Pseudo-Spondylolisthesis bezeichnet.

Die Häufigkeit des Wirbelgleitens auf dem Boden einer Spondylolyse wird bei der weißen Rasse mit 5% angegeben.

Forschungsergebnisse, insbesondere der Ostblockstaaten, haben gezeigt, daß nur ein Teil der Spondylolysen angeboren ist, ein anderer entsteht in der Jugend, wobei man annehmen kann, daß der Isthmus in diesem Alter besonders gefährdet ist. Die Hyperextension der Lendenwirbelsäule führt zu Spitzenbeanspruchungen des Isthmus mit der Möglichkeit, Defekte zu erzeugen. Bestimmte körperliche Belastungen, wie z.B. Geräteturnen mit Flic-Flac-Übungen u.ä. werden für die Ausbildung einer Spondylolyse verantwortlich gemacht. Spitzensportler aus dem Turnbereich, insbesondere Frauen, zeigen ein unverhältnismäßig hohes Aufkommen von Spondylolysen und Spondylolisthesen.

Die schmerzfrei verlaufenden Formen der Gleitwirbel zeigen eine straffe bindegewebige Verbindung der Spondylolyse, so daß zwar ein Gleitvorgang radiologisch meßbar ist, Störungen oder Beschwerden resultieren daraus aber nicht. Solange durch das Gleiten keine neuralen Strukturen tangiert werden, bleiben solche Veränderungen zeitlebens in der Regel stumm und werden meist nur zufällig entdeckt.

Ernsthafte Beschwerden auf dem Boden von Funktionsstörungen müssen aber immer dann erwartet werden, wenn die Verbindung der Spondylolyse locker ist und der Gleitvorgang instabil wird: Beim Vorneigen und beim Wiederaufrichten aus der Flexion verändert sich der Gleitweg mehr oder weniger, so daß die dazwischenliegende Bandscheibe erheblichen Scherkräften ausgesetzt ist. Die Folge eines solchen instabilen Gleitvorganges ist eine erkennbar zunehmende Zerstörung der Bandscheibe, die sich radiologisch als Osteochondrose mit allen markanten Veränderungen darstellt. Die strukturelle Veränderung der Bandscheibe führt zwangsläufig zu einer Höhenminderung, die den im früheren Kapitel beschriebenen Vorgang des gestörten diskoligamentären Gleichgewichts einleitet.

Interessanterweise geben die von einem Wirbelgleiten betroffenen Patienten an, daß die Beschwerden bei Einnahme einer Flexionshaltung geringer und in der aufrechten Körperposition, noch mehr aber in der Hyperextension, verstärkt werden.

Wenn man Funktionsaufnahmen der Lendenwirbelsäule im seitlichen Strahlengang anfertigt, so kann man bei dieser Patientengruppe eine Zunahme des Gleitens in der Extensionshaltung der Wirbelsäule und eine Abnahme bei der Flexion feststellen.

Nur ein kleiner Prozentsatz der Patienten reagiert paradox, indem bei der Flexion das Gleiten zunimmt und umgekehrt.

Bei der funktionellen Untersuchung eines Gleitwirbelträgers wird man bei stabilen Verhältnissen weder in der Funktion noch bei der Palpation einen Schmerz auslösen können. Handelt es sich dagegen um einen instabilen Gleitwirbel, wird in aller Regel durch Druck auf den nächst höheren Dornfortsatz des betreffenden Gleitwirbels eine erhebliche Palpationsschmerzhaftigkeit provozierbar sein.

Die Provokation dieses Palpationsschmerzes ist allerdings auch dann möglich, wenn eine Instabilität ohne nachweisbare Spondylolyse vorliegt, etwa infolge Sinterung einer Bandscheibe nach einer Chemonukleolyse oder ähnlichem.

Die Diagnose eines Wirbelgleitens spielt klinisch also nur dann eine Rolle, wenn man den Nachweis einer Instabilität führen kann. Die alleinige bildgebende Darstellung eines Wirbelgleitens ohne Funktionsuntersuchung ist für die Aussage einer Störung daher nicht geeignet. Die Computertomographie oder die Magnetresonanzuntersuchung ist in solchen Fällen der Funktionsmyelographie deutlich unterlegen. Selbst eine seitliche Aufnahme in Funktion ohne gleichzeitige Myelographie ist immer noch aussagekräftiger als die beiden erstgenannten bildgebenden Verfahren. In jedem Fall ist eine detaillierte segmentale klinische Untersuchung allen bildgebenden Verfahren deutlich überlegen.

Bei einer instabilen Spondylolisthesis ist zunächst eine konsequente konservative Behandlung durchzuführen. Ziel dieser Maßnahme ist eine Verringerung der meist bestehenden Hyperlordose durch Dehnung entsprechend verkürzter Muskelstrukturen (Psoas, Erector spinae, Piriformis, Rectus femoris u.a.). Die krankengymnastische Behandlung konzentriert sich außerdem auf kräftigende Maßnahmen der monosegmentalen Muskeln (insbesondere der kurzen Rotatoren, siehe dazu auch Beitrag von Lasse Thue an späterer Stelle).

Gleichzeitig kann der Versuch gemacht werden, durch Sklerosierung des Lig. iliolumbale, welches durch den Gleitvorgang oft insuffizient geworden ist, eine bessere Retraktion des Gleitwirbels zu erzielen. Schließlich kann man durch eine geeignete Orthese mit Verwendung einer sakralen Pelotte häufig eine deutliche Schmerzlinderung und Funktionsverbesserung erreichen.

Erst wenn alle konservativen und orthetischen Maßnahmen keine befriedigende Schmerzreduktion erzielen, ist eine operative Maßnahme zu diskutieren. Spondylodesen durch einen transpedikulär eingebrachten Fixateur interne zeigen deutlich bessere postoperative Ergebnisse als die vor Jahren verbreitet durchgeführten Versteifungsoperationen.

Von Kügelgen (124) beschreibt, daß nach seiner Beobachtung 15% der Kleinkinder die spontane Umstellung der Bauchatmung auf die Brustatmung nicht vollziehen und sog. persistierende Bauchatmer bleiben. Durch das Zurückbleiben der Atemweite durch die relative thorakale Inaktivität kommt es nach seiner Meinung zu verstärkter lumbosakraler Knickbildung. Er hat festgestellt, daß 80% der an der 4. oder 5. Lendenbandscheibe operierten Menschen persistierende Bauchatmer sind. Fernerhin glaubt er, daß die persistierende Bauchatmung als Hauptfaktor des Wirbelgleitens der unteren LWS anzusehen ist.

8. Bildgebende Verfahren und deren Aussagefähigkeit

Computertomographie (CT)

Bei klinisch gesicherter Kompressionssymptomatik ist der erste diagnostische Schritt nach der klinischen Untersuchung die Darstellung des intraspinalen Raumes durch ein bildgebendes Verfahren, am besten durch das Computertomogramm.

Wenngleich dieses Verfahren gegenüber dem früher gebräuchlichen Myelogramm teurer ist, so überwiegen die Vorteile für den Patienten. Es sind keine invasiven Verfahren mit häufig stationärer Behandlung erforderlich, um ein gutes Bild zu erhalten.

Kernspintomographie (MRI bzw. MRT)

Die in den letzten Jahren immer häufiger in der Diagnostik eingesetzte Magnetresonanztechnik ist inzwischen so weit fortgeschritten, daß man sagen kann, die Ergebnisse sind aussagefähiger als die eines Computertomogramms, wenngleich auch doppelt so teuer. Andererseits ist mit diesem Verfahren keinerlei Belastung durch ionisierende Strahlen verbunden. Insbesondere die Frage, ob es sich bei postoperativen Schmerzen um einen Rezidivprolaps oder um Narbengewebe handelt, läßt sich nur durch eine Magnetresonanzuntersuchung beantworten.

Nachteile der Computertomographie und der Magnetresonanzuntersuchung sind zweifellos die beschränkten Möglichkeiten der Darstellung, da bei der Untersuchung immer eine liegende Position erforderlich ist. Bekanntlich werden ja bei einer Vielzahl von Ischialgiepatienten Beschwerden aus-

schließlich im Stehen oder unter Belastung angegeben. Man kann annehmen, daß bildgebende Verfahren, die im Liegen angefertigt werden, entsprechend ungenügende oder keine pathologischen Befunde zeigen, im Gegensatz zur vertikalen Position. Eine von mir angeregte Kompression der Wirbelsäule durch bestimmte Gurte (ähnlich denen eines Hosenträgers) werden derzeit von einem Röntgenhersteller konstruiert. Dadurch wird es in Zukunft möglich sein, statische Beschwerden auch bei liegender Untersuchung bildlich zu erfassen.

Funktionsmyelographie

Trotz des invasiven Verfahrens und der nicht ganz komplikationsfreien Untersuchungstechnik ist dieses bildgebende Verfahren auch heute noch für eine ausgewählte Zahl von diagnostischen Problemfällen erforderlich. Insbesondere hinsichtlich der bewegungsabhängigen Beschwerdesymptomatik (Instabilität, Gleitwirbel, haltungsabhängiger Diskusprolaps, etc.) ist die Funktionsmyelographie wesentlich aussagefähiger als alle anderen genannten Verfahren.

Elektromyographie (EMG)

Das EMG wird als zusätzliche Diagnostik immer dann eingesetzt, wenn die klinischen und radiologischen Untersuchungen sich nicht als ausreichend aussagefähig erweisen. Insbesondere bei gutachterlichen Stellungnahmen und bei Zweifelsfragen wird das EMG weiterhin eine unentbehrliche Hilfe darstellen.

49

9. Behandlungsprinzipien der Ischialgie

Der Patient mit einer akuten Ischialgie möchte zunächst nichts anderes, als von seinem unerträglichen Schmerz befreit werden. Verständlicherweise möchte der Therapeut neben der Schmerzbekämpfung auch eine kausale Therapie betreiben. Grundsätzlich gilt die Kardinalforderung, als erstes den Schmerz auszuschalten. Meist führt die Reduzierung des Schmerzes spontan zu verbesserten funktionellen Verhältnissen.

Medikamentöse Behandlung

Bei akuten Kreuz- und Ischiasschmerzen ist die Verordnung von Medikamenten eine der wichtigsten Erstmaßnahmen. Im Gegensatz zu der Behandlung anderer Erkrankungen, bei denen man einschleichend und eher zurückhaltend medikamentös therapiert, ist die Schmerzbehandlung eines Ischiaspatienten von dem Grundsatz geleitet: Wenn schon, dann aber richtig!

Ziel der medikamentösen
Schmerzbehandlung

In den vorherigen Kapiteln wurde ausführlich geschildert, wie es zum Diskusprolaps kommt, welche morphologischen und anatomischen Veränderungen dabei eine Rolle spielen. Man kann sich gut vorstellen, daß eine länger bestehende ischiatische Fehlhaltung durch den durch sie verursachten erhöhten Dauertonus tendomyotische Schmerzen verursacht.

Das Ziel der medikamentösen Behandlung muß also immer über mehrere Wege angestrebt werden: Man wünscht sich eine Analgesie, am besten in Verbindung mit einer antiphlogistischen Wirkung und schließlich eine muskelrelaxierende Wirkung (Musaril®, Fa. Sanofi-Winthrop).

Wenn dieser Effekt auf medikamentöser Basis erreichbar ist, kann es in vielen Fällen auch ohne sonstige Maßnahmen zu einem raschen spontanen Rückgang der Protrusion, manchmal auch des Prolaps kommen. Der nach dorsal gewanderte Nukleus kann durch Einnahme einer geeigneten Lagerung in vielen Fällen zurückwandern. Je größer der muskuläre Spannungszustand im befallenen Segment ist, desto schwieriger ist es für den vorgefallenen Bandscheibenkern, sich aus der fixierten Umklammerung zu befreien und wieder in seine normale Stellung zu wandern. Es ist anzunehmen, daß auch eine gewisse Quellung und Ödembildung im Bereich der betroffenen Muskelansätze und der kontraktilen Strukturen besteht. Nichtsteroidale Antirheumatika (NSA) und ein Muskelrelaxans (Musaril® , Fa. Sanofi-Winthrop) sind hier die Therapie der Wahl.

Neuere Forschungsergebnisse bei der Behandlung von Rückenschmerzpatienten deuten darauf hin, daß Antiphlogistika in Verbindung mit neurotropen Vitaminen einen signifikant besseren Effekt hinsichtlich der Analgesie aufweisen, als Antiphlogistika alleine.

Die Therapie wird man vorteilhafterweise mit einer Injektion einleiten. Ist eine Fortsetzung der Behandlung über drei Tage erforderlich, wird man aus praktischen Gründen lieber auf orale Präparate übergehen.

Therapeutische Lokalanästhesie (TLA)

Seit Jahren hat sich sowohl bei akuten, als auch bei chronischen Schmerzzuständen eine besondere Behandlungsform durchgesetzt: die TLA. Hierbei werden Lokalanästhetika in einer Dosierung von wenigen Millilitern in die Haut als Quaddeln, in die Muskulatur (Triggerpunkte), an Muskel-Sehnen-Ansätze (Maximalpunkte) oder aber im Sinne einer Nervenblockade injiziert. Für die meisten Fälle genügt es, Lokalanästhetika ohne Zusätze zu verwenden. In besonderen Fällen können bei strenger Indikation und Beachtung der bekannten Kontraindikationen Zusätze von kristallinen Kortikoiden eingesetzt werden. Bei der Quaddelbehandlung wird durch selektive Blockierung der Gammaschleife eine Schmerzreduzierung herbeigeführt. Die Quaddelpunkte findet man nach dem Tastbefund. Schmerzhafte Hautpartien, etwa in Höhe der mittleren und unteren paravertebralen Lumbalzone, entsprechen in ihrer Segmentzugehörigkeit dem thorakolumbalen Übergang. Schmerzhafte Hautareale über dem Kreuzdarmbeingelenk und dem Kreuzbein lassen sich segmental der unteren LWS zuordnen (Abbildung 19).

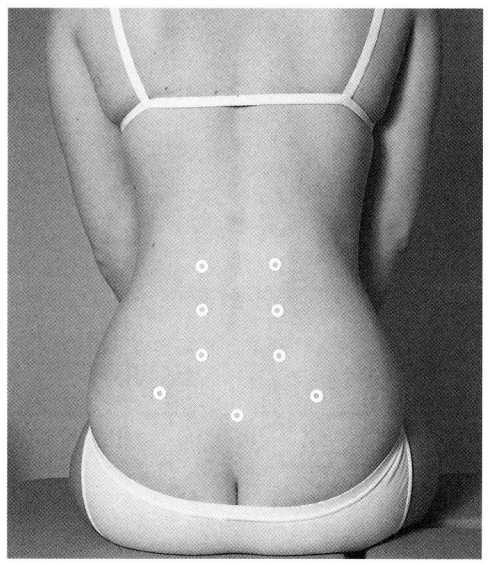

Abbildung 19. Quaddelpunkte bei Lumbalgie.

Technik des Quaddelns

Man verwendet eine sehr feine, kurze Injektionsnadel, am besten mit einem Kaliber von 0,4 mm (Größe 20). Die Nadelspitze wird fast tangential in die Hautoberfläche gestochen. Es empfiehlt sich, eine kleinvolumige Injektionsspritze, z.B. eine Insulinspritze zu verwenden, damit der Stempeldruck nicht unnötig schwer wird. Die Quaddelgröße des Hautareals soll dabei nicht größer als ein Hemdenknopf sein; größere Quaddeln bringen keinen besseren Effekt und bereiten dem Patienten nur unnötige Schmerzen. Es muß ohnehin betont werden, daß die Quaddeltherapie für viele Patienten eine nicht ganz schmerzfreie Behandlung darstellt und von einigen daher nur ungern akzeptiert wird.

Ich verwende zum Quaddeln 1%iges Lidocain ohne Zusatz. Den Gebrauch einer Impfpistole habe ich wieder aufgegeben, da ich in einigen Fällen feststellen mußte, daß sich hierbei später Pigmentstörungen an der Injektionsstelle bildeten.

Die Quaddelbehandlung kann man 1- bis 2mal wöchentlich, bei Bedarf aber auch täglich wiederholen; optimal verbindet sich diese Behandlung mit einer zusätzlichen Infiltrationstherapie tieferer Gewebsschichten bzw. Muskelsehnenansätze und Triggerpunktbehandlungen.

51

Triggerpunkte

Definitionsgemäß sind Triggerpunkte (myofasziale Triggerpunkte) die druckempfindlichen Irritationszonen in den Muskelsträngen. Man kann durch Druck, Kälte, Dehnung, Wärme, aber auch bei psychischer und physischer Streßreaktion an diesen Zonen Schmerzen auslösen. Werden die Triggerpunkte stimuliert, so kann man in einem für jeden dieser Triggerpunkte charakteristischen Areal (Referenzzone) ausstrahlende Schmerzen bzw. Muskelkontraktionen provozieren. Man unterscheidet aktive und latente Triggerpunkte. Unter den latenten Punkten versteht man solche, die erst bei deutlicher Punktreizung unter starkem Druck ausstrahlende Schmerzen auslösen. Bei der erstgenannten Gruppe der aktiven Triggerpunkte entstehen bereits bei physiologischen Belastungen fortgeleitete Schmerzen in die Referenzzonen (»referred pain«).

Ätiologie der Triggerpunkte
Wenn auch nicht alle Ursachen der Triggerpunktentstehung bekannt sind, so nimmt man an, daß Mikrotraumen, chronische Muskelüberlastungen durch Entstehen der Muskeldysbalance (siehe frühere Kapitel), aber auch Einwirkungen von Kälte oder Verletzungsfolgen kausal herangezogen werden können.

Symptomatik der Triggerpunkte
Es wird meist ein dumpfer bis stechender, häufig auch brennender Schmerz, vorwiegend ausgehend vom Triggerpunkt selbst in die Referenzzone (»referred pain«) angegeben. Bei länger bestehendem Schmerzzustand kommt es zur Muskelverkürzung mit entsprechenden Funktionsstörungen im arthromuskulären System. Zusätzlich treten Veränderungen der Vasomotorik durch Vasokonstriktion, wie auch Störungen der Schweißbildung über dem Hautareal (Hyperhidrose) hinzu.

Diagnostik der Triggerpunkte
Bewährtermaßen besteht die Diagnostik aus vier Schritten.

1. Schritt: Palpationsuntersuchung. Die zu untersuchenden Muskelgruppen werden im Zangengriff untersucht und Areal für Areal palpiert. Nicht umfaßbare Muskeln werden mit flach aufgesetztem Finger auf der knöchernen Unterlage hin und her verschoben und so palpiert.

2. Schritt: Schmerzpalpation. Hierbei wird quer zur Faserrichtung palpiert, wobei man einen 2–4 mm dicken, rundlichen, gespannten Muskelstrang mit besonders empfindlicher Stelle findet.

3. Schritt: Überprüfung der Funktion des Muskels auf seine Dehnbarkeit.

4. Schritt: Provokationstest (Auslösen von Schmerzen in der Referenzzone auf Druck, Anspannung oder Dehnung des betroffenen Muskels).

Infiltrationstechnik der Triggerpunkte
Wenn man einen Triggerpunkt aufgesucht hat, so wird er mit 1–2 ml Lidocain (dünne Nadel, Größe 20) infiltriert. Trifft man den Triggerpunkt dabei genau, so wird in der Regel während der Injektion eine fühlbare Kontraktion des Muskels auftreten. Danach verschwindet die Strangbildung, ebenso die vorher bestehende Ausstrahlungsschmerzhaftigkeit in das Referenzgebiet.

> Nach der Triggerpunktbehandlung durch Infiltration ist die Dehnung des behandelten Muskels zur Sicherung des Therapieerfolges notwendig.

Paravertebrale Infiltrationen
Hierbei versteht man Triggerpunktbehandlungen der paravertebralen Muskulatur nach entsprechender Schmerzpalpation (Abbildung 20). Schmerzhafte Myogelosen können erfolgreich mit Lokalanästhetika in-

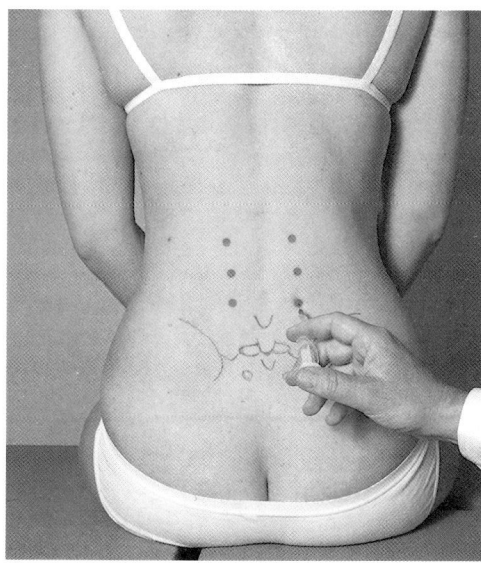

Abbildung 20. Paravertebrale Infiltration (intramuskulär).

filtriert werden, worauf häufig ein sofortiges Verschwinden der Myogelosen bereits beim Einstich festzustellen ist. Der Reiz des Nadeleinstiches alleine ist oft ausreichend (Akupunktureffekt).

Reischauer-Blockade

Bei der Behandlung lumbaler Wurzelkompressionssyndrome hat sich die bereits vor über 40 Jahren von *Reischauer* empfohlene Technik kaum verändert. Die Behandlung hat nicht den Zweck, den vorhandenen Diskusprolaps oder die Protrusion zu beseitigen, sondern die begleitende Schmerzsensation zu beeinflussen. Der Schmerz ist nicht nur Folge der mechanischen Wurzelirritation, sondern auch eine Begleiterscheinung der Hyperergie betroffener Rezeptoren (211). Durch die Infiltration mit Lokalanästhetika kann die Hyperergie am Schmerzort abgebaut werden. Die Reizschwelle kann man dadurch erniedrigen und sich für die übrigen einsetzenden Behandlungen wesentlich günstigere Voraussetzungen schaffen.

Da die häufigsten Wurzelreizerscheinungen von den Wurzeln L5 und S1 ausgehen, wird die Technik an diesen beiden Etagen erläutert. Die modifizierte Form ist dabei recht einfach (s. Abbildungen 21).

Technik der Reischauer-Blockade

Die gedachte Querverbindung der Beckenkämme kreuzt den Dornfortsatz von L4. Einen Querfinger unterhalb dieser Verbindungslinie und etwa drei Querfinger paramedian davon befindet sich die Einstichstelle. Man zielt mit der Injektionsnadel (ich verwende 0,65x80) medial durch die Haut und die Muskulatur und kommt auf den Querfortsatz von L5. Möchte man die Wurzel von L5 behandeln, so wird die Nadel nach Knochenkontakt mit dem Querfortsatz etwas zurückgezogen, nach kranial gerichtet und etwa 1–2 cm weiter vorgeschoben. Jetzt wird der Patient einen elektrisierenden Schmerz der L5-Wurzel angeben. Hier wird ein kleines Depot gesetzt, wobei die Umspülung der Wurzel und nicht die intraneurale Infiltration gewünscht ist.

Wenn man die S1-Wurzel behandeln will, so wird nach Knochenkontakt die Injektionsnadel diesmal nach kaudal gesenkt und dort bis zum Erzielen des Elektrisierungsschmerzes vorgegangen. Da häufig beide Etagen gleichzeitig von Diskusprotrusionen betroffen sind, empfiehlt sich, die L5- und S1-Wurzel mit einem einzigen Einstich der Haut jeweils in einer Sitzung zu infiltrieren. Die von *Reischauer* empfohlene Infiltrationsmenge von 30–40 ml ist nach meiner Erfahrung nicht erforderlich; ich verwende eine Menge von 5 ml 1%igem Lidocain ohne Kristallsuspensionsbeimengung.

Nach erfolgter Infiltration verspürt der Patient oft eine motorische Schwäche der entsprechenden innervierten Muskeln. In diesem Fall sollte er in den ersten 1 bis 2 Stunden nicht selbst Autofahren. Die Schwäche hält meist nicht länger als etwa

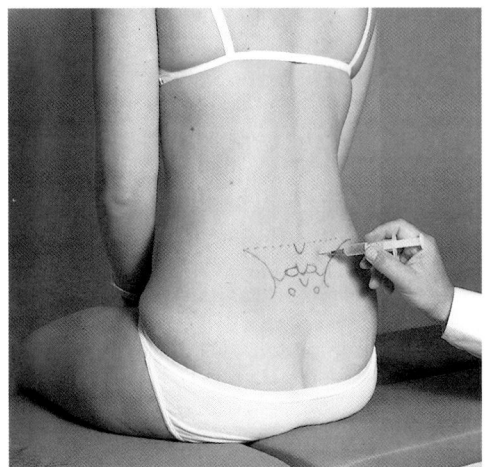

21a

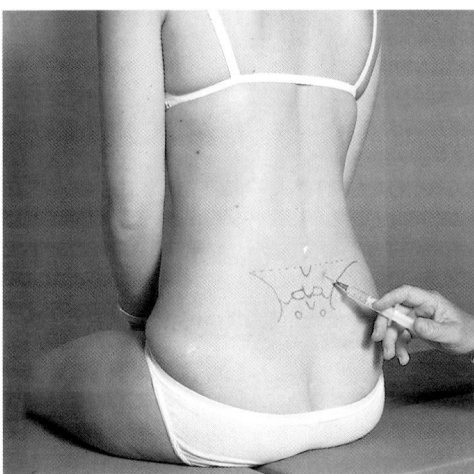

21b

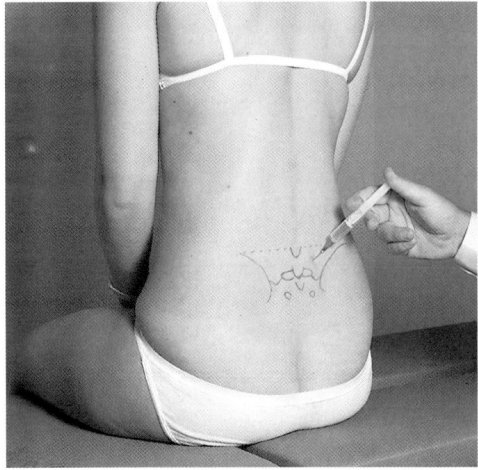

21c

30 bis 60 Minuten vor; man sollte die Patienten auf diesen Umstand aufmerksam machen und sie über die Harmlosigkeit dieses Begleiteffektes aufklären. Eine 30minütige Überwachung in der Praxis ist in jedem Fall erforderlich.

Sympathikusblockade

In einigen Fällen kommt es infolge einer Wurzelkompression zu der sogenannten postischialgischen Durchblutungsstörung mit Kälteempfindung und Mangeldurchblutung der entsprechenden unteren Extremität. Man nimmt an, daß es sich hierbei um eine »Entzügelung« des sympathischen Grenzstranges handelt. Hier bietet sich die Sympathikusblockade (ungezielte Infiltrationstechnik) in Höhe von L3 an. Die Injektionstechnik ist ähnlich wie die der Reischauer-Blockade, der Einstichpunkt liegt dabei allerdings eine Etage höher, etwa auf der Verbindungslinie der Beckenkämme. Die Nadeldimension wird jetzt etwas länger gewählt (10 cm bei normalgewichtigen Patienten). Die Nadel wird nicht medial, sondern streng sagittal am Querfortsatz vorbei mit Knochenkontakt zum Wirbelkörper eingeführt. In etwa 6–8 cm Tiefe kann man daraufhin 8–10 ml 1%iges Lidocain deponieren, das in die Umgebung diffundiert und sympathikolytisch wirkt. Der Patient wird meist schon Sekunden nach der Infiltration ein angenehmes Wärmegefühl in der vorher unterkühlten Extremität angeben. Die Infiltration muß unter Umständen einige Male wiederholt werden. Bei vielen Patienten ist aber eine einmalige Sympathikusblockade ausreichend, um die postischialgischen Gefühlsstörungen auf Dauer zu beseitigen.

◄ *Abbildungen 21*. Reischauer–Blockade.
a) Einstich bis zum Querfortsatz L5.
b) Kraniales Vorbeiführen der Nadel am Querfortsatz zur Infiltration der Wurzel L5.
c) Kaudales Vorbeiführen der Nadel am Querfortsatz zur Infiltration der Wurzel S1.

Triggerpunkt-Infiltrationen im Beckenbereich

Glutaeus-medius-Ansatz

Der schon vor vielen Jahren von *Hackett* empfohlene Infiltrationspunkt (D-Punkt) ist einer der Schlüsselpunkte zur Behandlung der Lumbo-Ischialgie innerhalb der TLA. Dieser Punkt findet sich kranial und ca. einem Querfinger lateral der Spina iliaca dorsalis. In der Regel zeigt sich hier bei der Palpation eine schmerzhafte Weichteilverdickung. Beim Massieren des Triggerpunktes kommt es oft zu Kontraktionen des

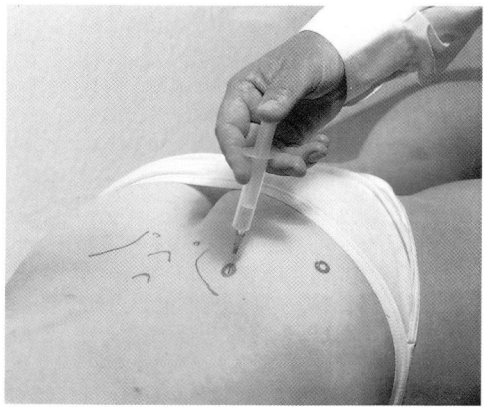

Abbildung 22. Triggerpunkt–Infiltration am Ansatz des M. glutaeus medius.

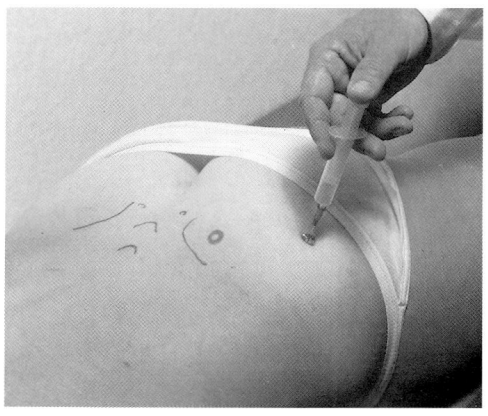

Abbildung 23. Triggerpunkt–Infiltration am M. piriformis.

Glutaeus medius. Man infiltriert 1–2 ml einer 1%igen Lidocainlösung, indem man die Nadelspitze bis zum Periost einführt und dort das Depot setzt (s. Abbildung 22).

In gleicher Form gelten die Triggerpunkt-Behandlungen für den verkürzten M. piriformis. Dieser Punkt liegt in der Hälfte der Verbindungslinie zwischen dem oben angesprochenen D-Punkt nach *Hackett* und der Trochanterspitze (Abbildung 23).

Ein ebenso lästiger wie häufiger Schmerzpunkt bei Lumbo-Koxalgien ist der Trochanter-major-Bereich. Hier findet sich oftmals eine schmerzhafte Zone direkt über der Trochanterspitze, die sich am leichtesten in der Seitlage tasten läßt. Die Nomenklatur dieser Schmerzsymptomatik reicht von Bursitis trochanterica über Ansatztendinose, vom Referred-pain-Areal bis zum Trochantersyndrom. So verschieden die Benennung der Symptomatik ist, so einheitlich ist die Therapie: Man infiltriert

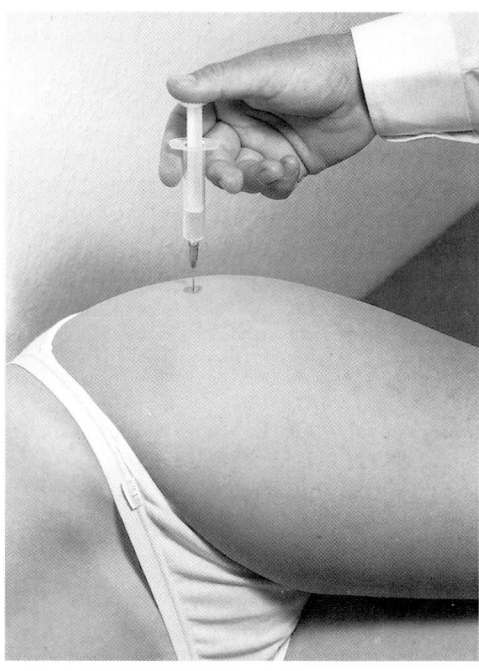

Abbildung 24. Infiltration an den Trochanter major in Seitlage.

an den Schmerzpunkt ebenfalls unter Wahrung des Knochenkontaktes 2–5 ml Lokalanästhetikum, hierbei unter Umständen in Verbindung mit einer verdünnten Kristallsuspensionsmischung (Abbildung 24). Bei dieser Gelegenheit sollte man nicht vergessen zu überprüfen, ob nicht ein verkürzter M. tensor fasciae latae dieses Schmerzsyndrom verursacht und durch eine einfach durchzuführende Dehnungsbehandlung beeinflußt werden kann.

Iliosakralgelenkinfiltrationen
Neben der Mobilisation der Iliosakralgelenke ist die infiltrative Behandlung eine häufige Notwendigkeit. Es ist dabei nicht immer unbedingt erforderlich, die Nadelspitze tief in das Gelenk einzuführen, was durch die anatomische Gegebenheit ohnehin schwer möglich ist. Es genügt, wenn man die äußeren Bandstrukturen des Iliosakralgelenks mit der Infiltration erreicht. Die Einstichstelle befindet sich etwas medial der getasteten Iliosakralfuge, wobei die Nadelführung diagonal nach lateral zielt. Das Eindringen in den Gelenkspalt erkennt man an der Überwindung eines ligamentären Widerstandes. Ich verwende bei normalgewichtigen Patienten die Kanülengröße 0,65x80, bei adipösen Patienten eine entsprechend längere Kanüle. In einigen Fällen bewährt sich auch hier die Beimischung von kristallinen Kortikoiden. Die Infiltrationsmenge von 5 ml ist ausreichend.

Interspinöse Infiltration
Häufig finden sich streng lokalisierte Schmerzpunkte zwischen den kaudalen lumbalen Dornfortsätzen. Hier bewährt sich die Infiltration der spinalen Strukturen. Insbesondere Patienten mit Reizzuständen der Dornfortsätze (Baastrup-Syndrom) können mit dieser Maßnahme erfolgreich behandelt werden. Man benötigt dabei nur wenig Lokalanästhetikum, am besten mit einer Kristallsuspensionsbeimengung. Es genügt, das Depot relativ oberflächlich zwischen den Dornfortsätzen zu setzen. Bei der Durchführung der Infiltration wählt man eine entlordosierte Lumbalhaltung.

Facetteninfiltration
Viele Therapeuten scheuen sich, Infiltrationen in Wirbelgelenke vorzunehmen. Die Gelenke sind klein, in der Tiefe verborgen und daher nicht palpabel. Bei richtiger Wahl des Einstichortes ist die Technik nicht schwierig und auch ungefährlich. Man injiziert zwischen zwei Dornfortsätzen etwa 2 cm paramedian senkrecht in die Tiefe und kommt dabei zwangsläufig in die Nähe des Wirbelgelenkes. Da die Facettenflächen nicht immer parallel zur Nadelrichtung liegen, kann man eine tiefeingeführte intraartikuläre Injektion nur unter Bildwandlerkontrolle durchführen. Für den Erfolg einer Injektion ist es aber ausreichend, wenn das injizierte Medikament subkapsulär eingebracht wird. Da die Gelenkkapsel Ort einer chronischen Schmerzentstehung ist (Ausgangsort nicht nur von Propriozeptiv-, sondern auch von Nozizeptiv-Afferenzen), stellt die TLA in diesem Bereich eine dankbare Behandlungsmöglichkeit dar.

Sakrale peridurale Injektion
Diese Technik ist als ungezielte Wurzelblockade der unteren Lumbalwurzeln die einfachste Injektionsmethode. Beim liegenden Patienten sucht man sich durch Palpation den Hiatus sacralis auf, der auch bei adipösen Patienten meist leicht zu tasten ist. Ich verwende 5–10 ml Lidocain, ggf. als Gemisch mit Kristallsuspension und wähle die gleiche Vorgehensweise wie *Barrett* (6). Bei Einsatz einer 12er Kanüle findet sich direkt unter der Haut ein etwas derber Widerstand, den man mit etwa 45 Grad nach kranial gerichteter Injektionskanüle überwindet (Abbildung 25a). Nach der Perforation senkt man die Injektionsspritze und schiebt die Nadel nun fast tangential nach kranial etwa 2 cm in den Sakralkanal nach oben (Abbildung 25b). Eine weit hinaufreichende Einführung der Nadelspitze ist nicht notwendig und auch technisch kaum durch-

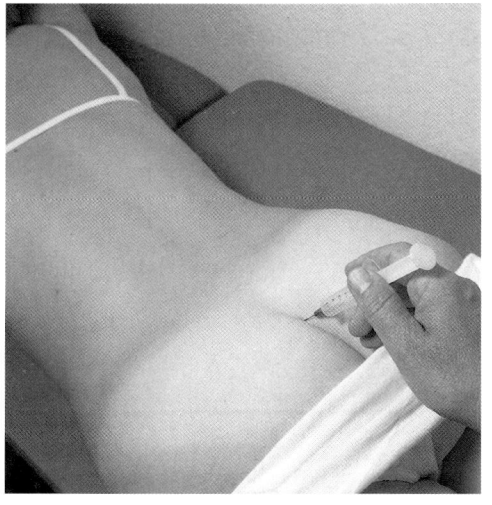
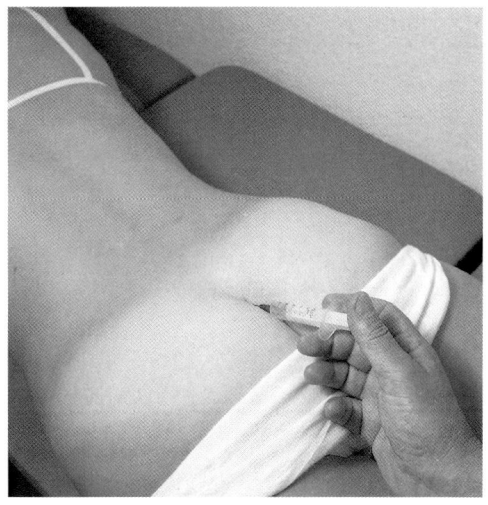

25a 25b

Abbildungen 25. Peridurale sakrale Infiltration. a) Einstechen der Nadel in den Canalis sacralis; b) Einführen der Nadel fast tangential.

führbar (Anatomie!). Nach Infiltration des Lokalanästhetikums gibt der Patient meist einen tiefen Druck im Sakralbereich an, der nach wenigen Sekunden aber wieder abklingt. Die richtige Lage der Nadel erkennt man daran, daß das Anästhetikum ohne jeden Druckwiderstand injizierbar ist. Bei etwaiger subkutaner Position der Kanüle entsteht eine sicht- und tastbare Vorwölbung der Haut im Bereich der Rima ani.

Bemerkung zur Desinfektion

Bei allen Infiltrationen (dies gilt besonders bei Injektionen in Gelenke) gelten die gleichen Desinfektionsempfehlungen, wie sie vom Berufsverband der Ärzte für Orthopädie erarbeitet wurden.

Physikalische Behandlung

Wärme

In den meisten Fällen ist der Ischiaspatient für eine Wärmeanwendung in jeder Form äußerst dankbar. Dies umsomehr, wenn er chronische Schmerzen hat und die Muskulatur der Umgebung verspannt ist. Bei akuten Prozessen oder Entzündungen in der Tiefe wirkt sich dagegen eine Wärmeapplikation eher ungünstig aus, da sie den entzündlichen Prozeß weiter »aufheizt« und die Schmerzen verstärkt. Im Zweifelsfalle entscheidet der Patient, ob ihm die Wärmebehandlung gut tut oder nicht. Die Regeln zur Anwendung von Wärme und Kälte entsprechen in diesem Fall den gleichen Grundsätzen, die in der Rheumatherapie gelten.

Kälte

Nach *Müller-Fassbender* (150) unterscheidet man zwischen eisiger Kälte und milderer Kälte, wobei erstere einen analgetischen und antispastischen Effekt bewirkt, die zweite eine mehr oder weniger ausgeprägte Reizung der Kälterezeptoren der Haut darstellt. Akute Krankheitsbilder werden gerne mit eisiger Kälte behandelt, wobei zum Schutz der Haut vor lokaler Erfrierung zwischen Haut und Kältepackung ein Frotteetuch oder ein dünnes Fließpapier einzulegen ist. Die Einwirkzeit der eisigen Kälte sollte nicht mehr als 5 Minuten betragen.

Elektrotherapie

Man unterscheidet generell zwischen der Behandlung im Nieder-, Mittel- und Hochfrequenzbereich. Die niedrigen Frequenzen üben eine an die Pole gebundene neuromuskuläre Reizwirkung aus, es kommt zu einer Analgesie und Tonussenkung der Muskulatur. Kontraindikationen stellen akute Entzündungen der Haut und Hautverletzungen sowie Metallimplantate im Bereich des Stromflusses dar.
Die hochfrequenten Wechselströme erzeugen im Bereich der Durchflutung eine Gewebserwärmung.
Diadynamische Reizströme führen gleichfalls zu einer Verminderung der Muskelspannung und zu einer Schmerzreduzierung. Hier gelten im übrigen die gleichen Indikationen und Kontraindikationen wie bei der Niederfrequenzstromtherapie (Vorsicht bei Metallimplantaten!).
Auch elektrogalvanische Bäder (Stangerbäder) gehören in das Standardprogramm der physikalischen Therapie.

Traktionsbehandlung

Der früheren Meinung, daß jeder Ischiaspatient in eine kyphosierende Traktionsbehandlung gezwungen wird, muß widersprochen werden. Nach meinen Erfahrungen werden zwar etwa 80% der Patienten diese Lagerung als angenehm empfinden, der andere Teil aber klagt dabei über vermehrte Schmerzen. Bei auftretenden Schmerzen darf keine bestimmte Lagerung erzwungen werden!
Ähnlich wie die Wirbelsäule im Stehen, je nach Lage und anatomischen Besonderhei-

ten des Bandscheibenvorfalles, eine bestimmte Entlastungshaltung fordert, gilt dies auch beim Liegen. Diejenige Stellung, die den geringsten Ausstrahlungsschmerz hervorruft, ist für die Traktionslagerung die günstigste. Man will ja durch die Traktion der vorgefallenen Bandscheibe die Möglichkeit geben, sich wieder zu retrahieren. Die Schmerzreduzierung bei den einzelnen Bewegungen oder Lagerungen ist der zuverlässigste Indikator für die richtig gewählte Stellung.
Aus dieser Erkenntnis heraus hat *Kaltenborn* (105) bereits vor vielen Jahren die in »Schmerzminimum eingestellte Traktion« (anfangs als »dreidimensionale Traktion«, im englischen Sprachgebrauch als »pre-positioning« = vorgewählte Stellung bezeichnet) entwickelt. In der vorgewählten Stellung, also schmerzärmsten Ausgangsstellung (je nach Aktualität befindet sich diese innerhalb der drei Raumdimensionen = »dreidimensional«), wird anschließend ohne die gewählte Ausgangsstellung zu ändern, trahiert.
Die schmerzlindernde Traktion erfolgt mit wenig Kraft und genügend lang (bis 30 Minuten), wobei sich die intermittierende Traktion als besonders schonend und effektiv erwiesen hat.
Die bei der akuten Ischialgie häufig praktizierte und in vielen Fällen auch als angenehm empfundene *Stufenbettlagerung* zwingt die Lendenwirbelsäule in eine entlordosierte Stellung. Aus allem, was bisher über die Biomechanik des Bandscheibenkernes gesagt wurde, müßte logischerweise diese Einstellung kontraindiziert sein, um die Dorsalwanderung des Kernes nicht noch weiter zu fördern. Der Grund dafür, daß bei einer akuten Ischialgie der Schmerz in dieser Stellung geringer wird, ist die Öffnung der Foramina intervertebralia bei der Flexionshaltung (also bei der in Stufenbettlagerung gewählten Entlordosierung). Der unter Druck geratene Spinalnerv kann trotz Fortbestehens der Protrusion entlastet werden.

> Die Stufenbettlagerung ist eine reine schmerzlindernde Behandlung und beseitigt nicht die Dorsalverlagerung des Nukleus! Nach Abklingen der akuten Schmerzschübe ist daher eine vorsichtige – anfangs probatorische – Einstellung in die physiologische Lordose anzustreben.

Die inverse Traktion (»upside down«)

Aus Abbildungen und Beschreibungen weiß man, daß bereits im Altertum (etwa bei Hippokrates) Kreuzschmerzen durch Aufhängen an den Füßen behandelt wurden. Das Strecken der Wirbelsäule (Traktion) mit und ohne aufwendige Geräte war zweifellos bei vielen Völkern eine Therapiemaßnahme, auf die man bis zum heutigen Tag immer wieder zurückgreift. In den letzten Jahren stellte sich die strittige Frage, wie groß die aufzuwendende Traktionskraft zu sein hat, damit ein Therapieeffekt erzielt werden kann. Ist die Traktion zu gering, wird sie vermutlich nichts oder zuwenig bewirken, ist sie andererseits zu groß, ist die Gefahr einer Schädigung wichtiger Strukturen sicherlich nicht unerheblich.

Wenn man davon ausgeht, daß das Körpergewicht eine limitierende Traktionskraft darstellt, so wirkt durch das Aufhängen an den eigenen Füßen eine Traktionsgröße, die innerhalb des therapeutischen Bereiches liegt. Seit vielen Jahren gibt es in Skandinavien und auch in Deutschland unterschiedliche Therapieansätze, die mit dieser Traktionsvorrichtung arbeiten. So haben *Feuerstake* und *Schwarz* (190) 1981 ein entsprechendes Traktionsgerät vorgestellt, mit welchem sie in Ergänzung zu den anderen bewährten Methoden Erfolge bei chronischen Kreuzschmerzen erzielen.

Ein besonderer Vorteil der Geräte mit Aufhängung an den Füßen ist die Tatsache, daß sie einfach zu bedienen sind, wenig Platz einnehmen und von angelerntem Personal oder dem Patienten selbst im Sinne einer Heimbehandlung angewendet werden können.

Massagen beim Bandscheibenvorfall?

Von vielen Ärzten wird häufig immer noch bei einer akuten Ischialgie eine Massagebehandlung zur Lockerung der verspannten Muskeln verordnet. Es erscheint zunächst einleuchtend, »detonisierende« Massagen durchzuführen. Bekanntlich besteht bei einer Protrusion oder einem Prolaps bei einigen Muskelgruppen eine reflektorische Hypertonie, die subkortikal gesteuert wird und der willentlichen Beeinflussung damit entzogen ist. Der entstandene Hypertonus funktioniert als wichtiger Schutz für das betroffene Wirbelsegment. Der Versuch, diesen Hypertonus durch Wegmassieren zu beseitigen, ist nicht nur unsinnig, sondern meist kontraindiziert. Die detonisierende Massage verstärkt die Reflexaktivität und verschlimmert damit die Schmerzsymptomatik. Im übrigen haben die meisten Patienten ohnehin selten das Bedürfnis, sich den schmerzhaften Rücken massieren zu lassen.

Krankengymnastik bei einer akuten Ischialgie

Das Bedürfnis des Ischiaspatienten, jede unnötige Bewegung zu vermeiden und in seiner Schonhaltung zu verharren, schränkt die Möglichkeit einer krankengymnastischen Behandlung ein, zeigt aber auch die Zielsetzung der Therapie. Ohne die Schonhaltung mit Vehemenz zu durchbrechen, soll der Krankengymnast versuchen, vorsichtig aus der vorher gewählten Entlastungshaltung der Lendenwirbelsäule in die physiologische Lordose zu kommen. Dabei ist das Ziel, einerseits der bedrängten Nervenwurzel durch Beibehaltung der Schonhaltung genügend Raum zu lassen und andererseits dem nach dorsal verlagerten Kern die Möglichkeit zu geben, wieder zentralwärts zu »wandern« (146).

Bekanntlich folgt das Auftreten einer akuten Ischialgie in der Regel einer länger bestehenden Fehlbeanspruchung der Wirbelsäule. Die meist bestehende Muskeldysbalance ruft immer eine Kettenreaktion von Muskelverkürzungen hervor. Der Krankengymnast kann bereits bei der aktuellen Ischialgie fernab vom ursächlichen Geschehen, also von peripher, die Dysbalancen behandeln.

Die lokale Behandlung am Schmerzort selbst, in diesem Falle also im Bereich der unteren Lendenwirbelsäule, hat mit äußerster Vorsicht und Feinfühligkeit zu erfolgen. Wie in der gesamten physikalischen Therapie gilt gerade bei Behandlung der Rückenschmerzpatienten der Grundsatz, daß besonderer Wert darauf gelegt werden muß, keine zusätzlichen Schmerzen zu verursachen. Eine Therapie, die während oder nach der Behandlung den Schmerz verstärkt, ist vom Ansatz oder der Ausführung her falsch gewählt.

> Die Physiotherapie des Rückenpatienten darf nicht weh tun.

Liegebehandlung

Viele Therapeuten sind der Meinung, daß bei einer akuten Ischialgie die beste Behandlung eine strenge Liegetherapie sei. Der Forderung einer konsequenten Liegebehandlung läßt sich meist nur in stationärem Rahmen nachkommen. Diese Möglichkeit ist aus der Praxis heraus gesehen aber nur in einigen Fällen gegeben. Der nicht hospitalisierungswillige Patient läßt sich auch zu Hause nicht bedingungslos an sein Bett fesseln. Dies um so weniger, als oft durch Umhergehen eine gewisse Erleichterung erzielt wird, auch wenn dies in einer für Außenstehende grotesk wirkenden Fehlhaltung der Wirbelsäule geschieht!

Ich habe die Feststellung gemacht, daß der schmerzgeplagte Ischiaspatient sehr rasch weiß, welche Haltungs- und Verhaltensmuster für ihn die besten sind. Ihm eine abweichende, vermeintlich bessere zu diktieren, ist sicherlich einer der häufigst gemachten Fehler in der konservativen Therapie.

10. Dauer und Verlauf der präoperativen Therapie

Von dem Zeitpunkt des ersten Auftretens einer heftigen Ischiassymptomatik bis zur notwendig werdenden operativen Behandlung kann man sich aufgrund der Erfahrungen der letzten Jahre in der Regel etwa 4 bis 6 Wochen Zeit lassen. Während dieses Zeitraumes sollen alle zur Verfügung stehenden konservativen Maßnahmen ausgeschöpft werden. Es ist aber darauf zu achten, daß sich während dieser Zeit die neurologische Symptomatik nicht akut verschlechtert! Regelmäßige neurologische Kontrolluntersuchungen sind daher unbedingt zu fordern.

Ein *Cauda-equina-Syndrom*, gekennzeichnet vor allem durch eine Blasen- und Mastdarmlähmung (meist durch einen medialen Massenprolaps hervorgerufen), duldet keinen Aufschub der Operation. Eine sofortige Zuweisung zum Operateur ist hier durch keine andere Maßnahme zu ersetzen! Auch Ischiassyndrome, die anfänglich ohne Blasen- und Mastdarmstörung einhergehen, können sich im Laufe der weiteren Behandlung in Richtung eines Cauda-equina-Syndroms verschlimmern. Paradoxerweise wird häufig ein Nachlassen der Schmerzen angegeben, was den Patienten – und oft genug auch gleichermaßen den Therapeuten – in Sicherheit wiegt. Nur der Hinweis auf auftretende Störungen der Blasen- und Mastdarmfunktion sind das neu hinzugetretene Merkmal, das unbedingt beachtet werden muß. Bei jeder Kontrolluntersuchung ist erneut auf diese Störung zu achten und gezielt zu erfragen.

> Ein Cauda-equina-Syndrom muß sofort operiert werden.

Polypragmasie: Notwendigkeit oder Schwäche?

Bei der Behandlung einer Ischialgie ist die Ausschöpfung aller zur Verfügung stehenden therapeutischen Möglichkeiten kein Zeichen einer Schwäche, sondern vielmehr eine Notwendigkeit. Nur das Zusammenwirken aller zur Verfügung stehenden Anwendungen ist sinnvoll.

> Polypragmasie ist bei der Ischialgie kein Zeichen einer Therapieunsicherheit, sondern Notwendigkeit!

11. Bandscheibenoperation – was kommt danach?

Gedanken zum Für und Wider einer konservativen Weiterbehandlung

Über die Bandscheibenoperation selbst oder das Für und Wider einer Nukleolyse will ich in diesem Buch nicht schreiben, da dies seinen Rahmen sprengen würde. Die folgenden Kapitel betreffen Patienten, die operiert oder nukleolysiert wurden.

Aufgrund langjähriger Erfahrung hat sich, insbesondere in Deutschland, gezeigt, daß es in der Frage der konservativen Weiterbehandlung prinzipiell unterschiedliche, ja gegensätzliche Auffassungen unter den Operateuren gibt.

Die eine Gruppe der Operateure blickt argwöhnisch auf jede Art der »Nachbehandlung«. Sie argumentiert, daß nach ihrer Erfahrung meist »zuviel des Guten« therapiert werde. Überließe man den operierten Patienten sich selbst, richte man weniger Schaden an, als durch eine Physiotherapie. Der operierte Patient wisse meist von sich aus, was er sich zumuten könne und wie er sich verhalten solle. Patienten in einer stationären Kurbehandlung müßten dort die tollsten Verrenkungen machen, häufig käme es dadurch zu Rezidiven oder Heilungsverzögerungen. Diese Gruppe der Operateure ist vermutlich Opfer ihrer schlechten Erfahrungen geworden.

Die andere Gruppe der Operateure, die der postoperativen Behandlung positiv gegenüber steht, hat dagegen mit ihren Therapeuten bessere Erfahrungen gemacht. In den letzten Jahren konnte durch umfangreiche Untersuchungen nachgewiesen werden, daß die postoperative Frühbehandlung eines Diskusoperierten deutlich bessere Ergebnisse erzielt, als wenn keine entsprechende Weiterbehandlung erfolgt.

Nach *Mathiass* (143) sind immer dann schlechtere Ergebnisse bei der Rehabilitation von operierten Bandscheibenpatienten zu erwarten, wenn es sich um lange Abwesenheit von der Arbeit, höheres Lebensalter zum Zeitpunkt der Operation, lange Wartezeiten auf das Anschlußheilverfahren, psychische Instabilität, ausgedehnte, nicht segmental begrenzte Druckschmerzen und Permanenz der Ischialgie über 14 Tage nach der Operation handelt. Er glaubt, daß Patienten mit diesen Symptomen und Befunden potentielle Problempatienten sein werden. Sie bedürfen nach seiner Meinung besonderer Zuwendung und spezieller Aktivitäten in der Therapie; eine Forderung, die ich an dieser Stelle nur unterstreichen kann. Im übrigen glaubt *Mathiass,* daß für einen großen Teil der o.g. Patienten die Wahl der operativen Behandlung nicht die richtige war. Die häufig zitierte Konstellation, Ischialgie in Verbindung mit positivem CT und erfolgloser konservativer Behandlung führe zur Operationsindikation, ist demnach kritisch zu überdenken!

Ich muß betonen, daß die postoperative Behandlung nur dann erfolgreich sein kann, wenn sie bestimmte qualitative Bedingungen erfüllt und bestehende neurophysiologische Gesetze dabei nicht mißachtet.

Hauptziel dieses Buches soll sein, die in den letzten Jahren bewährten Möglichkeiten und Methoden der Behandlung eines

Diskusoperierten aufzuzeigen und auch auf Fehler aufmerksam zu machen, die immer wieder gemacht werden und die das Behandlungsergebnis negativ beeinfluβen.

Mellin (147) hat in einer prospektiven Studie in Skandinavien festgestellt, daβ die Langzeitergebnisse einer stationären Rehabilitation denen einer ambulanten Behandlung gleichzusetzen sind, wenn mit gleichen Methoden gearbeitet wird. Nach meiner Erfahrung ist die Qualität einer stationären Behandlung – zumindest in Deutschland – durch keine ambulante Behandlung zu ersetzen, was Häufigkeit der Anwendung, interdisziplinäre Kommunikation und Ergebnis betrifft. Inwieweit in Zukunft ambulante Behandlungszentren im Sinne einer Tagesklinik in der Lage sein werden, stationäre Bedingungen zu imitieren, bleibt abzuwarten.

12. Die postoperative Behandlung in der Klinik

Therapeutische Übungen im Liegen

In den meisten orthopädischen und neuro-chirurgischen Abteilungen, in welchen Diskusoperationen durchgeführt werden, hat sich in der Zwischenzeit durchgesetzt, daß die Patienten bereits am ersten postoperativen Tag durch einen Krankengymnasten behandelt werden. Die wichtigste Aufgabe des Physiotherapeuten besteht darin, dem Operierten beizubringen, wie er sich schmerzfrei im Bett umdrehen und aufrichten kann.

Als oberster Grundsatz gilt die Beibehaltung der *Stabilität* im operierten Lendenwirbelsäulenbereich. Die Technik des Umdrehens und Aufrichtens bei stabilisierter Wirbelsäule nennt man in diesem Zusammenhang die »en bloc«-Methode. Die verschiedenen Möglichkeiten der Behandlung in der Erst- und Frühphase nach einer Operation werden in den späteren Kapiteln ausführlich beschrieben.

Schon ab dem ersten postoperativen Tag kann man durch Kontakt der Fußsohlen mit einem Holzbänkchen im Bett vorsichtig aufbauende Widerstandsübungen trainieren. So ist über propriozeptive Reize ohne Mobilisation der entsprechenden Segmente eine Aktivierung der Rückenstreckmuskeln einschließlich der monosegmentalen kurzen Muskeln zu erzielen. Diese Stabilisierungsübungen in der sehr frühen Phase sind in mancherlei Hinsicht wichtig: Durch die Beinarbeit (isometrisches Anspannen des Trizeps) leistet man jetzt schon einen wich-tigen Beitrag zur Thromboseprophylaxe. Außerdem spürt der Patient über die Fortleitung der Muskelanspannung sehr rasch, daß er aktiv seine Wirbelsäule stabilisieren kann, was für die weitere Zusammenarbeit von großem psychologischem Wert ist. Schließlich werden durch die isometrischen Kontraktionen der tiefliegenden monosegmentalen Muskelgruppen auch erhöhte Stoffwechselaktivitäten im Bereich des operierten Segmentes provoziert. Diese Stoffwechselaktivitäten sollen nach *Cyriax* (48) Fibrinverklebungen und später auftretende Muskelrigiditäten verhindern. Man kann die vorsichtigen Beinstemmübungen kontinuierlich in der PNF-Technik[1] weiter ausbauen, natürlich auch unter Einbeziehung der oberen Extremitäten.

Je nach Umfang des operativen Eingriffes wird der Operateur selbst darüber entscheiden, ab welchem Tag sein operierter Patient von der liegenden in die sitzende oder auch stehende Position wechseln darf. Auch hier kommt dem Patienten die erlernte »en bloc«-Technik mit stabilisierter Lendenwirbelsäule zugute. Er kann so unter Vermeidung einer unnötigen Bewegung im operierten Segment weitgehend schmerzfrei aus der liegenden in die sitzende Position wechseln. In den ersten postoperativen Tagen hat sich die *Iontophorese* paravertebral des Operationsbereiches als

---

[1] PNF = Propriozeptive neuromuskuläre Fazilitation

nützliche Hilfe zur Schmerzlinderung und Ödemrückbildung erwiesen. Der lokale postoperative Wundschmerz wird dadurch rasch beseitigt. Die Krankengymnastik kann effektiver eingesetzt werden.

Therapeutische Übungen im Sitzen und Stehen

Der nächste wichtige therapeutische Schritt ist das Erlernen des richtigen Aufstehens von der Bettkante oder vom Stuhl in die stehende Position und umgekehrt. Das detaillierte Vorgehen wird an späterer Stelle besprochen.

Postoperatives Sitzverbot?

Je nach Klinik wird der eine oder andere Operateur seinen Patienten in der ersten postoperativen Phase das Sitzen verbieten. Diese Operateure gehen von der Vorstellung aus, daß das Sitzen auf einem normalen Stuhl unter Aufhebung der physiologischen Lordose (Entlordosierung) in den unteren Bandscheibensegmenten erfolgt und einen höheren intradiskalen Druck bedingt als die stehende Position. Diese Annahme ist durchaus korrekt und beruht auf den früher schon erwähnten intradiskalen Druckmessungen von *Nachemson* (152).

Das »korrekte Sitzen«

Man kann allerdings die gleiche Position der Lendenwirbelsäule im Stehen und im Sitzen beibehalten, wenn man die Sitzfläche so verändert, daß sie nach vorn abschüssig verläuft. *Brügger* (27) hat dies durch Verwendung eines Keilkissens verwirklicht. Ich habe in Weiterentwicklung dieser Kenntnis einen Stuhl konzipiert, der eine stufenlos einstellbare Sitzflächenneigung aufweist. Das Sitzen auf einem solchen Stuhl bedingt etwa die gleiche lordotische Einstellung der Lendenwirbelsäule wie sie im Stehen gegeben ist. Naturgemäß kann jetzt der intradiskale Druck in den unteren Bandscheibensegmenten nicht höher sein als im Stehen, da die gleiche Druckbelastung auf die Bandscheiben einwirkt wie in stehender Position. Nur wenn Patienten postoperativ noch unter einer Rest-Ischialgie leiden, nehmen sie ungern die aufrechte, das heißt die physiologische lordotische Haltung ein. Sie bevorzugen zunächst noch eine leichte entlordosierte Stellung der Lendenwirbelsäule, um durch die Öffnung der Foramina intervertebralia der komprimierten Wurzel mehr Raum zu geben. Diesem Bedürfnis soll man selbstverständlich nachkommen, solange der Schmerz dies erfordert. Man wird feststellen, daß nach Abklingen der Restsymptomatik die physiologische Einstellung der Lendenwirbelsäule aber wieder möglich ist, und von diesem Zeitpunkt ab soll man das »korrekte Sitzen« auf jeden Fall wieder in das Therapieprogramm aufnehmen.

Nur in der physiologischen Lordose werden die einzelnen Strukturen optimal entlastet, die Gefahr eines Vorfall-Rezidivs ist in dieser Position am geringsten.

Die physiologische Lendenlordose ist bei allen Körperpositionen (Sitzen, Liegen, Stehen) die einzige Wirbelsäulenhaltung, bei der die Summe aller Störfaktoren am geringsten ist.

---

13. Postoperative Immobilisation?

Wenn man die Befürworter der postoperativen Behandlung in Form von Gips- oder Miederanwendungen befragt, ob sie damit eine Immobilisation des operierten Segmentes anstreben, wird dies meist verneint. Sie wollen eigentlich nur eine Vermeidung von Störbewegungen garantieren. Eine eigentliche Ruhigstellung ist tatsächlich auch nur bei den Fällen notwendig, bei denen eine knöcherne Instabilität geschaffen wurde, die sich konsolidieren muß; dies etwa bei notwendig gewordenen größeren Hemilaminektomien oder gleichzeitig durchgeführten Spondylodesen. Bei allen anderen routinemäßig durchgeführten Diskusoperationen ist postoperativ in aller Regel eine Gips- oder Miederbehandlung nicht erforderlich.

Untersuchungen in AHB-Kliniken, in denen die Weiterbehandlung von diskusoperierten Patienten aus verschiedenen Kliniken mit und ohne vorheriger Immobilisation erfolgt, haben gezeigt, daß eine bessere und schnellere Rehabilitation bei Patienten *ohne* eine solche nachzuweisen ist. Eigene Erfahrungen bestätigen diesen Eindruck.

Bevor ein Mahnkorsett oder eine ähnliche Orthese verordnet wird, sollte versucht werden, zunächst durch einen TAPE-Verband am Rücken die statischen Verhältnisse nachzuahmen, die ein späteres Korsett oder eine Orthese bewirken sollte. Daß viele Patienten eine psychische Abhängigkeit von ihrer Orthese zeigen, ist häufig zu beobachten. Der psychologische Effekt einer Orthese darf also bei jeder Verordnung nicht außer acht gelassen werden!

14. Die AHB-Klinik –
ein neuer Weg der Weiterbehandlung?

Das AHB-Verfahren (Anschlußheilbehandlung) ist als eine Rehabilitationsmaßnahme nach vorangegangener stationärer Behandlung in einem Akut-Krankenhaus zu definieren. Die Weiterbehandlung in einer dafür zugelassenen REHA-Klinik sollte im Idealfall nicht später als zwei Wochen nach der Entlassung aus der Akut-Klinik erfolgen. Das AHB-Verfahren hat sich in den letzten Jahren auch zunehmend und mit gutem Erfolg bei den bandscheibenoperierten Patienten durchgesetzt. Untersuchungen haben gezeigt, daß die besten Ergebnisse erzielt werden, wenn die Operierten sofort im Anschluß an die Operation, etwa in der 2. postoperativen Woche, zum Anschlußverfahren kommen (241). In einer AHB-Klinik sind im Idealfall alle Einrichtungen vorhanden, die eine tägliche Einzelbehandlung durch einen Krankengymnasten garantieren. Während der 4- bis 6wöchigen stationären Behandlungszeit kann die gewünschte Rehabilitation in optimaler Form durchgeführt oder zumindest eingeleitet werden.

In vielen Fällen wird leider von der operativen Klinik versäumt, ausreichende Informationen an die weiterbehandelnden Ärzte der REHA-Klink mitzugeben, etwa Hinweise über den Zeitpunkt der Operation, die Höhenlokalisation des Eingriffs, die Methode des Eingriffs sowie spezielle Maßgaben für den weiteren Rehabilitationsaufenthalt. Oft wird auch darauf verzichtet, Röntgenaufnahmen (Nativaufnahmen der Wirbelsäule) zu übermitteln.

Nach *Findelklee* (57) wird eine 3wöchige ambulante Behandlung nach dem Akuteingriff als optimal angesehen. Ich kann mich diesem Vorschlag deswegen nicht anschließen, weil gerade in den ersten postoperativen Wochen eine ambulante Behandlung in der Regel aus praktikablen Gründen nur unzureichend wahrgenommen wird und wertvolle Zeit verstreicht. Eigene Untersuchungen haben gezeigt, daß die Rehabilitationsergebnisse hinsichtlich der Wiedererlangung der Arbeitsfähigkeit signifikant besser sind, wenn die Patienten möglichst ohne Unterbrechung von der Akut-Klinik zum Anschlußheilverfahren kommen.

Unter Rehabilitation eines Wirbelsäulengestörten versteht man die Wiederherstellung optimaler Funktionen unter Mitarbeit des Patienten (210). Günstig, manchmal sogar unverzichtbar ist dabei die Kenntnis der manuellen Medizin und der Neuraltherapie, ohne die die krankengymnastische Behandlung nicht effizient genug sein kann. Daneben sind klärende Gespräche mit dem Patienten über die auf ihn einwirkenden Störfaktoren, insbesondere im Beruf, erforderlich. Die Zuwendung, ggf. auch Abklärung und Mitbetreuung auf psychosomatischem Gebiet (siehe später) sind Erfordernisse, die ambulant praktisch nicht erfüllbar sind.

Während der stationären Behandlung ist es notwendig, den gesamten Lebensbereich des Patienten, seinen Arbeitsplatz, sein Freizeitverhalten, seine Schlaf- und Ernährungsgewohnheiten und vieles mehr zu durchleuchten und sein weiteres Verhalten darauf abzustimmen.

Schließlich halte ich es für notwendig, den Bandscheibenoperierten bereits während der Rehabilitationszeit auf die zukünftige Vermeidung von Fehlhaltungen, falschen Bewegungen und anderen Störfaktoren aufmerksam zu machen. Für ihn muß ein eigenes Trainingsprogramm im Sinne einer Sekundärprävention aufgebaut werden. Die Unterweisung des Betroffenen, die »Schulung«, ist zusammengefaßt der Inhalt der »Rückenschule« (siehe späteres Kapitel).

15. Die einzelnen Behandlungstechniken in der postoperativen Phase

Bei der postoperativen Behandlung eines Bandscheibenoperierten hat sich in den letzten Jahren gezeigt, daß unterschiedliche Behandlungstechniken, je nach krankengymnastischer Schule, angewendet werden, die sich alle in ihrer speziellen Vorgehensweise hervorragend bewähren.

Die Rehabilitationskliniken, die ich in Deutschland kenne, arbeiten schwerpunktmäßig mit einer der vorgestellten Methoden. Alle unterschiedlichen Methoden haben prinzipiell das gleiche Ziel:

Optimale und rasche Wiederherstellung der gestörten Funktion, am günstigsten in Verbindung mit erzieherischen Maßnahmen zur Vermeidung von Rezidiven.

Wenngleich ich selbst Manualtherapeut bin, favorisiere ich keine der vorgestellten Behandlungstechniken. Wichtig für mich ist die Zielsetzung der Behandlung. In einigen Fällen ist es durchaus zweckmäßig, wenn in einer Rehabilitationsklinik mehrere Behandlungstechniken zur Anwendung kommen, da hin und wieder durch besondere Gegebenheiten die eine Technik im speziellen Fall schneller zum Ziel führt als die andere.

Die auf den folgenden Seiten detaillierten Ausführungen über die krankengymnastische Behandlung wurde von fünf Autoren beschrieben, wobei die Besonderheiten der jeweiligen Techniken und deren Durchführung geschildert werden. Es spricht im übrigen nichts dagegen, wenn man Prinzipien der verschiedenen angeführten Techniken kombiniert, da sie sich in vielen Fällen hervorragend ergänzen und keine grundsätzlichen Widersprüche bestehen.

Nachbehandlung der lumbalen Nukleotomie aus der Sicht der Manuellen Therapie

(*Lasse Thue*)

Das therapeutische Übungsprogramm wird zweckmäßigerweise in drei verschiedene Phasen eingeteilt:

1. Phase: Übungsprogramm für operierte Bandscheibenpatienten von der 2. – 8. postoperativen Woche. In diesem Zeitraum befindet sich der Patient gewöhnlich in einem Rehabilitationszentrum.

2. Phase: Übungen ab der 8. Woche bis etwa einem Jahr postoperativ. Bei gutem Erfolg verkürzt sich die Zeitdauer bis zur Wiedererlangung der Arbeitsfähigkeit, ggf. auch bis zur Wiederaufnahme eines Leistungssports.

3. Phase: Übungsprogramme für alle Patienten, die erst mehrere Monate nach der Operation zur gezielten krankengymnastischen Behandlung kommen oder bei denen die bisherigen therapeutischen Maßnahmen keinen Erfolg zeigten. Diese Gruppe rekrutiert sich aus Patienten mit chronischen Beschwerden und Schmerzsyndromen oder rezidivierenden Schmerzattacken, bzw. aus solchen mit chronischen, therapieresistenten Lumbalgien.

Zu Beginn der krankengymnastischen Behandlung steht obligatorisch die Untersuchung durch den Krankengymnasten und die schriftliche Dokumentation der wichtigsten Befunde. Die Untersuchung richtet sich nach dem Untersuchungsschema nach *Frisch* (63) sowie nach den Prinzipien von *Kaltenborn/Evjenth* (205). Bei der Untersuchung müssen wir folgende Fragen stellen:

1. Wie ist die aktuelle Haltung?
2. Wie bewegen sich die Gelenke: zu wenig, normal, zu viel?
3. In welchem Zustand sind die Muskeln? Haben sie eine normale Länge, sind sie verkürzt? Sind sie hypo- oder hyperton?
4. Wie ist die Stabilität der Lendenwirbelsäule?
5. Wie ist die Koordination des Patienten?
6. Wie bewegt sich der Patient, z.B. in ungünstigen Bewegungsmustern? Nimmt er aus Unkenntnis oder Gleichgültigkeit eine Fehlhaltung dabei in Kauf oder ist er etwa überängstlich und vermeidet peinlich jede unnötige Bewegung?

Übungsprogramm in der 2. – 8. Woche

Die Eingangsuntersuchung eines frisch operierten Patienten läßt sich naturgemäß nur schwierig durchführen, da das Bewegungsausmaß der Lendenwirbelsäule noch sehr gering ist und in der Regel Palpationen häufig schmerzhaft sind. Die Untersuchung hat daher besonders vorsichtig zu erfolgen. Es ist wichtig, eine ausführliche Anamnese zu erheben, da der Therapeut aus der Schilderung der Schmerzen wichtige Rückschlüsse auf den Zustand der Lendenwirbelsäule ziehen kann (Angaben des Patienten über Auftreten von Beschwerden bei bestimmten Tätigkeiten, Haltungen, Tageszeiten, etc.). Kann man aufgrund der noch bestehenden Schmerzsymptomatik das Bewegungsausmaß und den Funktionszustand nicht ausreichend beurteilen, muß zumindest ein Stabilitätstest erfolgen.

Behandlungsrichtlinien

A. *Instruktion – Aufstellen eines Planes der Behandlungprogression*
B. *Stabilität – Muskelkräftigung*
C. *Muskeldehnung*
D. *Mobilisation*

Instruktion

Darunter versteht man Anweisung und Schulung des Patienten, wie er sich bewegen muß, wie er sitzen und liegen soll, welche Tätigkeiten und Bewegungsmuster schädlich bzw. unschädlich sind (Prinzip der Rückenschule, siehe dazu auch Ausführungen im Haupttext). Wichtig ist dabei das Aufbauen eines Selbstvertrauens des Patienten in seine Möglichkeiten und Fähigkeiten.

Progressionsplan

Der Progressionsplan richtet sich nach dem jeweiligen Aktivitätszustand des Patienten. Es ist wichtig, daß man den Patienten von Anfang an unmißverständlich klar macht, wie lange vermutlich die Rehabilitationszeit dauern wird. Nach meiner Erfahrung dauert es ein Jahr, bis der Patient sich in einem optimalen Zustand befindet, vorausgesetzt, er verhält sich kooperativ

.

Übungsanleitung zur »Beckenkontrolle«

Für den Patienten ist es wichtig, so schnell wie möglich eine optimale Stellungskontrolle des Beckens zu lernen. Nur so kann er eine günstige Einstellung der Lendenwirbelsäule erzielen und Rezidive vermeiden. Dieser Übungsschritt richtet sich vom Aufbau her nach der motorischen Entwicklungsstufe. In jeder Ausgangsstellung wird zunächst nur eine minimale Beckenkippung geübt. Falls die Ausgangsstellung es zuläßt (etwa im Sitzen und Stehen), wird der gesamte Oberkörper als Einheit um eine Achse, die in Höhe der Hüftgelenke liegt, bewegt.
Es wird in Rückenlage begonnen, der Aufbau erfolgt über die Seitenlage, den Vierfüßlerstand, das Sitzen, schließlich im Kniestand. Die weitere Progression setzt sich fort im Aufstehen vom Sitzen und das Wiederhinsetzen, in das Stehen mit zunächst großer Unterstützungsfläche, Kniebeugen mit zuerst großer Unterstützungsfläche und danach Verkleinerung und Erschwerung dieser, etwa durch weiche Matten oder Verwendung eines Trampolins.

Stabilität

Hierunter versteht man die Eigenschaft, eine gewählte Stellung beizubehalten. Stabilität bei gleichzeitiger Ausführung einer Bewegung heißt, daß die Bewegung innerhalb physiologischer Achsen nur in einem begrenzten Teil der Gesamtbewegungsbahn ausgeführt wird, wobei der zu stabilisierende Anteil von dieser Bewegung ausgespart bleibt.

Ausgangsstellungen:
Liegen in – Rückenlage
        – Bauchlage
        – Seitenlage
Sitzen
Kniestand
Stehen

Anmerkung : Je nach Aktualität der motorischen Entwicklung kann man ggf. die Reihenfolge abkürzen. Andererseits kann es durchaus vorkommen, daß der Patient, etwa bei auftretenden Schmerzzuständen oder bei erneuten Verletzungen, eine oder sogar mehrere Progressionsstufen »zurückfällt«.

Widerstandsaufbau

Vorbedingung für den Widerstandsaufbau ist das Erlernen der oben beschriebenen Beckenkontrolle sowie der Tonisierung der tiefen Rückenmuskeln. Die Widerstandsgebung durch den Therapeuten beginnt mit der Behandlung in einem schmerzlosen Segment, welches ungestörte Afferenzen und Efferenzen sowie eine normale Beweglichkeit und eine gute Muskelkontrolle besitzt. Hat der Patient gelernt, diese Übung durchzuführen, wird in der Nachbarschaft des betroffenen Segments weiterbehandelt. Erst danach wird das betroffene (z.B. das operierte Segment) direkt behandelt. Zunächst wird ein Ventralbewegungsimpuls bzw. ein Drehimpuls (Rotation des Wirbels durch Druck auf den Dornfortsatz bzw. Querfortsatz) gesetzt. Der Patient muß versuchen, die provozierte Bewegung durch Muskelspannung zu verhindern. Der Wirbel wird hierbei zunächst mit sehr geringem Druck berührt, ggf. unter vorheriger Vibration oder Fazilitierung.

In gleicher Weise wird ein Stimulus auf die Nachbarwirbel in kranialer und kaudaler Richtung angewendet, wobei auch hier selbstverständlich der Patient die provozierte Bewegung durch entsprechende Muskelspannung zu verhindern versucht.

Die Impulsgebung wandert nun von dem betroffenen Segment nach kranial oder kaudal und entfernt sich von diesem. Das Entfernen nach kranial und kaudal bedeutet eine Vergrößerung des Hebelarmes und damit eine Erschwerung der Übung. Nicht nur die kraniale oder kaudale Entfernung vom Segment führt zu einer Verstärkung der Widerstandsgebung, sondern auch die Lateralisation von der Mittellinie, d.h. von der Wirbelsäule in Richtung auf Becken und Schulterpartie. Man gibt also Widerstand an der Thoraxwand, an der Schulter, am gebeugten Arm (Ellenbogen) und schließlich am ausgestreckten Arm und am Handgelenk. Kaudal kann man den Hebel vom Beckenkamm über den Oberschenkel, das Kniegelenk bis zum Fußgelenk ausdehnen.

Ein Rotationsimpuls entsteht beispielsweise dann, wenn der Patient in Seitenlage liegt und der Therapeut Schulter oder Arm nach ventral oder dorsal drückt und der Patient einseitig den Rotationsimpuls muskulär aufzuhalten versucht.

Rotationsimpulse mit langem Hebel sollen nicht zu Beginn eingesetzt werden, sondern erst in der Spätphase: Rotationen, die unbeabsichtigt das lädierte Segment treffen, sind nicht ungefährlich! Zweckmäßigerweise sollte man zu Beginn lieber mit Traktionsimpulsen und erst später mit rotatorischen Impulsen arbeiten.

> Es erfolgt bei allen genannten Impulsen keine tatsächliche Bewegung, sondern nur die Impulsrichtung auf die Bewegung, wobei diese durch den muskulären Widerstand des Patienten in stabilisierter Form verhindert wird.

Die Widerstandsgebung an den unteren Extremitäten kann man naturgemäß auch im Sitzen und Stehen üben, was die Variationsmöglickeit dieser Technik deutlich erhöht.

Von besonderer Wichtigkeit ist die Erzielung einer Hüftstabilität im Stehen. Bekanntlich haben Lumbalgiepatienten große Schwierigkeiten, die Lendenwirbelsäule im Einbeinstand stabil zu halten. Wir müssen uns bewußt sein, daß das Stehen im Alltag fast immer vorzugsweise auf einem Bein geschieht, wobei schädliche seitliche Beckenkippungen dann unvermeidbar sind. Das Vorgehen der Hüftstabilisierung erfolgt zunächst im Zweibeinstand, dann übergehend auf den Einbeinstand und schließlich auf ein gebeugtes Bein.

(Ein anschauliches Beispiel für optimale Hüftstabilität sind Ballettänzer, die, auf einem Bein stehend, eine waagrechte Hüfteinstellung beibehalten können, auch wenn das freie Spielbein in alle erdenklichen Positionen gebracht wird.)

Knöcherne Abstützfunktion

Die Lendenwirbelsäule hat eine mehr oder weniger gute knöcherne Abstützung durch die Wirbelgelenke (siehe dazu die Anmerkung zur anatomischen Besonderheit der Wirbelgelenke am Beginn des Buches sowie Hinweise auf die Entwicklung des aufrechten Ganges bezüglich der Stellung der Gelenkflächen). Für die Stabilität der knöchernen Elemente ist die Facettenrichtung maßgebend. Diese bestimmen die mögliche Bewegungsrichtung der Wirbel. Stehen die Facetten in einer sagittalen Richtung, verlieren die Gelenke ihre knöcherne Abstützung in der dorsoventralen Richtung, wie es häufig radiologisch bei ap-Aufnahmen erkennbar ist. (Hier sieht man in die offene Gelenkspalte hinein, was sonst nur bei Schrägaufnahmen möglich ist.) Bei der eben beschriebenen Stellung der Facetten, aber auch bei Erniedrigung der Zwischenwirbelscheibe besteht ein vermehrtes dorsoventrales Gleiten (Instabilität), welches als Pseudo-Spondylolisthesis definiert ist und pathophysiologisch eine präarthrotische Deformität an den Wirbelgelenken darstellt.

Die Ligamente

Die Funktion der Zwischenwirbelligamente sieht vor, daß die normale Beweglichkeit im Wirbelsegment nicht behindert wird.

Aufgrund von zahlreichen Untersuchungen konnte festgestellt werden, daß die Ligamente nach Ruhigstellung eine zunehmende Laxität aufweisen, zusätzlich auch eine Einbuße an Reißfestigkeit. Unterstellt man, daß bei einer Diskusoperation zudem oft ein Teil der ligamentären Verbindungen durchtrennt wurden, ergibt sich daraus zwangsläufig eine Segmentinstabilität.

Autochthone Muskulatur

Die Muskulatur der Lendenwirbelsäule, insbesondere die tiefen monosegmentalen Muskeln, erfahren durch längere Entlastung (»Schonung«) eine Atrophie (die monosegmentalen Muskeln gehören zu der Gruppe der phasischen Muskeln im Gegensatz zu den langen Rückenstreckern, die bekanntlich der posturalen Gruppe angehören). In Untersuchungen wurde festgestellt, daß die monosegmentalen Muskeln bereits nach zwei Wochen Inaktivität ca. 20% ihrer Kraft einbüßen.

Diese Muskeln, die bei einer Diskusoperation teilweise zerstört wurden, haben eine stabilisierende Aufgabe, die sie jetzt nur noch zum Teil ausüben können. Die nichtmonosegmentalen Muskeln, die verschiedene Segmente überspringen, haben mit zunehmendem Abstand von der Bewegungsachse eine vermehrt abscherende Wirkung auf das Bewegungssegment (z.B. M. iliopsoas). Die Muskulatur, die ihren Ansatz am Becken sowie am Ober- oder Unterschenkel hat, erhöht die Beweglichkeit in der Lendenwirbelsäule. Die Voraussetzung für eine optimale Hüftbeweglichkeit ohne Mitbewegung innerhalb der Lendenwirbelsäule ist nur dann gegeben, wenn die zuletzt angesprochene Muskulatur die richtige physiologische Länge besitzt.

Die Voraussetzung für die Beugefähigkeit in den Hüft- und Kniegelenken (Grundübung aller Stabilitätsübungen für die LWS) ist eine genügend gute Kräftigung der Beinmuskulatur.

Hypermobilität

Definitionsgemäß besteht dann eine Hypermobilität, wenn die Gelenkbeweglichkeit größer als normal ist. Sie äußert sich in einem ligamentären und muskulären Palpationsschmerz. Bei einer Hypermobilität bewegt sich das Gelenk um unphysiologische Bewegungsachsen.

Die größte Belastung auf den Diskus entsteht bei Stellungsänderungen, insbesondere bei Rotationsbewegungen. Dies ist der Hauptgrund dafür, daß zumindest anfangs viel Wert auf isometrisches Training (Sammelbegriff für Stabilisierung) gelegt wird.

Nach längerer Ruhigstellung eines Gelenkes kommt es zu einer verminderten Belastbarkeit des Gelenkknorpels. Auch dies ist ein Grund für die Forderung einer anfangs isometrischen Behandlung in einer entlasteten Ausgangsstellung.

Korsettbehandlung

Wenn eine Korsettbehandlung Sinn haben soll, dann mit dem Ziel, fehlerhafte und damit schädliche Bewegungsmuster zu verhindern und dem Patienten eine gewisse Sicherheit und einen Schutz zu geben (Prinzip des Mahnkorsetts). Nach den Vorstellungen von *Kaltenborn* (105) kann man dabei je nach Schmerzaktualität und Fortschritt der Behandlung die abstützenden Pelotten des Korsetts aus thermoplastischem Material wählen, die den jeweils notwendigen anatomischen Erfordernissen kurzfristig angepaßt werden können.

Die Notwendigkeit einer zumindest befristeten Korsettbenutzung kann sich auch bei Patienten der Gruppe 2 und 3 hin und wieder ergeben. Je eher der Patient gelernt hat, sich zu stabilisieren und das Gefühl für den richtigen Bewegungsablauf unter diesen Bedingungen gelernt hat, desto schneller kann er vom Tragen des Korsetts entwöhnt werden.

Berufsbezogenes Trainingsprogramm

Es ist zweckmäßig, daß der Patient individuell in seiner aktuellen Arbeitsposition übt. Dies bedeutet, daß je nach beruflicher Tätigkeit das Behandlungsprogramm etwa im Sitzen oder in arbeitsüblicher Position trainiert werden muß.

Anmerkung zum allgemeinen Training

Es ist oft notwendig, ein Herz-Kreislauf-Training durchzuführen, um die aerobe Kapazität im weiteren Verlauf des Trainings zu verbessern. Insbesondere Patienten mit bandscheibenbedingten Beschwerden führen häufig infolge ihrer Bewegungsschmerzen ein ausgesprochen inaktives Leben.

Hinweis zur Repetition

Je häufiger die Übungen repetiert werden, desto eher werden sie extrapyramidal gebahnt und erfahren eine Automatisierung. (Der Fahrschüler im Auto muß anfangs immer bewußt daran denken, wann er kuppeln oder bremsen muß und welches Bein er dabei aktivieren muß. Erst bei routiniertem Fahren geschehen diese Bewegungsabläufe »automatisch« – sie sind jetzt extrapyramidal gebahnt.) Insbesondere die Kniebeuge beim Hochheben eines Gegenstandes muß aus diesem Grunde nicht nur dutzendemale, sondern viele hundertemale repetiert werden, bis sie schließlich auch im Alltag die bis dahin gewohnte Fehlstereotypie der Bewegung mit gestreckten Beinen und Totalkyphose beim Bücken ersetzt.

Gruppentraining

Hat der Patient die Stabilitätsübungen und Koordinationsübungen ausreichend gut gelernt, kann er nun mit der »Trainingstherapie« beginnen, entweder in der Gruppe oder alleine. Diese Therapieform erfolgt selbstverständlich immer unter Aufsicht und Instruktion. Beim Partnertraining muß der Therapeut zu Kontrollzwecken stets den Patienten beobachten können und ihm nicht den Rücken zuwenden!

> Eine Partnerübung darf sich nicht zum Zweikampf entwickeln!

Dehnungsübungen

Es ist immer darauf zu achten, daß das operierte Segment ausgespart bleibt. Bei mangelhafter Stabilität oder ungenügender muskulärer Kontrolle sind Dehnungsübungen solange auszusetzen, bis eine genügende Kontrolle bzw. Stabilität hergestellt ist. Die Dehnungsübungen werden nach dem Prinzip von *Evjenth* und *Hamberg* (52) ausgeführt. Es erfolgt dabei eine kurze Anspannung von 6–8 Sekunden, danach die Dehnung von 8–45 Sekunden und abschließend die Anspannung der Antagonisten, die häufig vergessen wird.

Je genauere Kenntnisse der Therapeut besitzt, desto früher kann er mit Dehnungsbehandlungen beginnen. Er sollte dabei wissen, wie er die Muskeldehnung ausführen muß, ohne daß dabei das geschädigte Segment der Lendenwirbelsäule bewegt oder belastet wird.

Die Mobilisation

Die Mobilisation von hypomobilen Wirbelsäulensegmenten erfolgt in der Regel erst mehrere Wochen postoperativ. Es ist ausgesprochen wichtig, daß das operierte, eventuell hypermobile Segment dabei nicht mitbewegt wird. Diese Empfehlung gilt insbesondere für die Therapeuten, deren manuelle Technik nicht sehr gut ist. Je besser ausgebildet der Therapeut, desto früher darf in diesen Segmenten mobilisiert werden.

> Die Mobilisation von hypomobilen BWS-Segmenten muß sehr vorsichtig erfolgen. Nur kurze Hebeltechniken verwenden, lange Hebel sind verboten!

Bei der Mobilisation eines Lendenwirbelsegments ist zu beachten, daß vorher eine gute muskuläre Stabilität in den benachbarten Segmenten aufgebaut wurde. Ferner ist zu berücksichtigen, daß das operierte Segment sich in einer aktuellen Ruhestellung befindet. Verriegelungstechniken sind nicht anzuwenden.

Patient und Selbstvertrauen

Wie eingangs bereits erwähnt, halte ich es für besonders wichtig, daß der Patient wieder Vertrauen zu seinem eigenen Rücken bekommt. Entscheidend dabei ist, daß der Therapeut nicht den Fehler begeht, den Patienten zu überfordern. Kommt es aufgrund der Behandlung zu Schmerzen, stellt sich häufig ein kaum wieder gutzumachender Vertrauensverlust ein (siehe Merksatz aus dem Hauptteil:

Die Physiotherapie des Rückenpatienten darf nicht weh tun, auch nicht einige Stunden nach der Behandlung!).

Zur Vermeidung therapieinduzierter Schmerzen empfiehlt es sich, daß der Patient sein Trainingsprogramm wenigstens zweimal pro Woche über 15–20 Minuten selbständig, das heißt ohne Instruktion (aber unter Beobachtung) durchführt.

Behandlung bei Sportlern

Wenn man einen Sportler behandelt, müssen wir die sportspezifischen Bewegungen zunächst analysieren und kennen. Diese charakteristischen Bewegungsabläufe muß man im Übungsprogramm imitierend nachvollziehen. (Sportler müssen sportspezifisch trainiert werden).

Häufig trainieren Sportler falsch, etwa mit zu langem Hebel, zu großem Bewegungsausschlag oder ohne Anspannung der kleinen Rückenmuskeln, nur unter Verwendung der langen, plurisegmentalen Muskeln. Gerade bei Sportlern finden wir oft zu kurze Hüftmuskeln und hypermobile Gelenke im Bereich der unteren Lendenwirbelsäule.

Hinweis

Laß den Sportler immer erklären, wie er seine Technik ausübt. Die meisten von ihnen sind überzeugt, daß sie über den Bewegungsablauf genau Bescheid wissen und ihn richtig ausführen. Das trifft aber meist nicht zu. Ein typisches Beispiel sind oft unnötige und gefährliche Rotationsbewegungen in der Lendenwirbelsäule, die vermieden werden müssen. Da die Lendenwirbelsäule segmentbezogen nur geringgradig rotationsfähig ist, außerdem der Rotationsimpuls eine deutliche Schädigungsgefahr für den Diskus, insbesondere unter gleichzeitiger Belastung, darstellt (siehe Hauptteil), müssen wir versuchen, bei allen Be-

wegungsabläufen die Lendenwirbelsäule
möglichst stabil zu halten.

> Die Lendenwirbelsäule besitzt kein Ku-
> gelgelenk; verhindere, daß sie so be-
> wegt wird, als sei ein Kugelgelenk vor-
> handen!

*Anmerkung zur Therapie für Patienten der
Gruppe 1:*

Der Patient muß erst eine Übung beherr-
schen, ehe er zur nächsten übergehen darf.

*Anmerkung zur Therapie für Patienten der
Gruppe 2:*

Haben wir ein zufriedenstellendes Behand-
lungsziel erreicht, besteht die Aufgabe jetzt
darin, den Patienten auf die üblichen All-
tags-, Freizeit- und Sportbedingungen vor-
zubereiten. Der Therapeut muß ein waches
Ohr für Angaben von Schmerzen haben,
die nach dem Training oder nach Alltagsbewegungen angegeben werden.

> Treten Schmerzen durch die Therapie
> auf, ist entweder der Behandlungsfort-
> gang zu rasch gewählt oder die Thera-
> pieform zu ändern!

Treten während oder nach der Trainingstherapie keine Schmerzen auf, und
führt der Patient seine Übung technisch
einwandfrei aus, geht man im Trainingsprogramm weiter. Schmerzfreiheit alleine bedeutet allerdings nicht, daß die Übung deswegen auch richtig ausgeführt wird, da
Schmerzen häufig erst nach einem Intervall
auftreten können.

> Der Patient in der Trainingstherapie hat
> sich streng an unsere Anweisungen zu
> halten.

Oft treten Beschwerden während der Trainingstherapie auf, die ihre Ursache in einer
Hypomobilität oder Muskelverkürzung haben.
Falls dies zutrifft, muß man erst Dehnungen
und Mobilisationen durchführen, bevor im
Programm weitergegangen wird.

*Anmerkung zur Therapie für Patienten der
Gruppe 3:*

Ehe man mit der Therapie der Patienten
dieser Gruppe beginnt, muß durch Untersuchung herausgefunden werden, in welchem Bewegungs- und Funktionszustand
sich der einzelne befindet. Erst jetzt kann
man entscheiden, ob der Patient die Thera-
piefrequenz von Anfang an oder ab einem
gewissen Stadium durchführen soll.
Ähnlich wie im Sport soll – auch aus psy-
chologischen Gründen – der Patient beim
Trainingsprogramm nicht überfordert werden und daher von Anfang an in die richtige Position des Trainingsablaufes eingestuft werden. Denken Sie immer daran,
daß sein Vertrauen in den Therapeuten
auch seinem eigenen Rücken zugute
kommt. Je größer seine Zuversicht und
sein Selbstvertrauen werden, desto selbst-
verständlicher und selbstsicherer wird er
sich bewegen und verhalten.
Korsett-Träger sollen ihre Orthese nur
dann tragen, wenn besonders belastende
Tätigkeiten ausgeführt werden müssen.
Folgende Beispiele seien aufgezählt, die bei
der 3. Gruppe von Patienten unsere Aufgabe besonders schwierig werden lassen:

– Häufig schlecht motivierte Patienten;
– Schlechtes (mangelhaft ausgebildetes)
  Körpergefühl/Koordination;
– Hypermobilität bei L4 oder L5;
– Hypomobilität der BWS oder des ope-
  rierten Segments;
– Verkürzungen der Hüftmuskulatur;
– Schwäche der tiefen Rückenmuskeln
  sowie der Bauch-, Oberschenkel- und Un-
  terschenkelmuskulatur.
– Der Patient wurde früher ungenügend
  therapiert, er hat vermutlich falsch indi-

zierte mobilisierende Bewegungen für die LWS gelernt, anstatt stabilisierende. Häufig hat er seine Bewegungen mit zu großen Ausschlägen durchgeführt.

- Aus schlechter Erfahrung und mangelhafter Vorbehandlung kam es bisher zu häufigen Wechseln der Therapeuten, was ihn naturgemäß mißtrauisch und nicht gerade hoffnungsfroh stimmt.

Zu den häufig frustrierenden Erlebnissen tragen die Patienten bei, die aus fehlendem Verständnis für die Funktion nach monatelanger Bemühung und Instruktion immer noch nach der Therapie ihre Schuhe mit gestreckten Beinen zuschnüren! Auch in diesen Fällen, wenn man am liebsten die Therapie abbrechen möchte, ist es eigentlich unsere Aufgabe, mit viel Geduld und Nachsicht weiter zu arbeiten und den Patienten – ähnlich wie in der Schule – als besonders förderungsbedürftigen »Sonderschüler« zu behandeln. Oft erlebt man doch, daß schließlich »der Groschen fällt«!

Optimal ist es bei Behandlungen der Patienten dieser Gruppe, daß man anfangs täglich, später dreimal und schließlich zweimal pro Woche behandelt. Der Übergang zur Gruppenbehandlung ergibt sich dann zwangsläufig und automatisch, besonders günstig ist der Versuch einer selbständigen medizinischen Trainingstherapie nach entsprechender Anleitung.

Wir als Therapeuten müssen natürlich auch unsere Grenzen erkennen lernen. Wie im Hauptteil ausgeführt, kann nicht jedem durch unsere Arbeit immer geholfen werden. Die Flinte aber zu früh ins Korn zu werfen und den Patienten unverrichteter Dinge wegzuschicken, ist ein oft gemachter Fehler. Sehr schwierige Patienten sollte man einem Kollegen zuweisen, von dem man weiß, daß er größere Erfahrung und bessere Kenntnisse hat!

Insbesondere in den skandinavischen Ländern hat sich im Laufe der letzten Jahre gezeigt, daß es viele Monate dauert, bis ein optimaler Trainingszustand erreicht ist. Wenn nicht durch bestimmte geeignete sportliche Tätigkeiten automatisch ein dauernder Trainingseffekt erzielt wird, ist auch nach diesem einen Jahr eine weitere konsequente medizinische Trainingstherapie in regelmäßigen Abständen oder kontinuierlich eine Forderung, die man sich unter heutigen Bedingungen zumindest in Mitteleuropa leisten können müßte.

Ich danke Prof. F. Kaltenborn und Prof. Olaf Evjenth für die Möglichkeit, ihr Gedankengut hier weitergeben zu können.

Lasse Thue, geb. 05.08.1949 in Norwegen; 1976 Krankengymn. Ausbildung in West-Berlin;
1982 OMT-Weiterbildung in Norwegen;
1984 OMT-Lehrer, später Examinator;
1990 Clinical Instructor, Oakland Univ., USA;
Seit 1992 Leiter der KG-Schule in Kreischa.

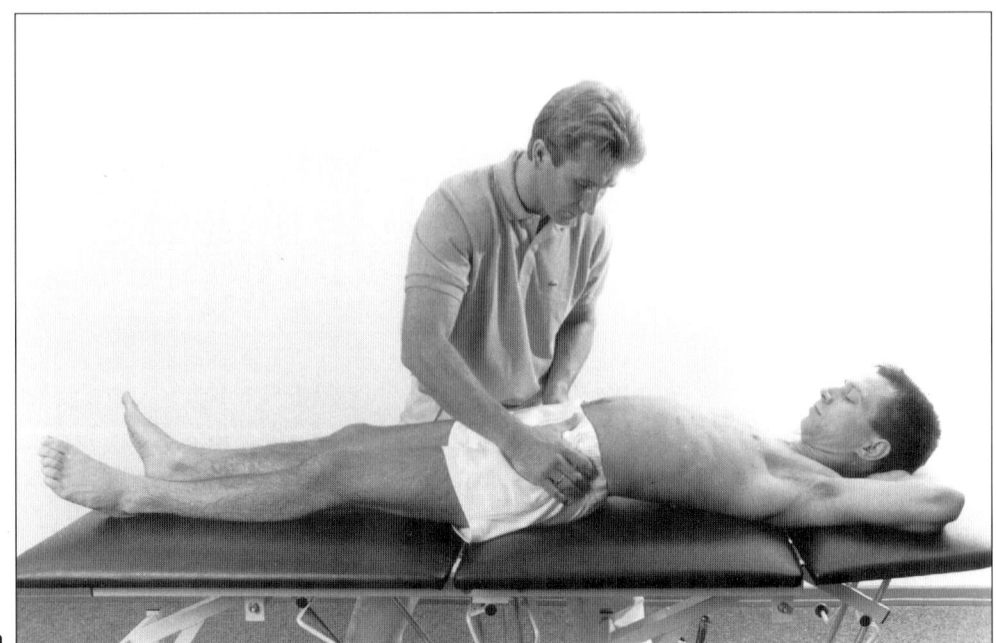

26a

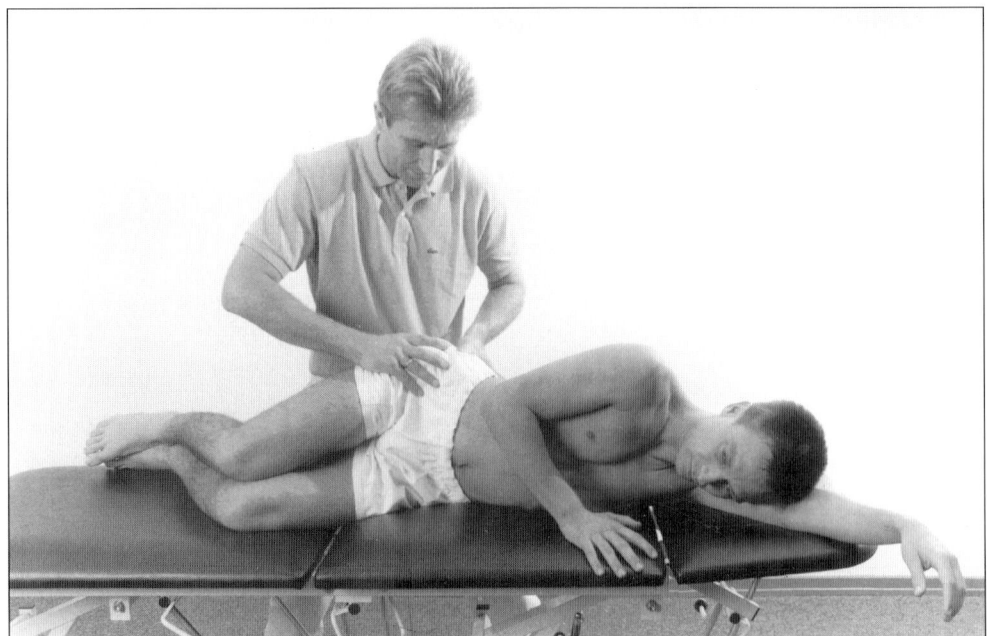

26b

Abbildungen 26a, b. 1.Übung. AG: Zuerst Rückenlage, später auch Seitenlage, Vierfüßlerstand oder Sitz. AF: In kleinen Bewegungen das Becken kippen und wieder aufrichten.
Zielsetzung: Erlernen der Beckenkippbewegung.

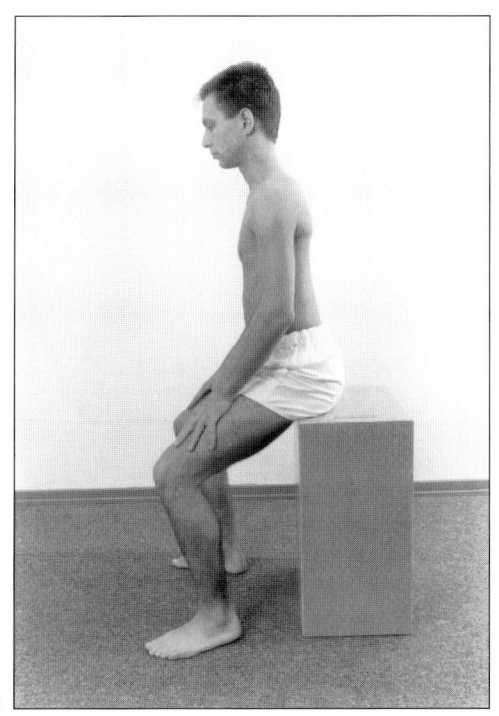

27a

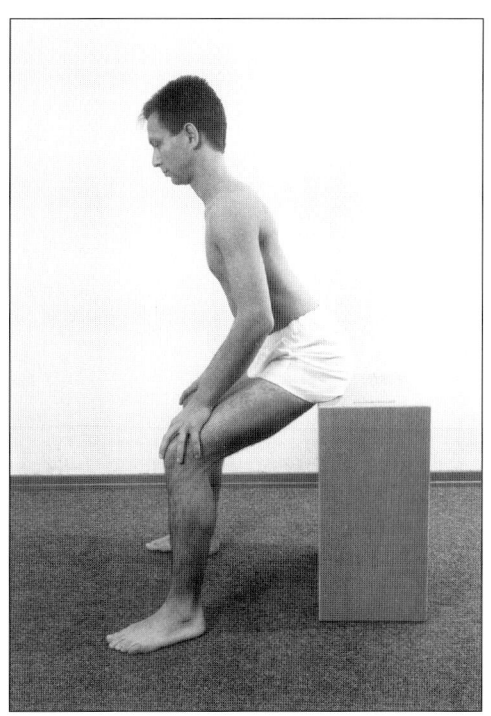

27b

Abbildungen 27a–c. 2. Übung. AG: Auf niedrigem Tisch oder Bank o. ä. sitzen. AF: Bauch-, Gesäß- und Rückenmuskulatur anspannen. LWS bleibt in physiologischer Lordose. Die Einheit Rücken und Becken leicht nach vorne kippen. Die Beine übernehmen jetzt das Körpergewicht, evtl. Hände auf die Oberschenkel abstützen, evtl. nur mit einem Bein abstützen und dann zum Stand kommen.
Zielsetzung: Erlernen des rückengerechten Aufstehens vom Sitz.

27c

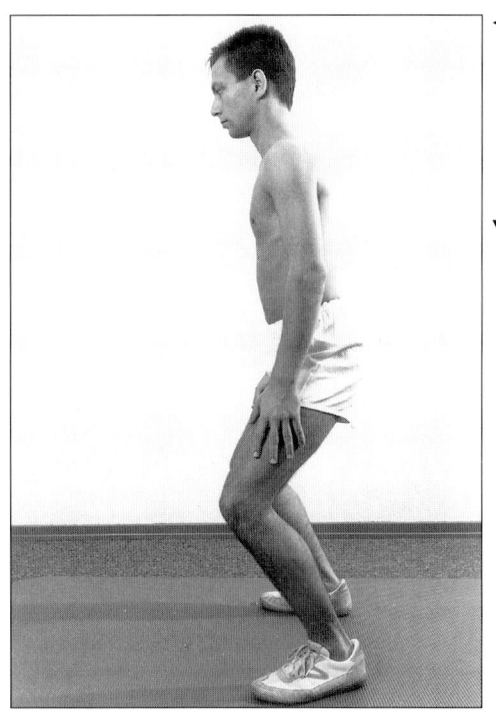

◀ *Abbildung 28.* 3. Übung. AG: Stand, Knie- und Hüftgelenke leicht gebeugt. AF: Spannungsaufbau des Rumpfes. Becken in kleinen Bewegungen kippen und wieder aufrichten.
Zielsetzung: Erlernen der Beckenkippbewegung im Stand.

▼ *Abbildungen 29a, b.* 4. Übung. AG: Einseitiger Kniestand. AF: Die LWS wird in physiologischer Lordose gehalten. Kleines Gewicht unter Beibehaltung der lordotischen LWS dicht an den Körper nehmen und auf die Ferse zurücksetzen.
Zielsetzung: Erlernen von Alltagsbewegungen im Kniestand.

28

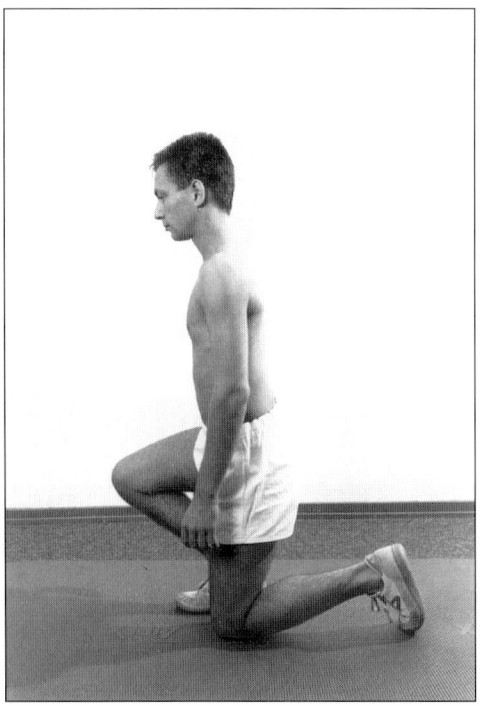

29a

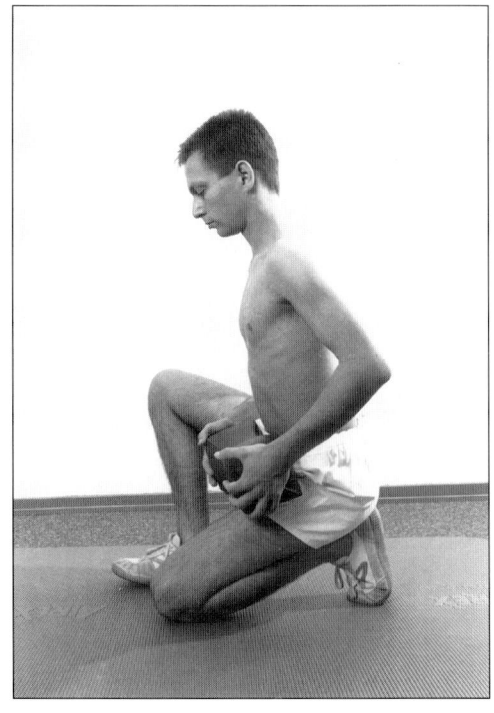

29b

80

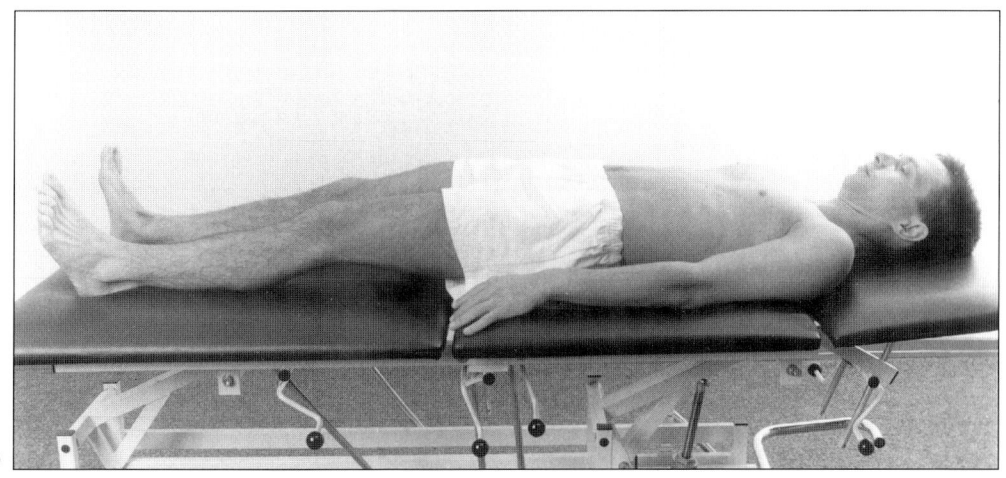

30

Abbildung 30. 5. Übung. AG: Rückenlage. Die LWS wird in leichter Lordose unterlagert. AF: Bauch-, Gesäß- und Beinmuskulatur isometrisch anspannen, die Übung kann auch in Bauchlage durchgeführt werden.
Zielsetzung: Kräftigung der genannten Muskelgruppen.

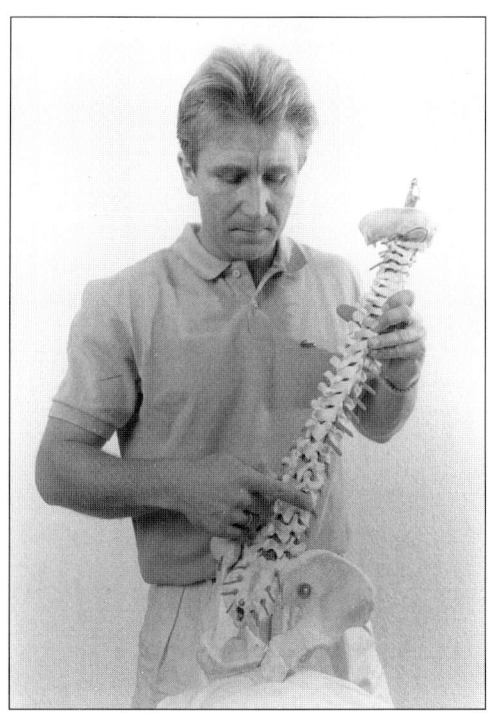

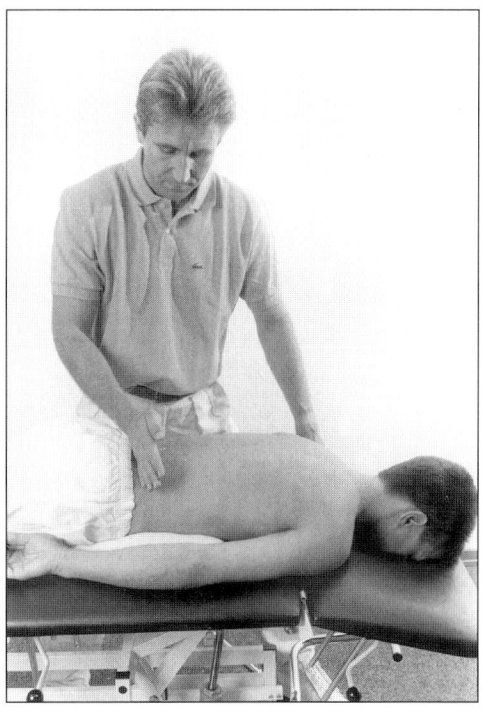

31a

31b

Abbildungen 31a, b. 6. Übung. AG: Bauchlage, ggf. mit Unterpolsterung. AF: Therapeut gibt fazilitie-renden Druck gegen Querfortsatz (etwas entfernt vom Schmerzsegment beginnend). Bemerkung: Dem Rotationsimpuls muß aktiv geantwortet werden, die Bewegung in Rotation soll nicht tatsächlich erfolgen!

81

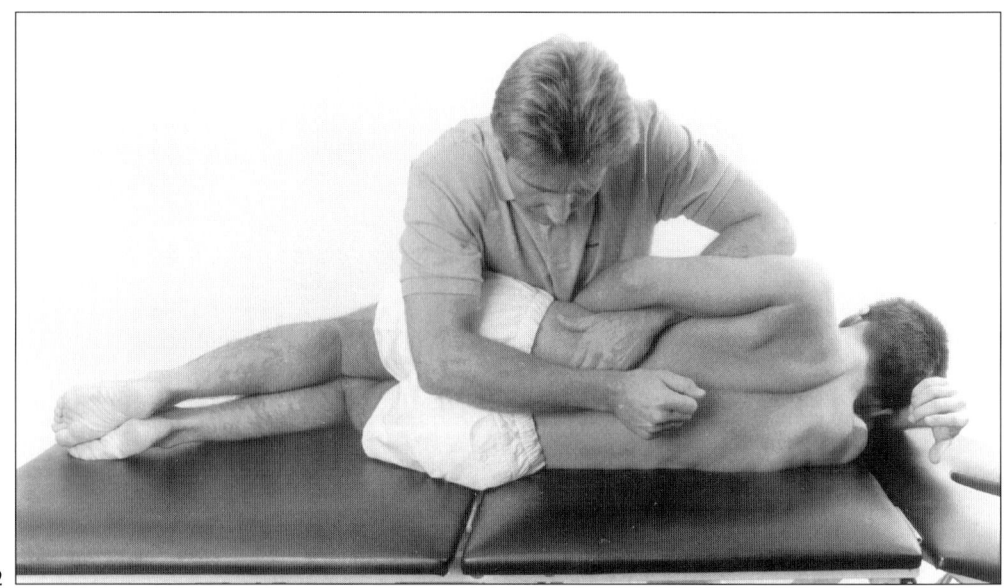

32

Abbildung 32. 7. Übung. AG: Patient liegt in Seitenlage, dem Therapeuten zugewandt. Taillendreieck des Patienten unterlagern. AF: Therapeut gibt Traktionsimpuls gegen Sakrum des Patienten in kaudaler Richtung. Patient bekommt Übungsauftrag, gegen den Impuls anzuspannen. Impuls langsam auf- und abbauen!

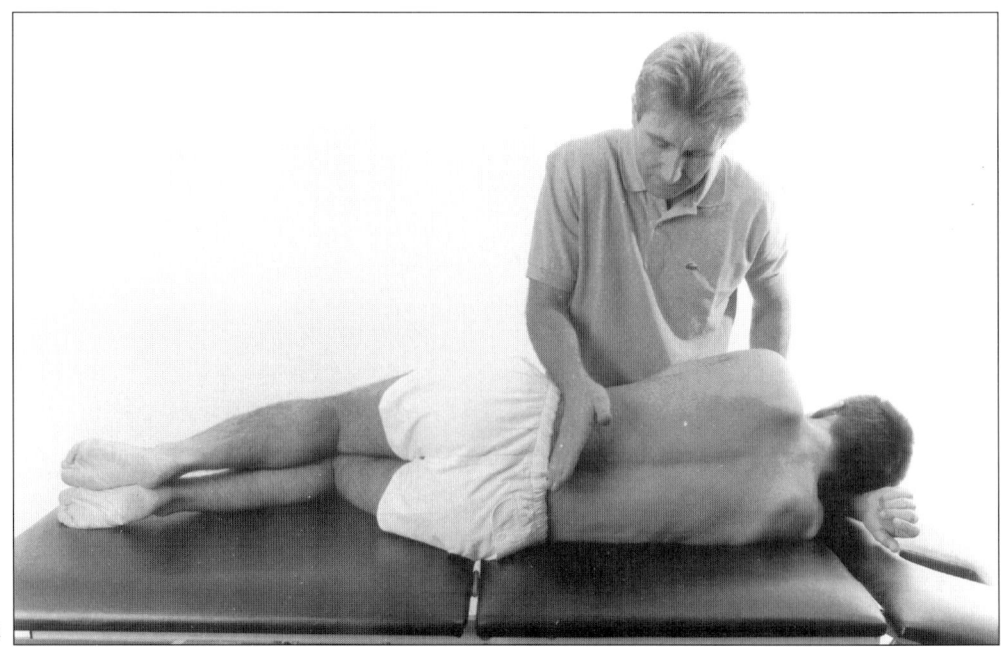

33

Abbildung 33. 8. Übung. AG: Seitenlage wie vorher. AF: Rotationsimpuls wie vorher bei Übung 6 in Bauchlage.

82

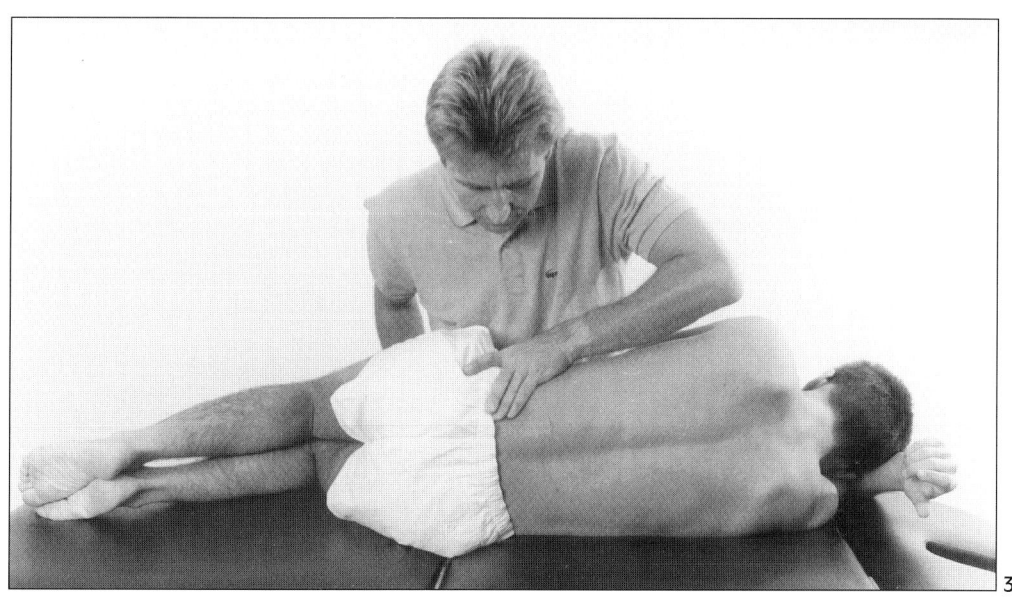

Abbildung 34. 9. Übung. AG: Seitenlage wie vorher. AF: Therapeut gibt Druck gegen Beckenkamm in kaudaler Richtung. Patient soll gegen den Druck gegenhalten. Keine Beckenseitneigung zulassen.

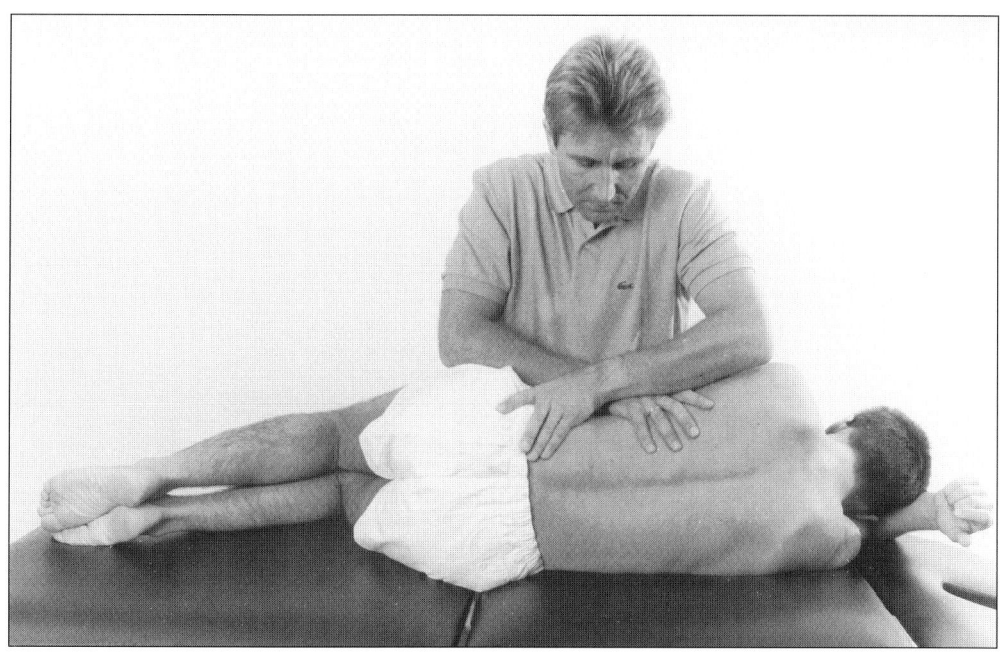

Abbildung 35. 10. Übung. AG: Seitenlage wie vorher. AF: Als Steigerung zur vorgenannten Übung wird mit überkreuzten Armen jetzt Widerstand gegen den Beckenkamm und den Rippenbogen gegeben.

83

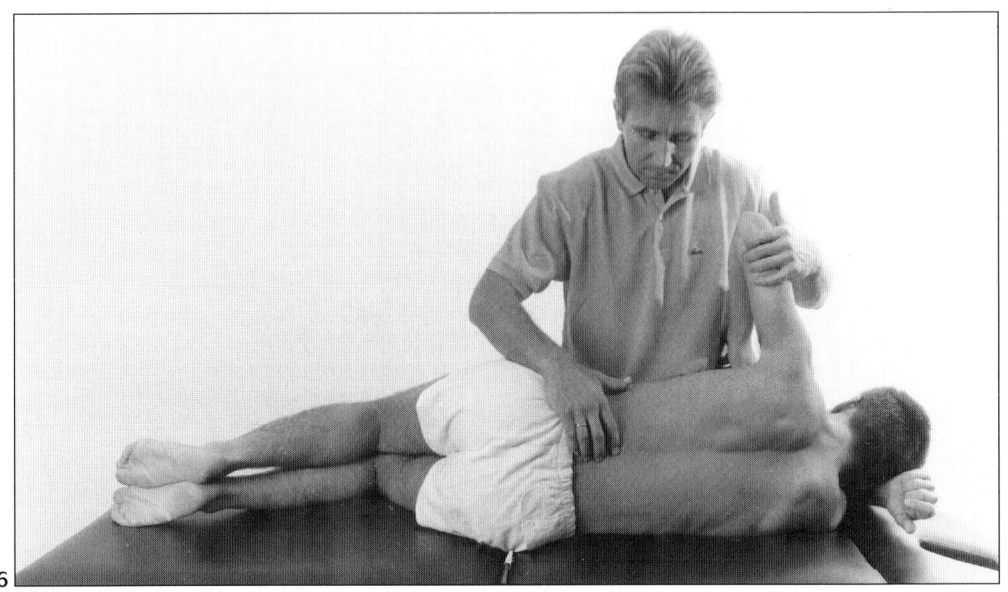

Abbildung 36.   11. Übung. AG: Seitenlage wie vorher. AF: Spannungsaufbau. Therapeut gibt Rotationsimpuls über abduzierten Ellenbogen. Patient verhindert Rotation in der LWS. Palpationskontrolle.

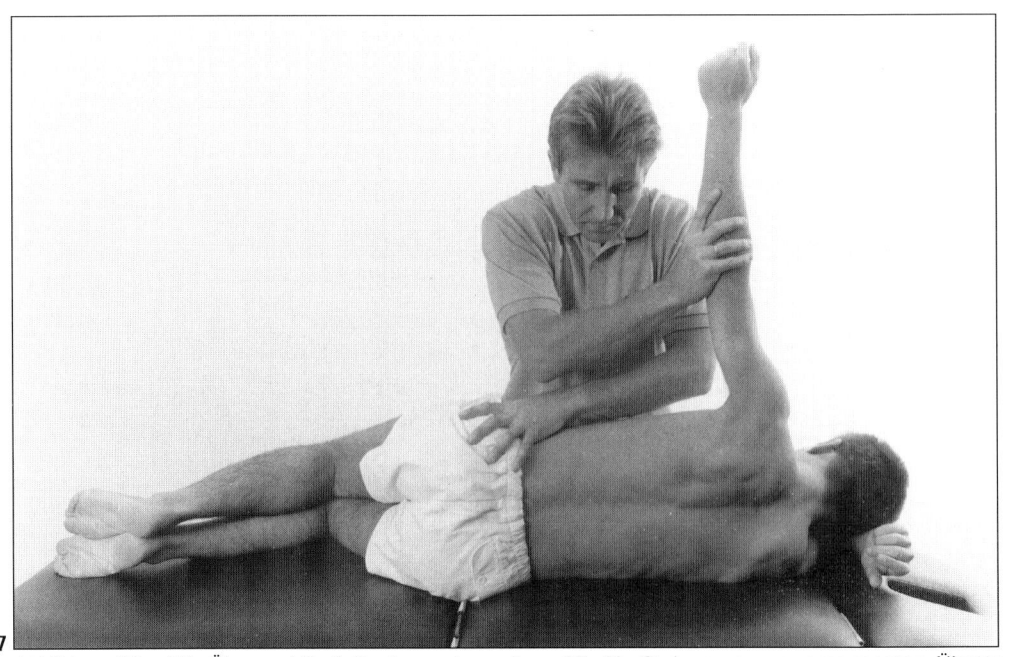

Abbildung 37.   12. Übung. AG: Seitenlage wie vorher. AF: Als Steigerung zur vorgenannten Übung Widerstand gegen Beckenkamm nach kaudal und gestreckten Arm nach kranial.

84

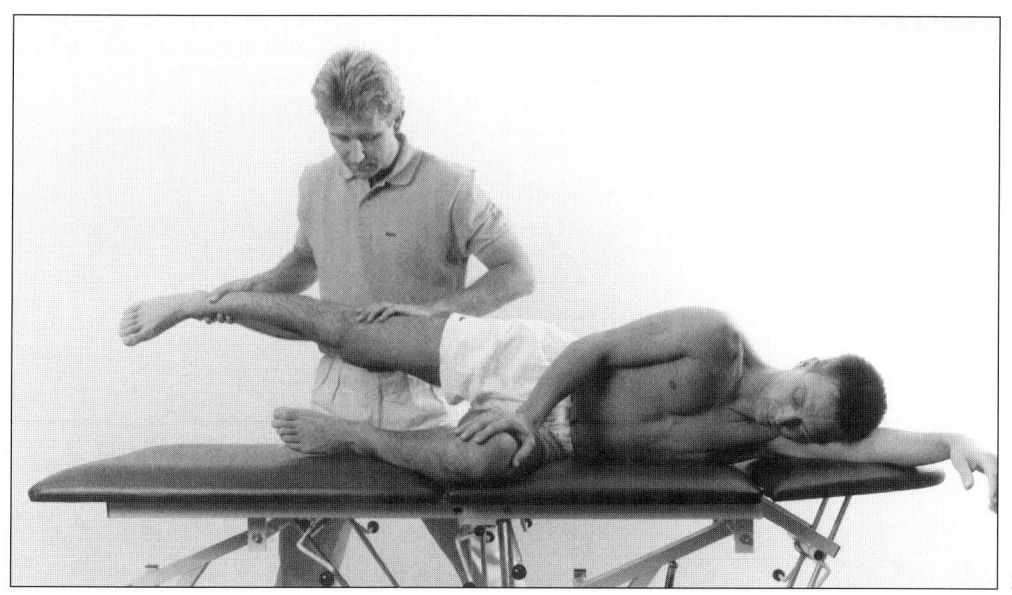

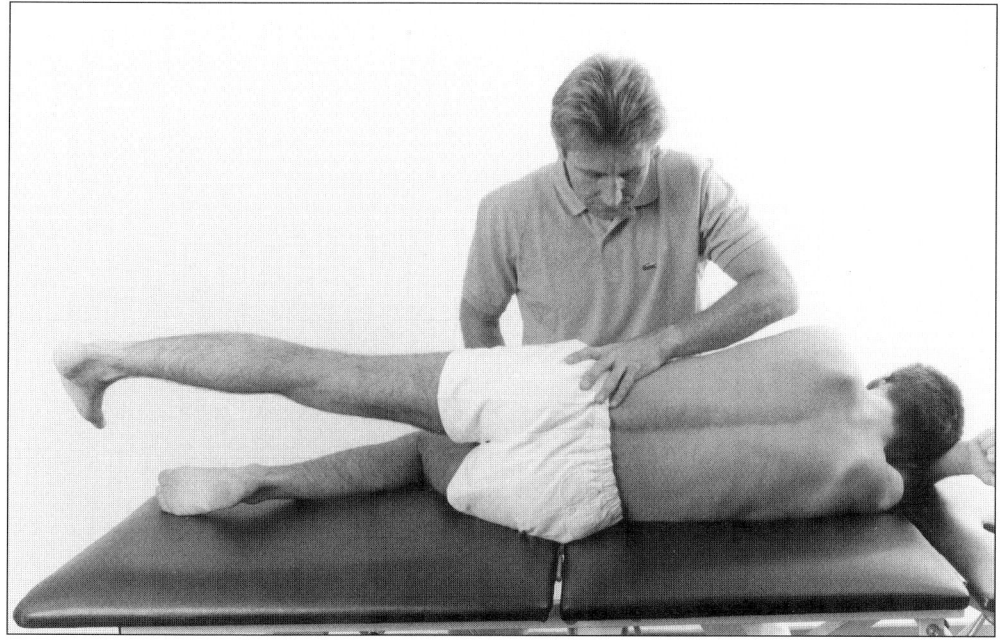

38a

38b

Abbildungen 38a, b. 13. Übung. AG: Seitenlage. Therapeut steht zum Rücken des Patienten, das unten liegende Bein wird rechtwinkelig in Hüfte und Knie gebeugt. AF: Spannungsaufbau mit Anheben des gestreckten Beines, dabei Innenrotation. Anmerkung: Zu Beginn kann Therapeut unterstützen. Die Steigerung erfolgt durch entsprechend dosierte Widerstandsbewegung gegen den oben liegenden Beckenraum in kaudaler Richtung.

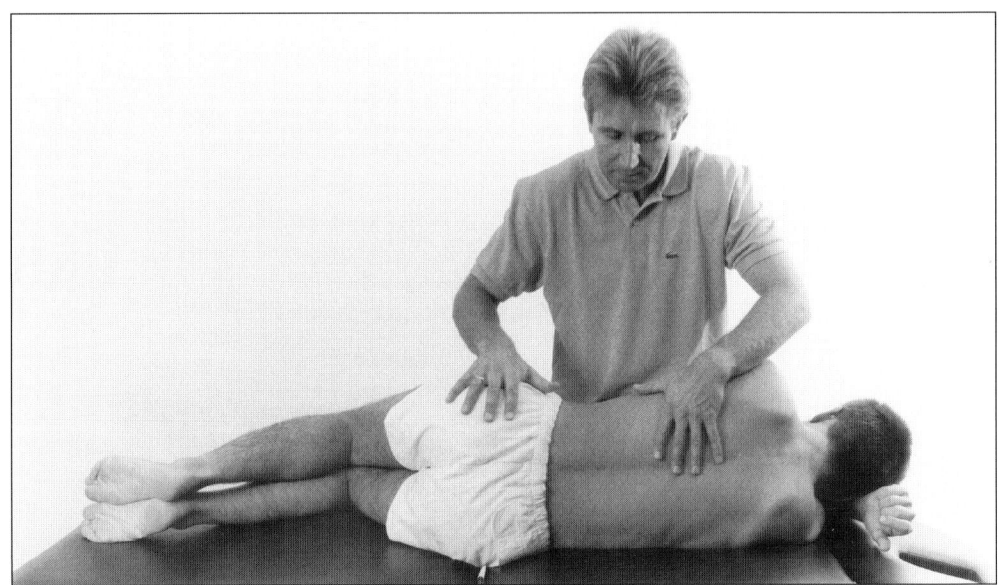

39a

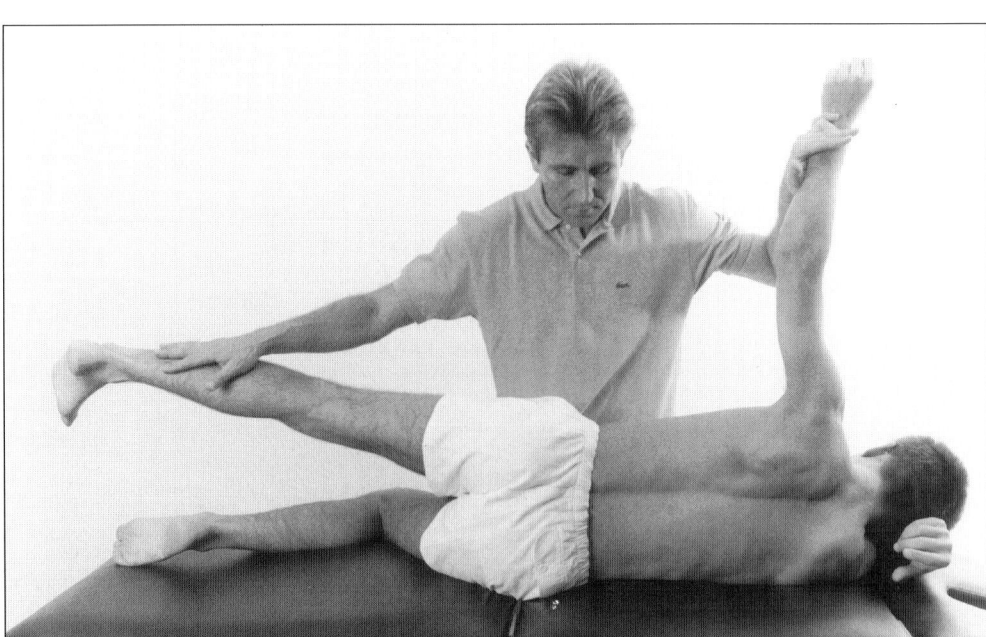

39b

Abbildungen 39a–c. 14. Übung. AG: Seitenlage. AF: Spannungsaufbau. Therapeut gibt gegen Schulter Widerstand zunächst in ventrale und mit der anderen Hand Widerstand am Becken in dorsale Richtung, später umgekehrt (Rotationsimpuls). Patient hält dagegen. Als Steigerung wird der Widerstand statt an der Schulter am gebeugten Arm, später am gestreckten Arm, schließlich auch am gestreckten Bein gegeben. Die rechte Hand tastet, ob Rotationsimpuls in der LWS stabilisiert werden kann.

86

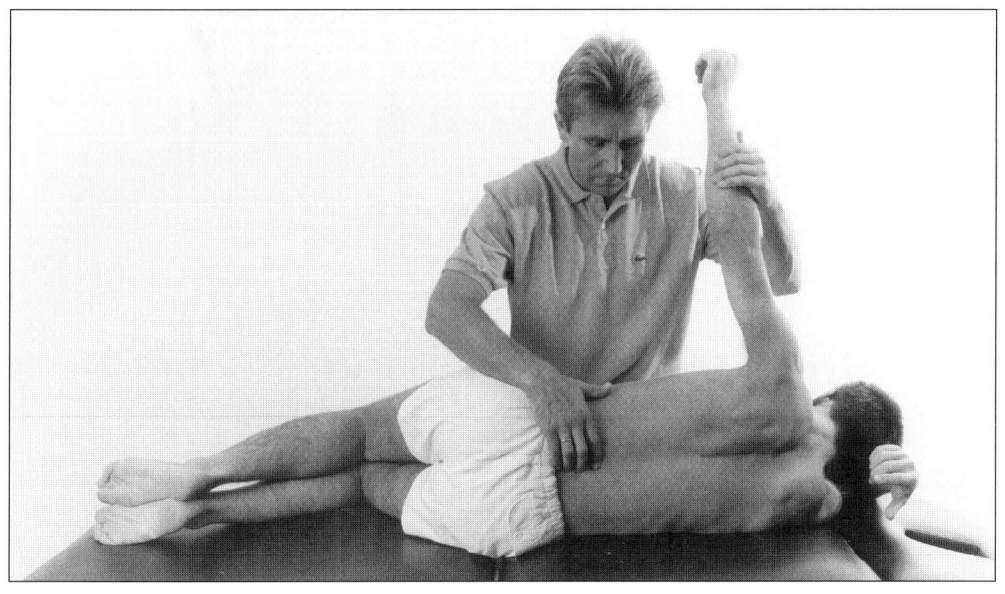

39c

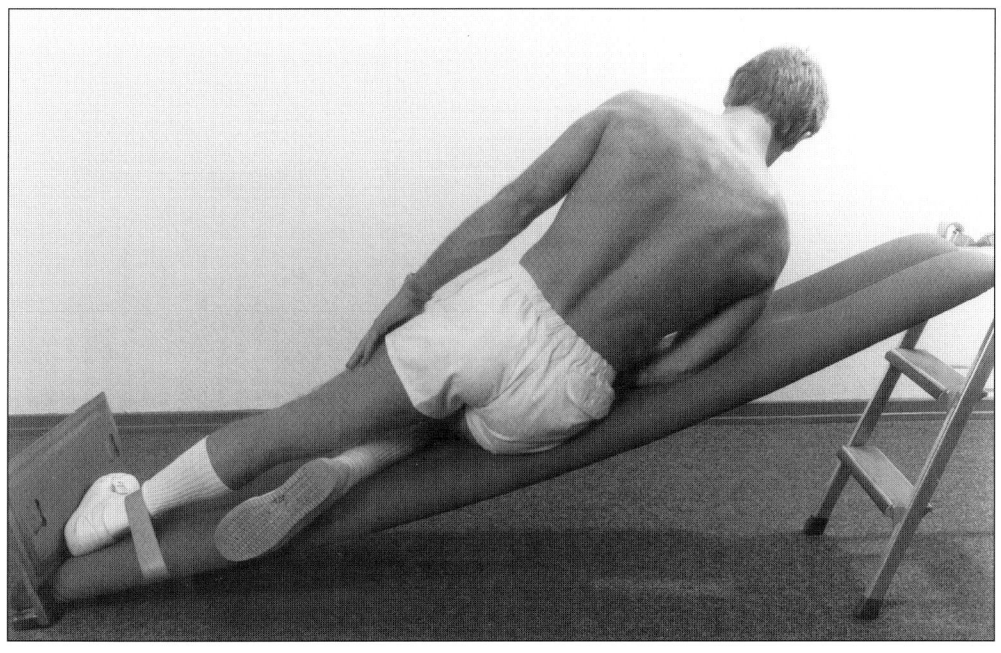

40

Abbildung 40. 15. Übung. AG: Patient liegt auf schräger Ebene in Seitenlage. AF: Patient beugt unteres Bein. Dann zieht er unteres Taillendreieck ein. Therapeut fixiert das ausgestreckte Bein mit Hand oder Gurt. Patient baut Spannung auf und hebt den Oberkörper leicht ab, wobei Wirbelsäule und Kopf eine Gerade bilden. Steigerung: Zunehmend Horizontalstellung der schrägen Ebene.

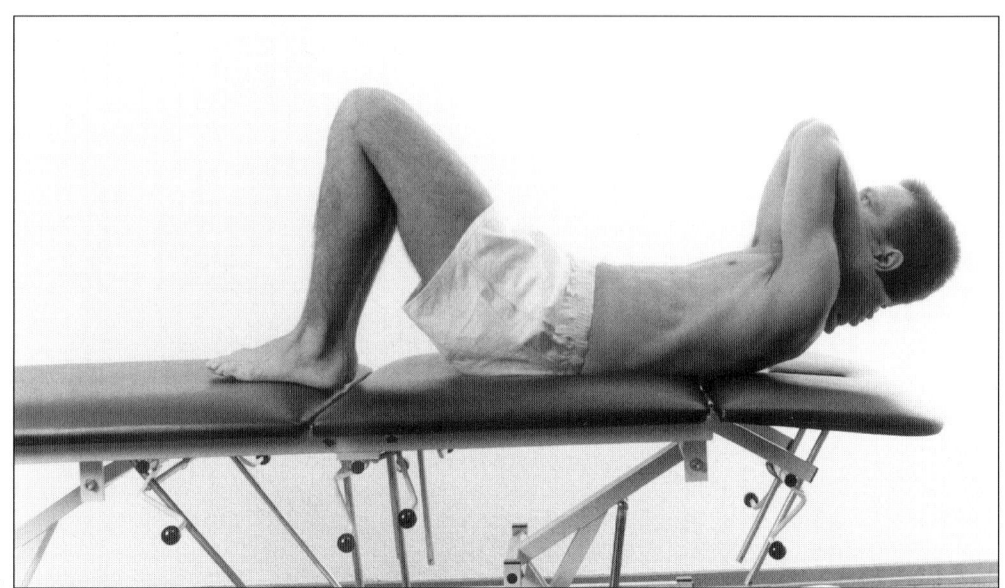

41a

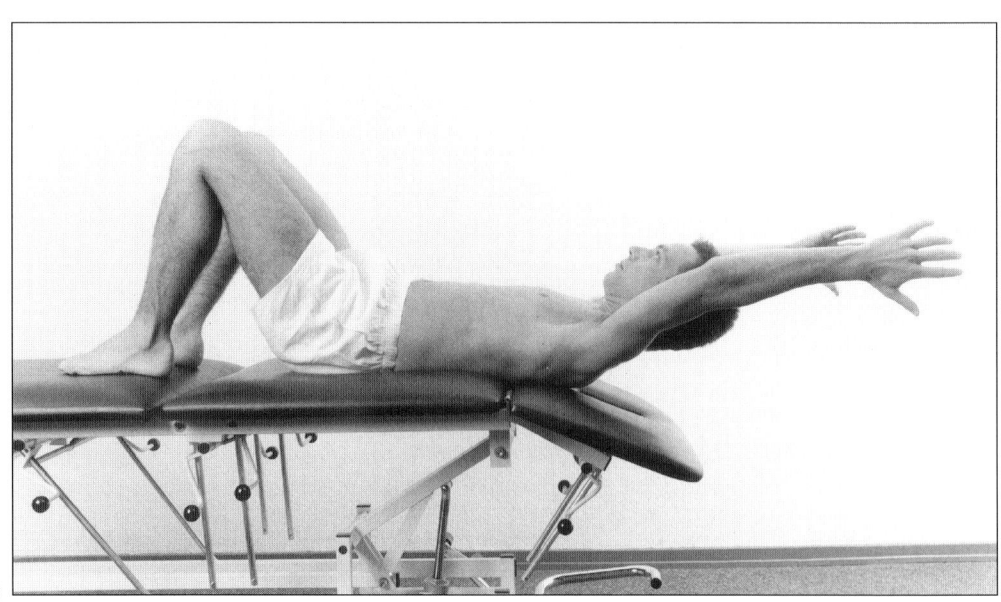

41b

Abbildungen 41a, b. 16. Übung. AG: Rückenlage, Kniegelenk gebeugt. AF: Hände im Nacken falten, Bauchmuskulatur anspannen, Sternum nach oben schieben bis die Schulterblätter sich von der Unterlage abheben. Anmerkung: Keine Mitbewegung der LWS erlaubt. Als Steigerung die gleiche Übung mit nach kranial ausgestreckten Armen.

88

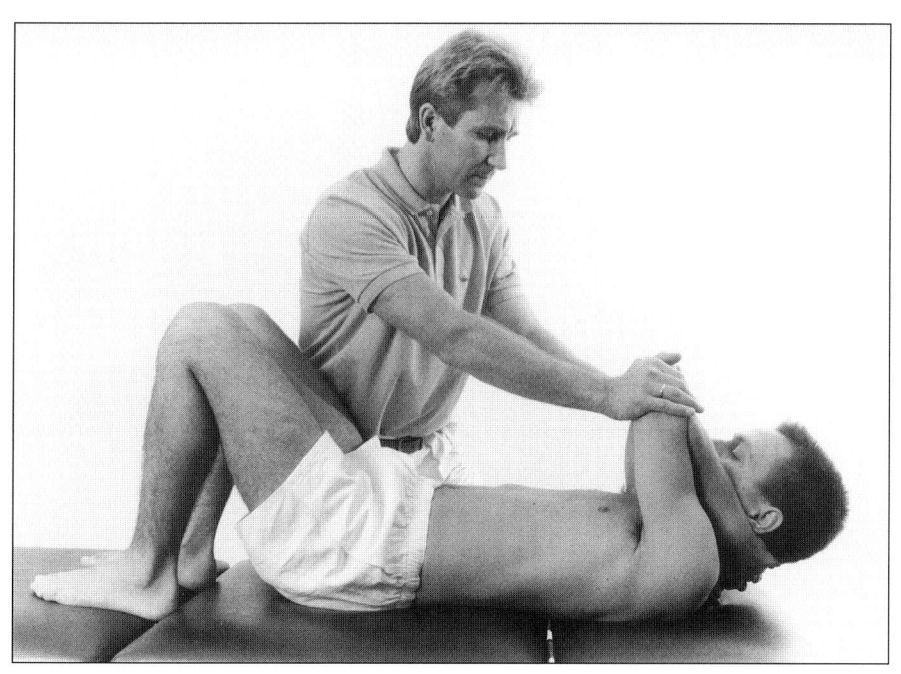

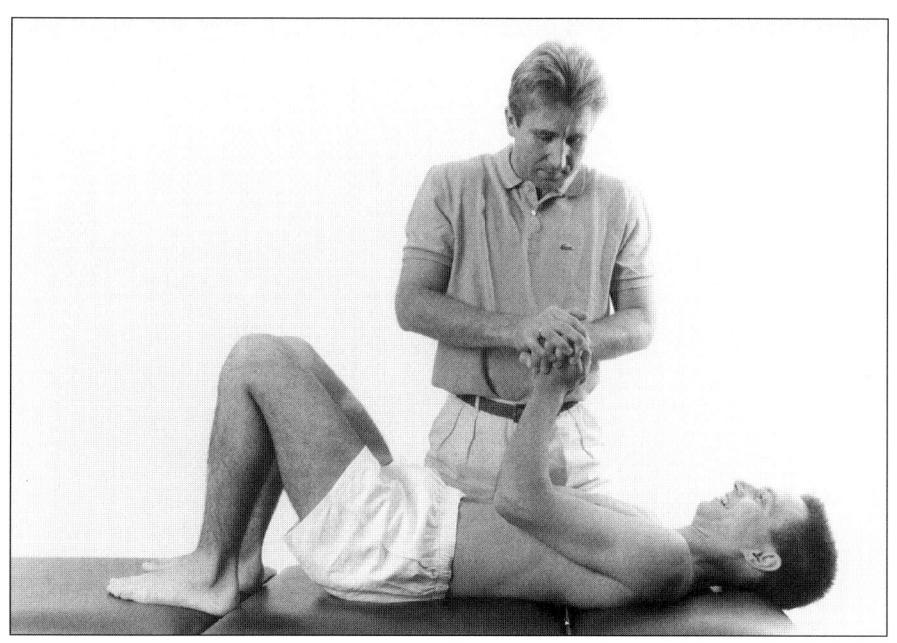

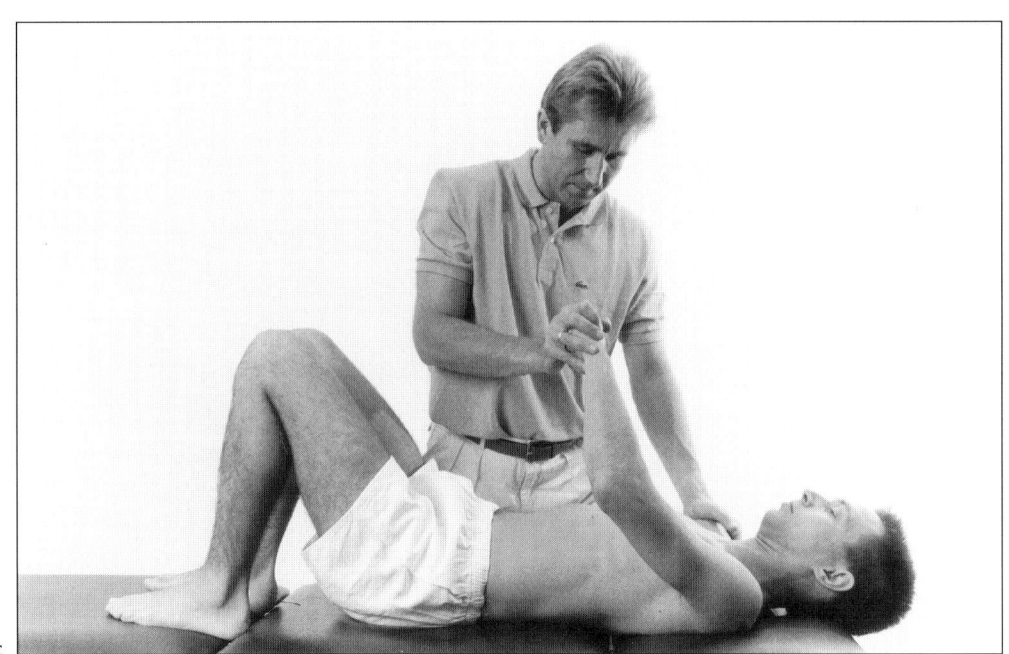

42c

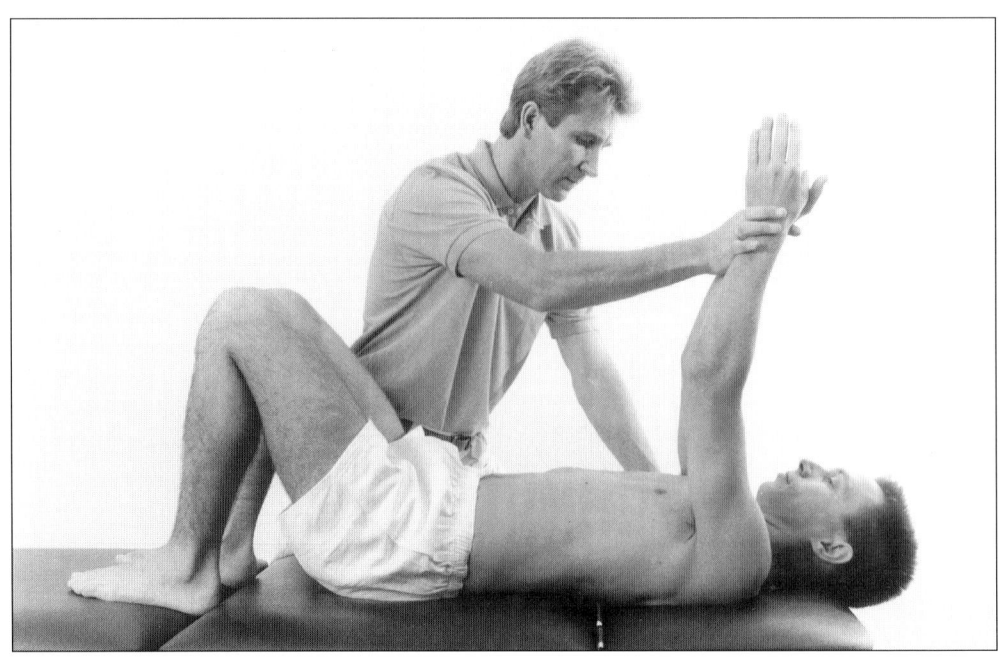

42d

90

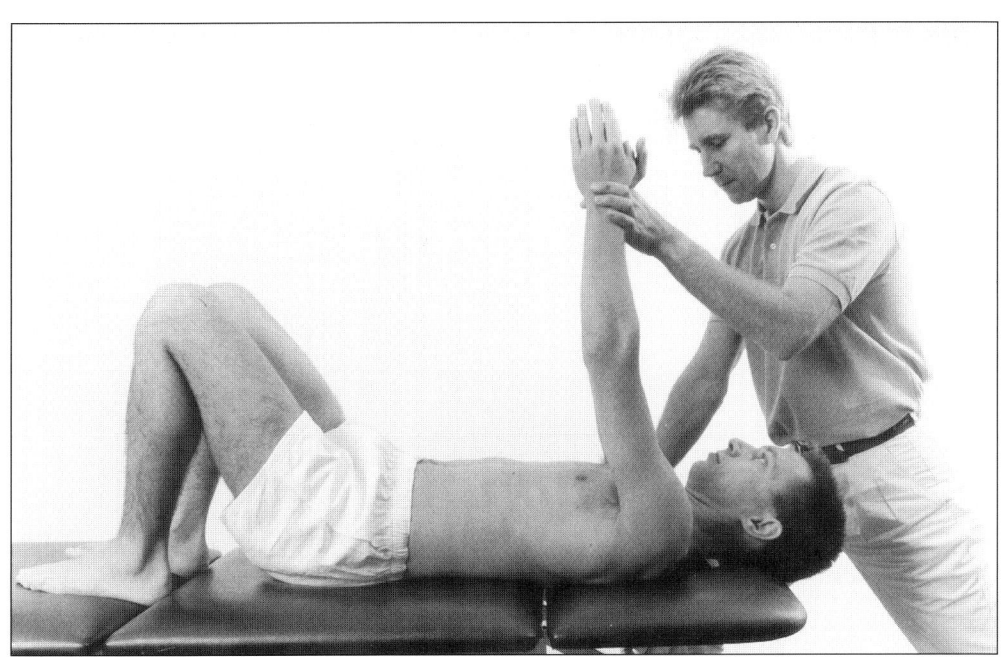

42e

Abbildungen 42a–e. 17. Übung. AG: Rückenlage wie vorher. AF: Therapeut gibt nach Spannungsaufbau der Bauchmuskulatur Widerstand gegen gebeugte Ellenbogen nach kranial. Varianten: Im PNF-Muster mit leichter Widerstandsgebung üben, schließlich Widerstand gegen ausgestreckte Arme, ggf. auch hier im PNF-Muster.

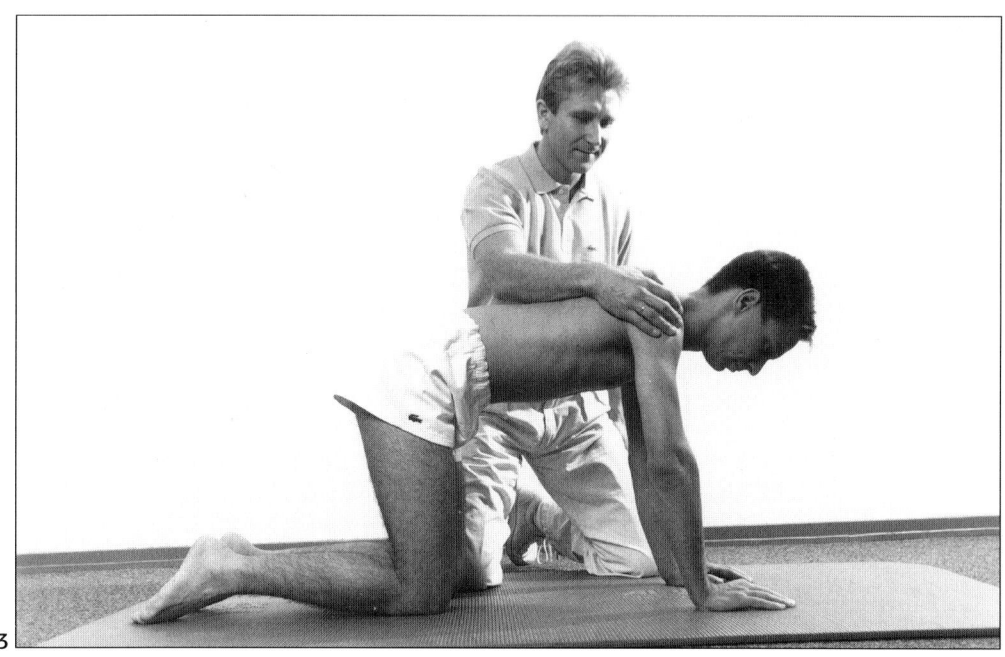

Abbildung 43. 18. Übung. AG: Vierfüßlerstand. AF: Spannungsaufbau. Therapeut gibt seitlichen Druck gegen Schulterpartie oder gegen Beckenpartie oder in Kombination. Patient hält dagegen.

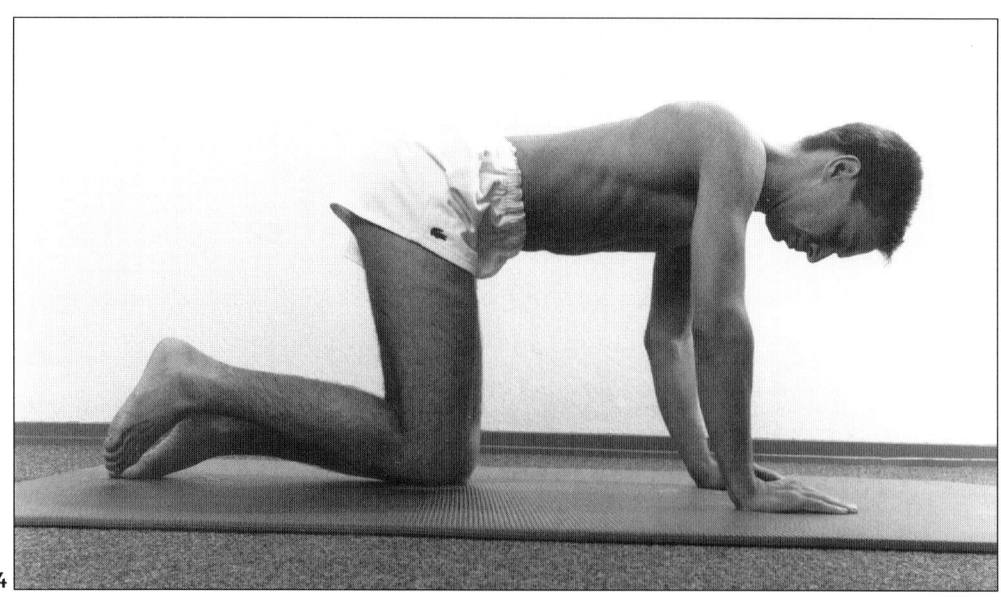

Abbildung 44. 19. Übung. AG: Vierfüßlerstand wie vorher. AF: Patient hebt ein Knie von der Unterlage ab, dabei bleiben Rücken und Halswirbelsäule gerade.
Zielsetzung: Funktionelles Bauchmuskeltraining.

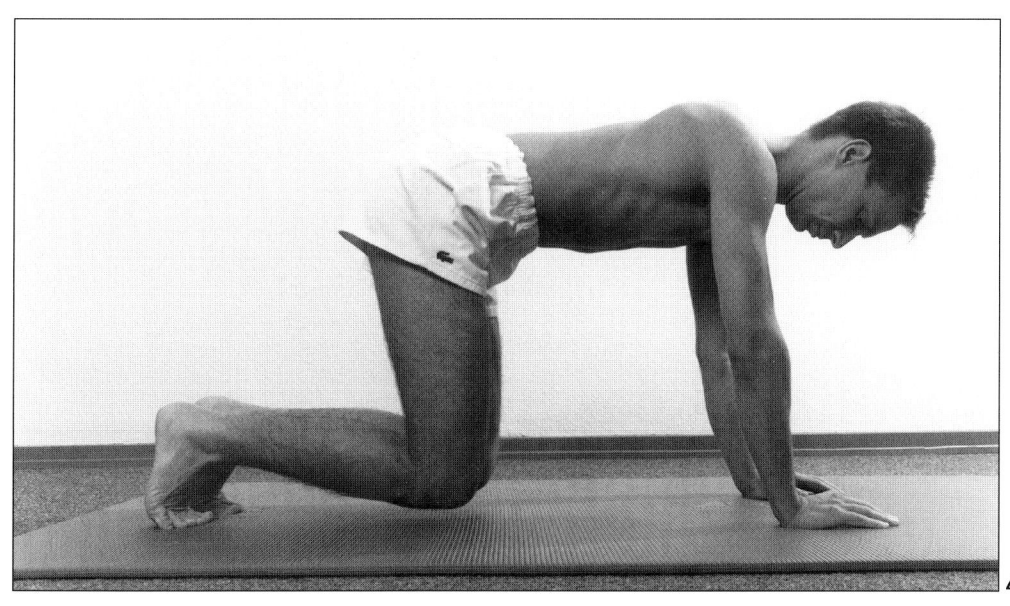

Abbildung 45. 20. Übung. AG: Vierfüßlerstand. AF: Spannungsaufbau. Rücken- und Halswirbelsäule sind gerade, jetzt werden beide Knie leicht von der Unterlage abgehoben. Patient steht auf Händen und Zehengrundgelenken.

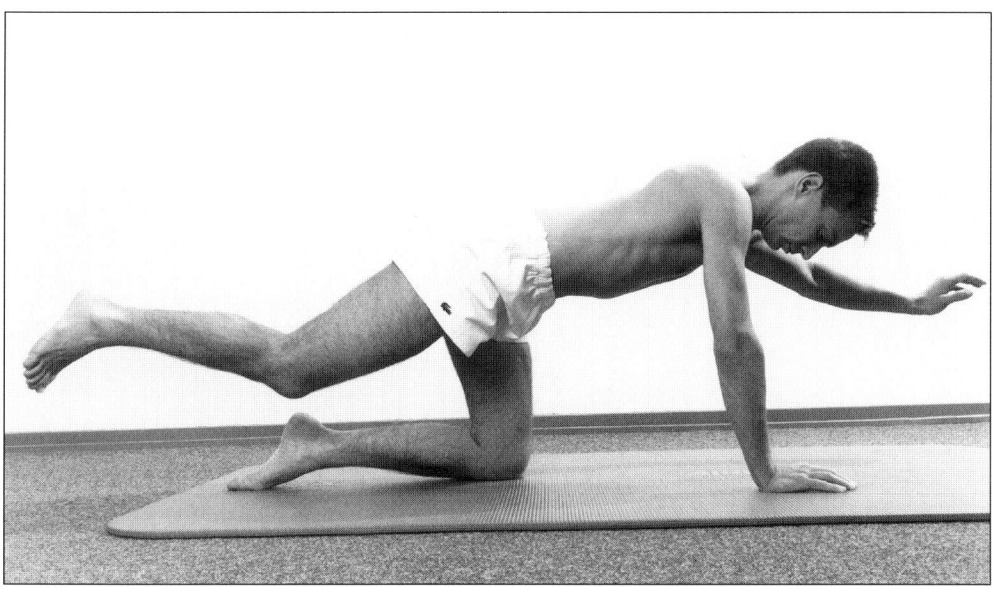

Abbildung 46. 21. Übung. AG: Vierfüßlerstand. AF: Nach Spannungsaufbau Ausstrecken der diagonalen Extremitäten, dabei auf Beibehaltung der Streckhaltung des Rumpfes achten. Während der Übungen weiteratmen.

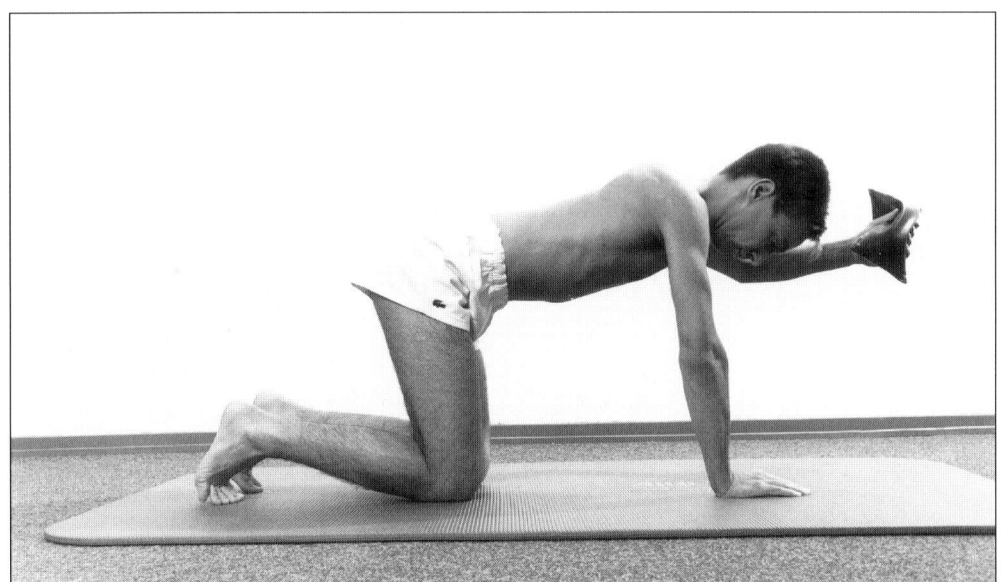

47a

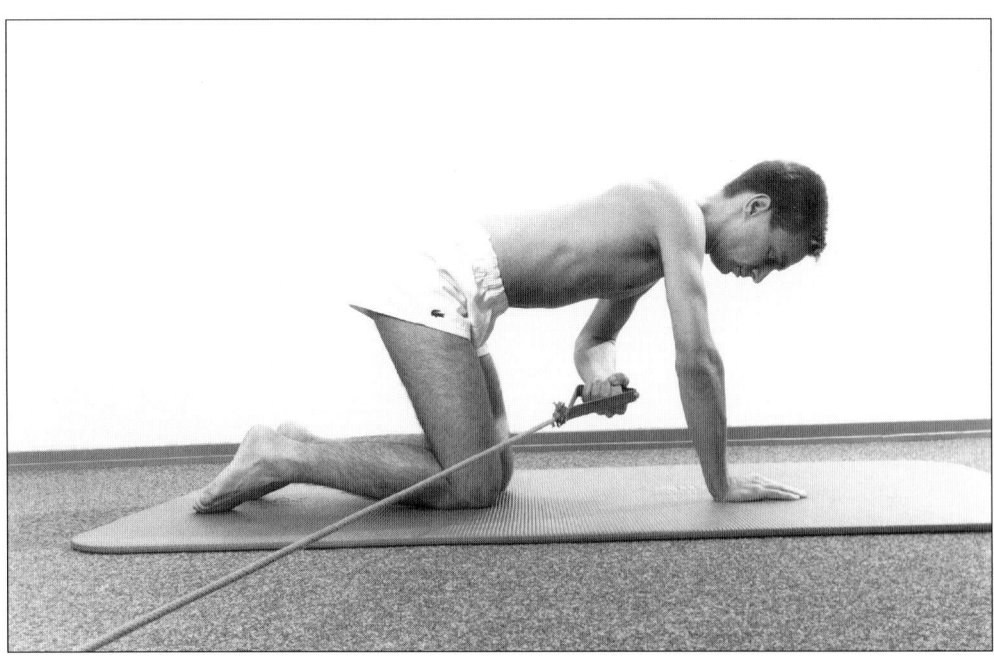

47b

Abbildungen 47a, b. 22. Übung. AG: Vierfüßlerstand. AF: Spannungsaufbau. Kleines Gewicht am ausgestreckten Arm mit kleinen Bewegungen im Schultergelenk in verschiedenen Richtungen ausführen. In gleicher Ausgangsstellung am Zuggerät unter Beibehaltung der LWS-Stabilität mit kleinen Zuggewichten in verschiedenen Richtungen arbeiten.

94

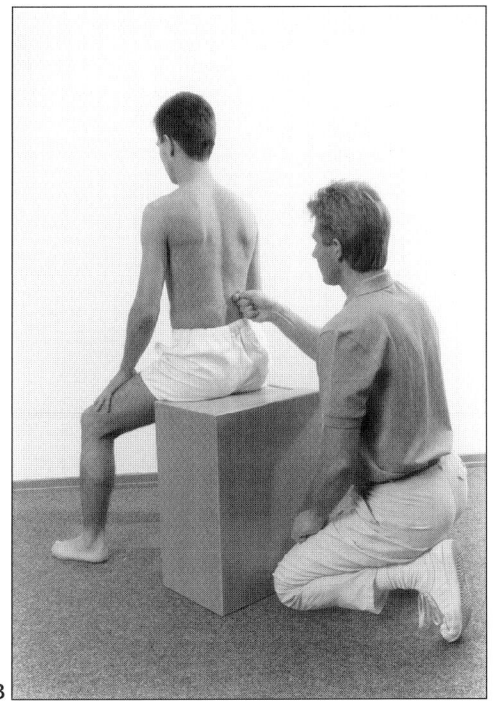

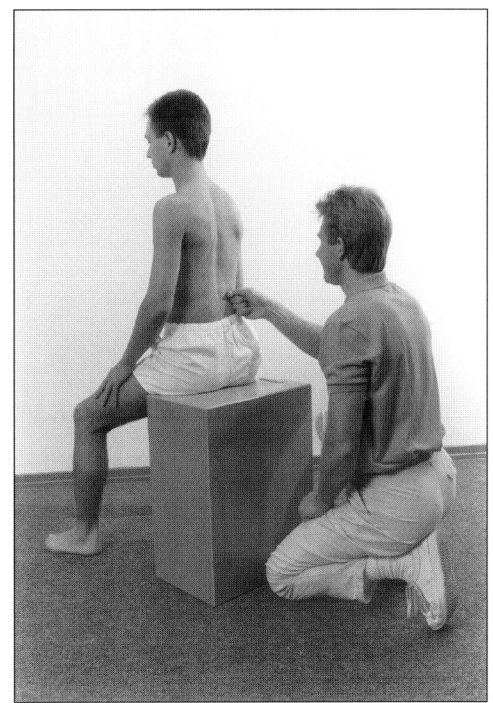

Abbildung 48. 23. Übung. AG: Sitz auf erhöhtem Hocker oder auf Behandlungsliege. AF: Spannungsaufbau. Therapeut gibt bei eingenommener physiologischer Lordose leichten Widerstand gegen Querfortsatz einseitig.

Abbildung 49. 24. Übung. AG: Sitz wie vorher. AF: Spannungsaufbau. Patient fixiert betreffendes lumbales Segment und dreht den Oberkörper etwas, ohne dieses Segment mitzubewegen. Therapeut kontrolliert.

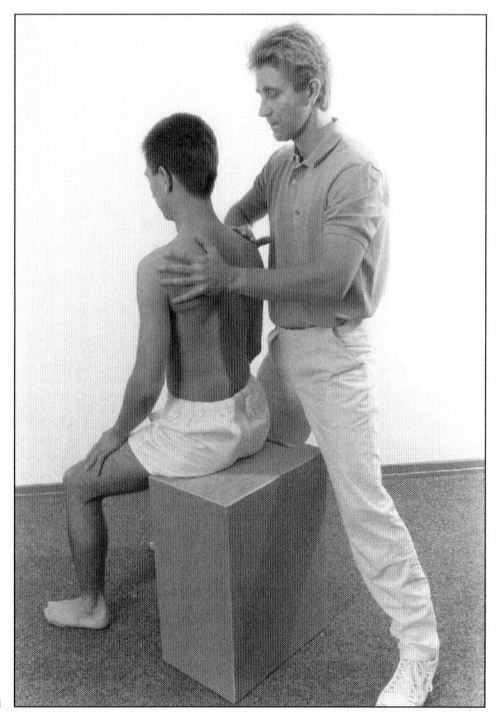

50a

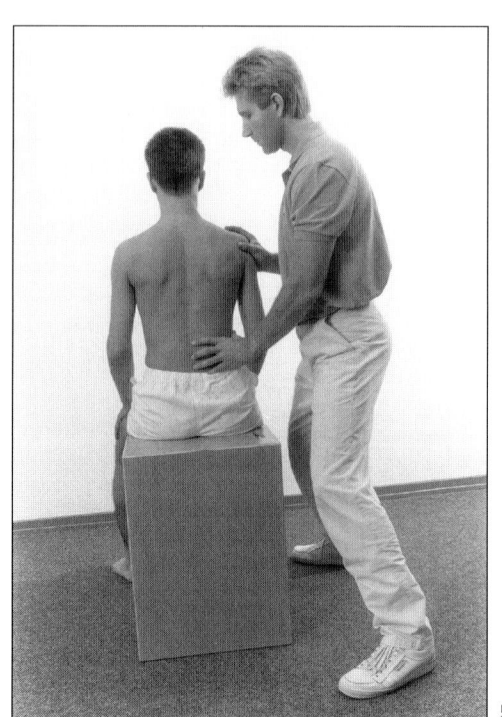

50b

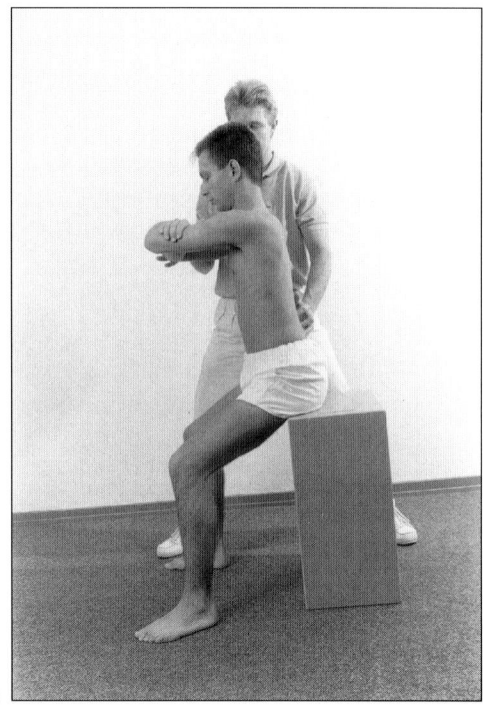

50c

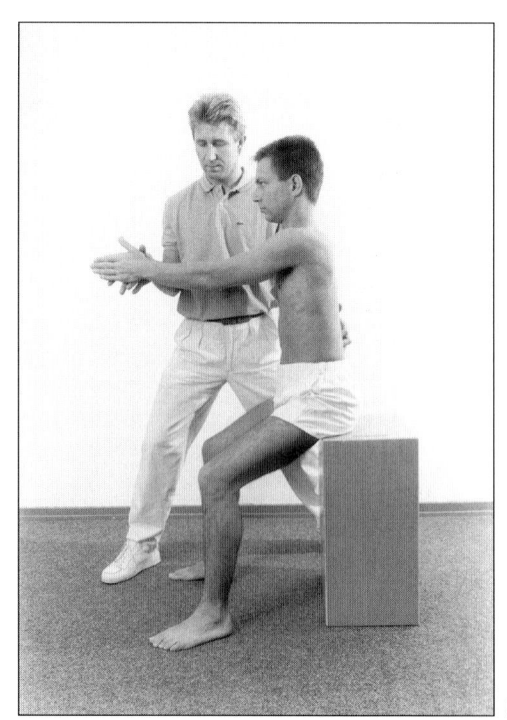

50d

96

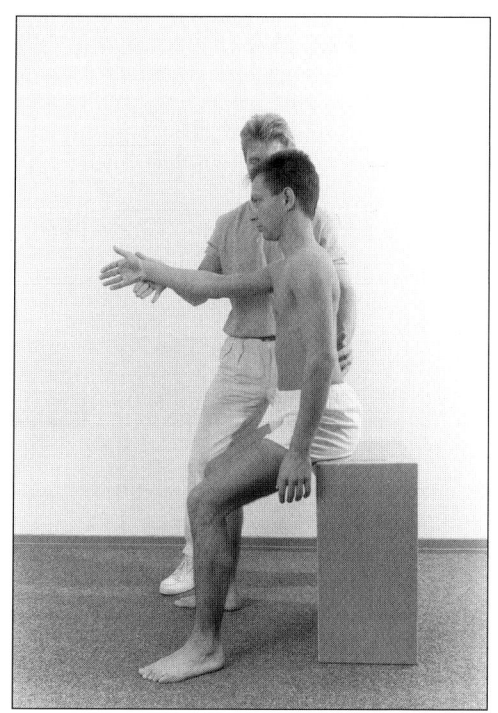

50e

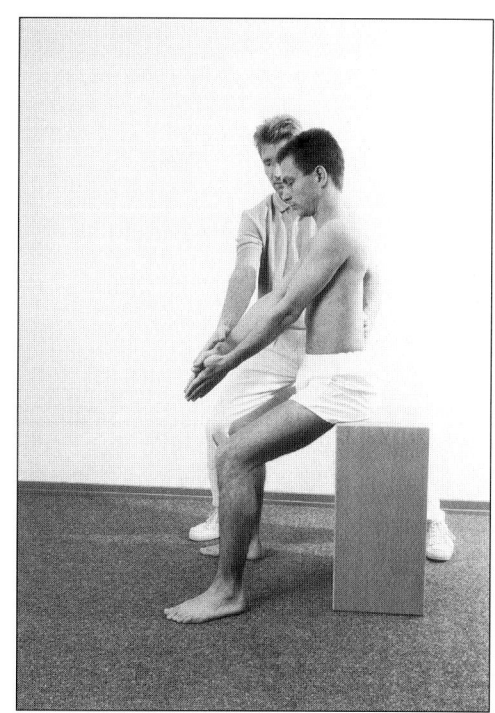

50f

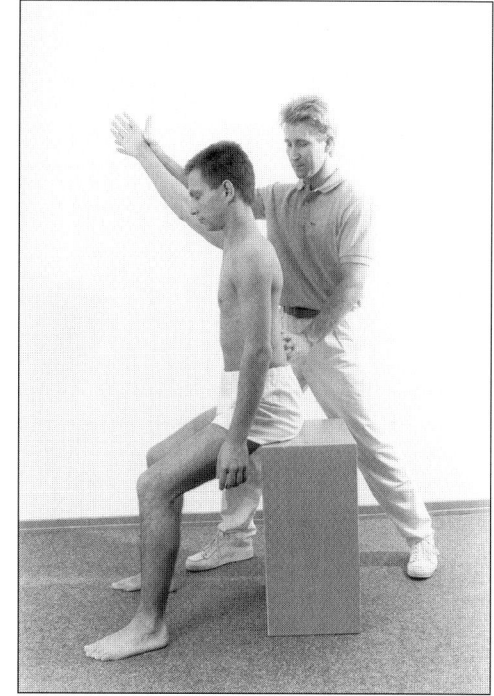

50g

Abbildungen 50a–g. 25. Übung. AG: Sitz wie vorher. AF: Spannungsaufbau. Therapeut gibt Widerstand von lateral gegen Brustkorb (Rotationsimpuls). Steigerung: Widerstand gegen Schulter, gegen Ellenbogen, gegen beide gestreckte Arme, gegen einen gestreckten Arm.

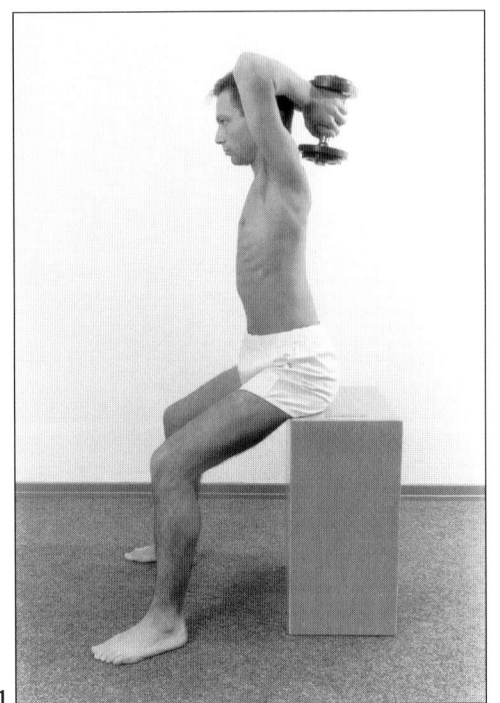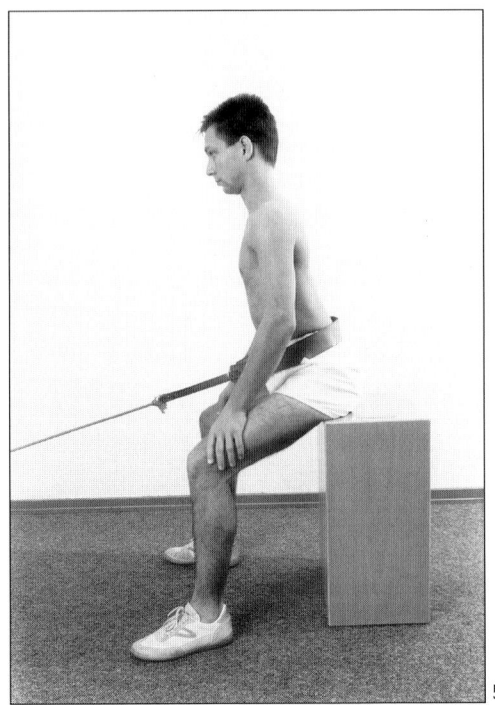

51

52

Abbildung 51. 26. Übung. AG: Sitz wie vorher. AF: Spannungsaufbau, LWS in physiologischer Lordose beibehalten. Beide Hände fassen zunächst kleines Gewicht und strecken es nach hinten zum Rücken. Arme jetzt beugen und strecken.

Abbildung 52. 27. Übung. AG: Sitz wie vorher. AF: Zugschlinge von vorne nach hinten bewegen, dabei nur das Hüftgelenk als Achse benutzen. Die LWS behält ihre physiologische Lordose bei.

98

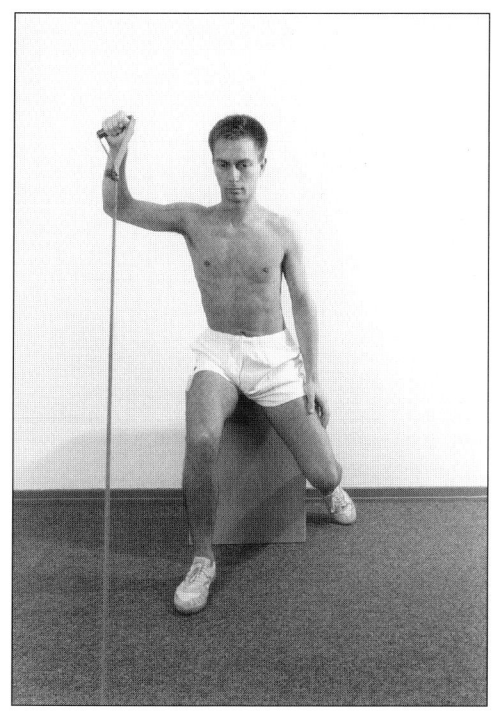

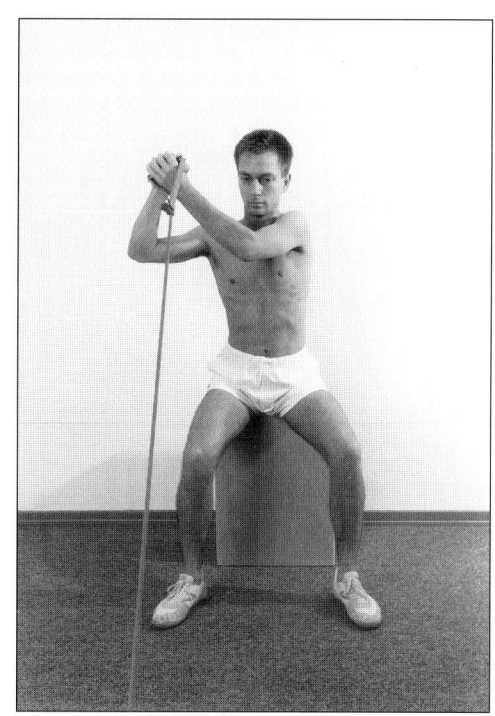

53a

53b

Abbildungen 53a, b. 28. Übung. AG: Sitz wie vorher. Ggf. ein Bein stärker gebeugt aufsetzen. AF: Spannungsaufbau. Mit dem Zuggerät zunächst sehr kleine Gewichte erst mit einem oder mit beiden Armen in verschiedene Richtungen unter Beibehaltung der Stabilität der LWS bewegen. Ggf. PNF-Muster einhalten.

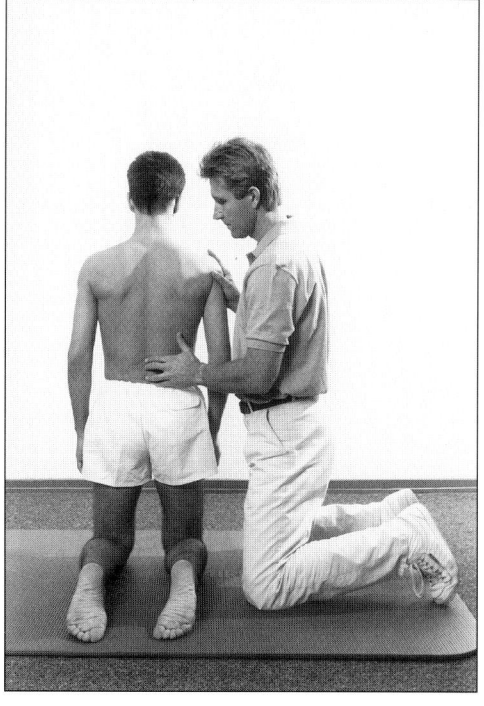

Abbildung 54. 29. Übung. AG: Kniestand. AF:  Spannungsaufbau. Therapeut gibt Widerstand zunächst gelenknah am Thorax, dann an der Schulter, an den gebeugten Armen, schließlich an den gestreckten Armen im Sinne eines Rotationsimpulses. Gleiche Übungen können auch mit dem Zuggerät ausgeführt werden, stets auf Beibehaltung der Stabilität im Bereich der LWS achten.

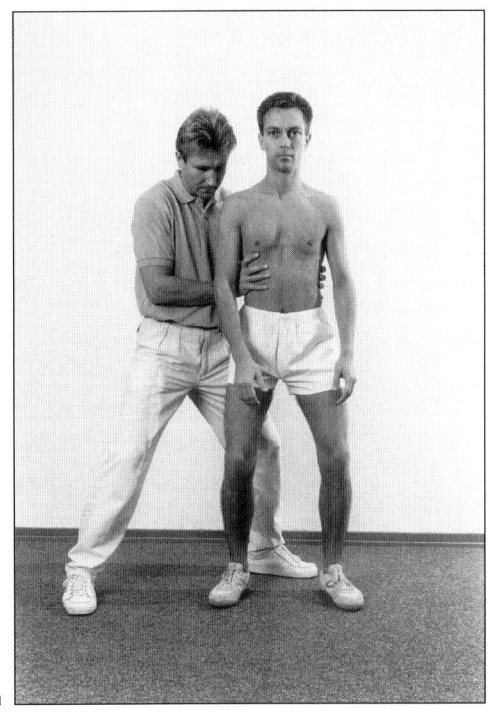

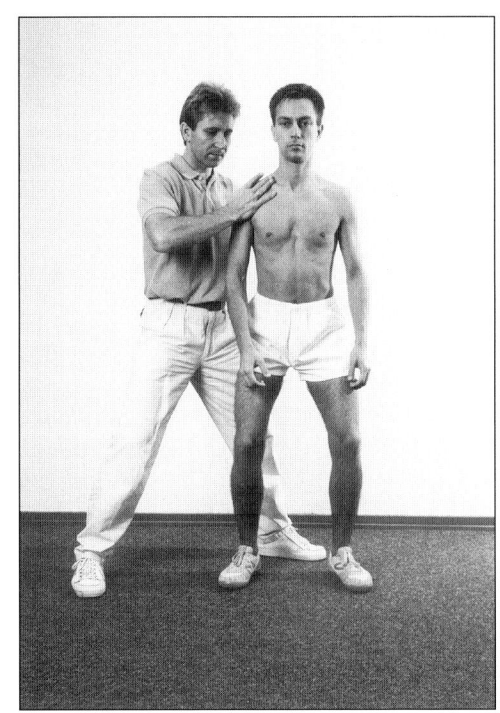

55a

55b

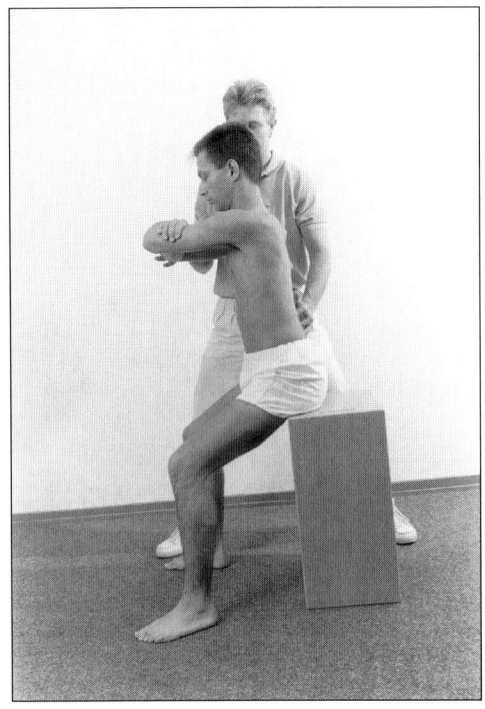

55c

Abbildungen 55a–c. 30. Übung. AG: Stand mit leicht flektierten Hüft- und Kniegelenken. AF: Spannungsaufbau. Patient fixiert betreffendes LWS-Segment und dreht Oberkörper etwas, ohne dieses Segment mitzubewegen, Therapeut kontrolliert. Steigerung: In gleicher Ausgangsstellung gibt der Therapeut Widerstand von lateral gegen Brustkorb (Rotationsimpuls), bei weiterer Steigerung gegen Schulter, gegen Ellenbogen, gegen gestreckte Arme bzw. einen gestreckten Arm.

Abbildungen 56a, b. 31. Übung. AG: Stand mit ▶ leicht flektierten Knie- und Hüftgelenken. AF: Spannungsaufbau. Patient zieht doppelarmig oder einseitig leichtes Gewicht am Zuggerät zum Körper hin, in Fortsetzung später beidseitig oder einseitig schräg nach oben. Stabilität der LWS beibehalten.

Abbildungen 57a, b. 32. Übung. AG: Patient steht mit linker Seite zum Zuggerät, breitbeinig in leichter Hüft- und Knieflexion. AF: Rechte Hand zieht in PNF (Flex/AR/Abd) bei vorherigem Spannungsaufbau. Die Übung kann ein- oder beidarmig ausgeführt werden.
Zielsetzung: Armkräftigung, Stabilisierung der LWS.

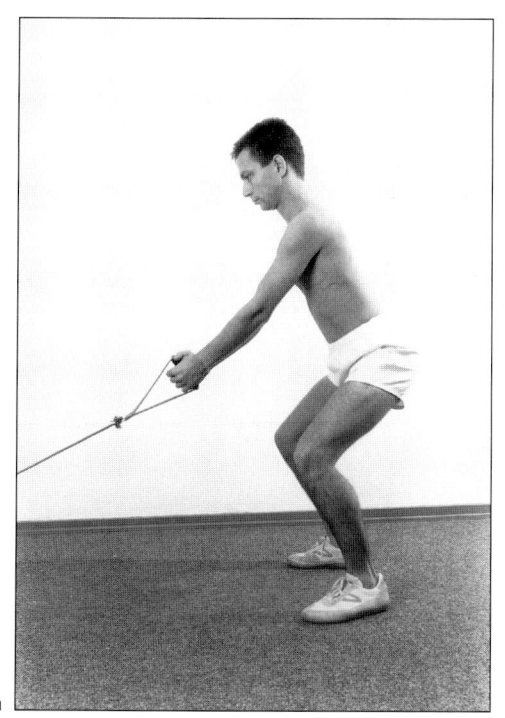

56a

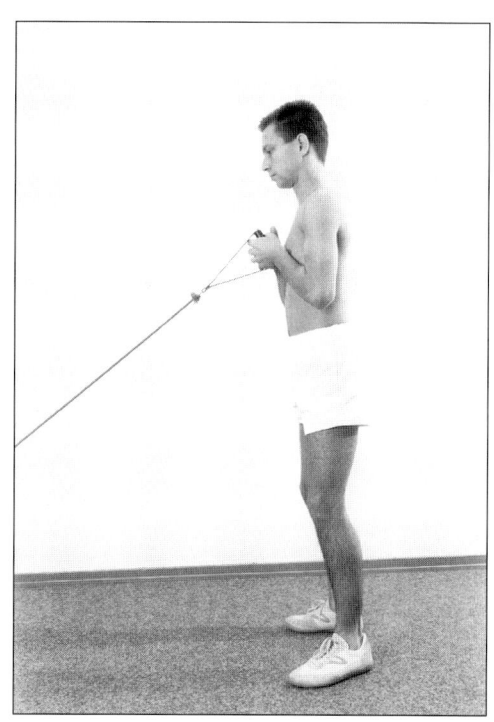

56b

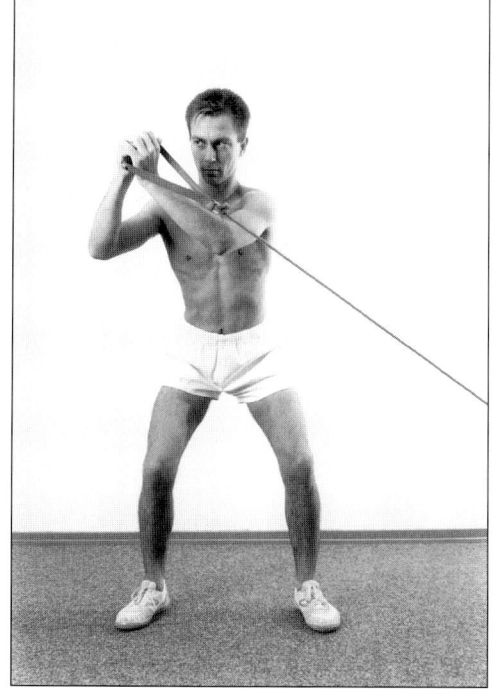

57a

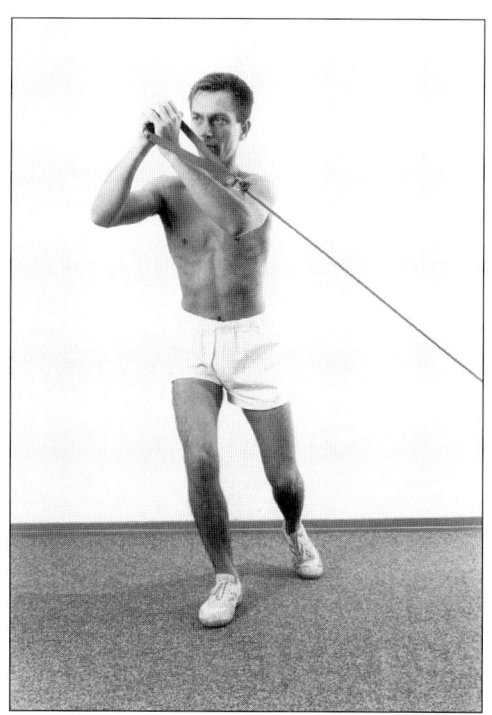

57b

101

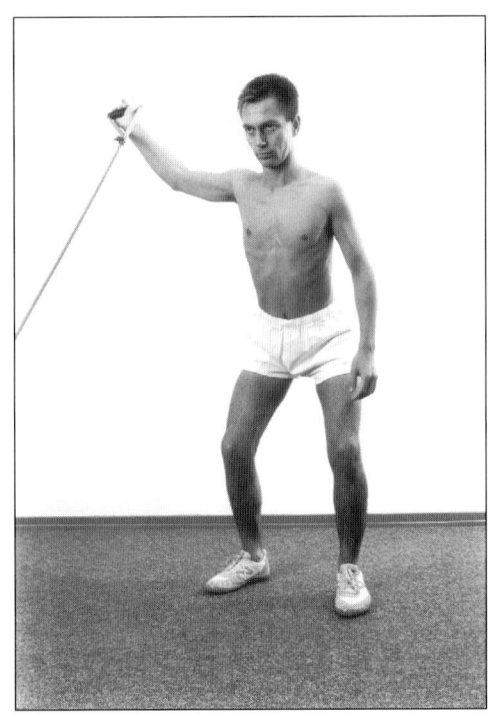

58

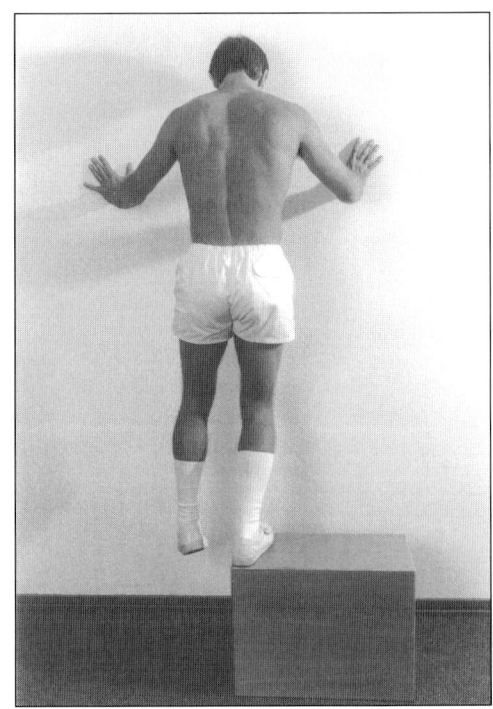

60

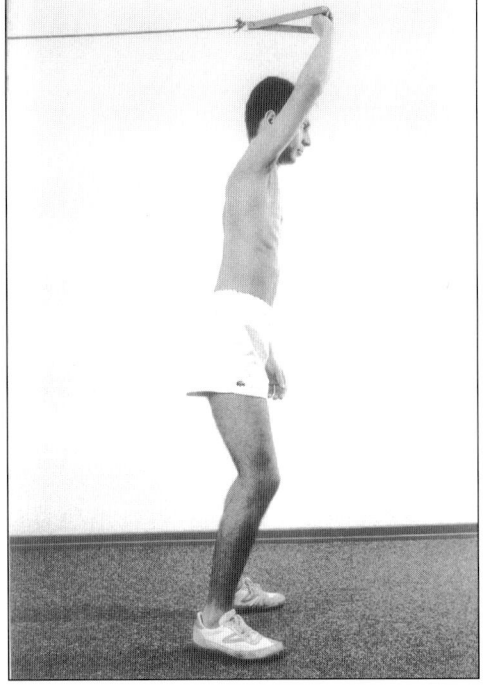

59a

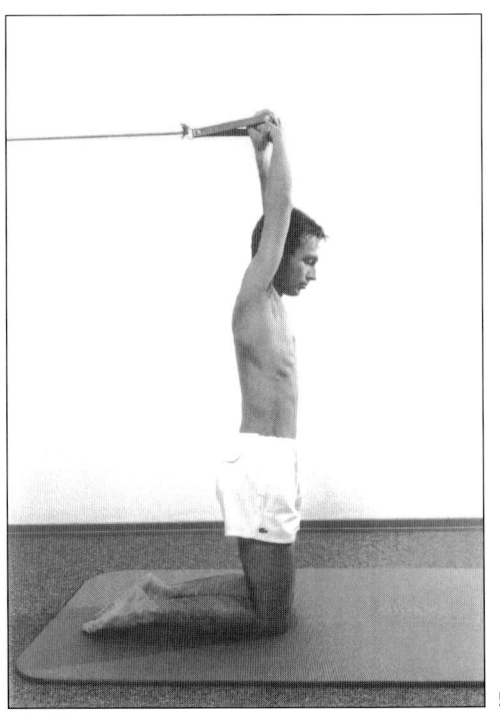

59b

102

Abbildung 58. 33. Übung. AG: Patient steht mit rechter Körperseite zum Zuggerät, zunächst zweibeinig in leichter Knie- und Hüftflexion, später einbeinig als Steigerung. AF: Rechte Hand zieht in PNF-Flex/AR/Abd) bei vorherigem Spannungsaufbau. Wechsel von rechter Hand zur linken Hand in gleicher Technik. Stets Beibehaltung der Stabilität der LWS. Anmerkung: Einbeinstand als zusätzliche Stärkung des Stabilitätseffektes.

Abbildungen 59a, b. 34. Übung. AG: Patient steht mit Rücken zum Zuggerät in leichter Flexion der Hüft- und Kniegelenke, alternativ im Kniestand. AF: In physiologischer Lordose den Zuggriff mit beiden oder mit einer Hand über den Kopf fassen und mit ausgestrecktem Arm nach vorne ziehen. Beibehaltung der physiologischen Lordose.
Zielsetzung: Beinkräftigung, Armkräftigung, Bauchmuskelkräftigung, LWS-Stabilisation.

Abbildung 60. 35. Übung. AG: Patient steht frontal an der Wand oder an der Sprossenwand. Das rechte Bein steht auf einer Sprosse bzw. einer Erhöhung. AF: Über das gebeugte Knie leicht auf- und abbewegen, ohne die Stabilität der LWS aufzugeben.

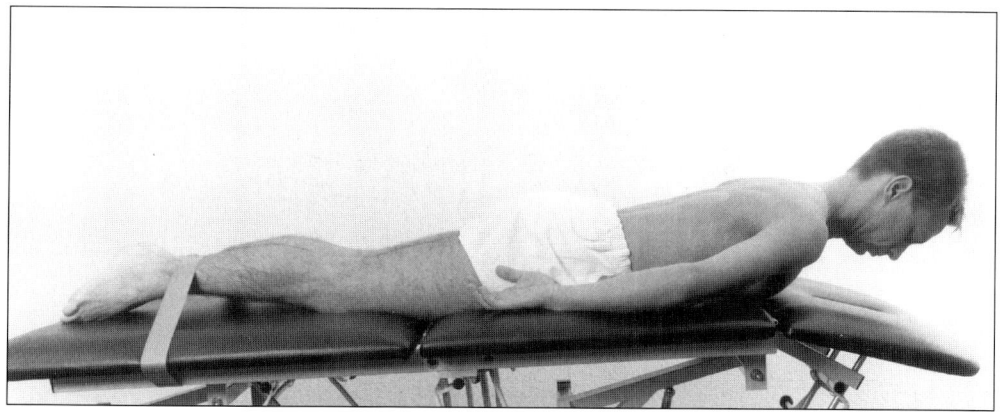

61a

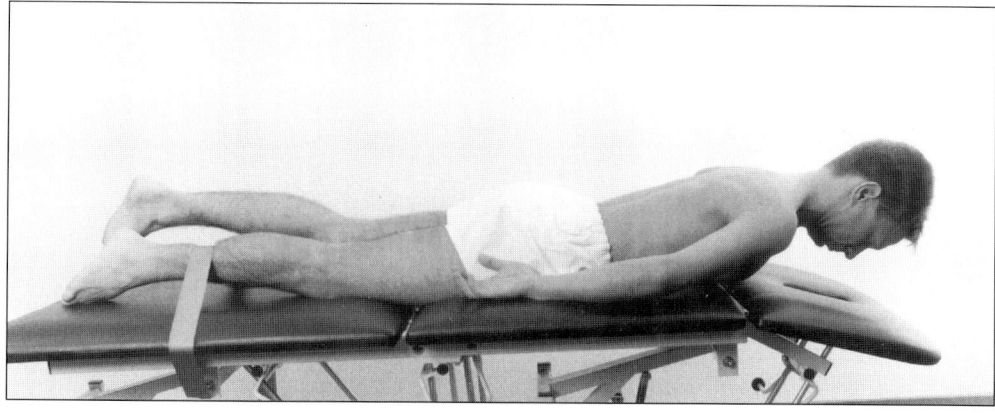

61b

Abbildungen 61a, b. 36. Übung. AG: Bauchlage. Gurtfixation an beiden Fesseln. Leichte Unterlagerung des Bauches mit weichem Kissen. AF: Tiefenspannung der LWS. Der Oberkörper wird gerade angehoben, ohne dabei die LWS-Lordose zu verstärken. Steigerung der Übung durch Fixation lediglich eines Beines.
Zielsetzung: LWS-Stabilisation, Beinkräftigung.

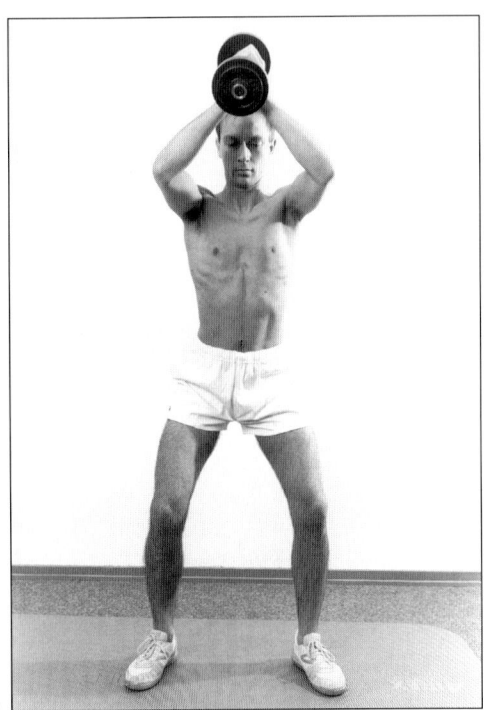
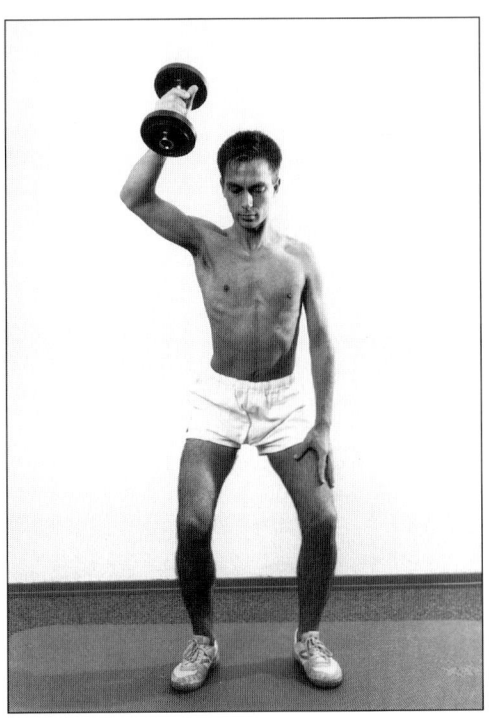

62a

62b

Abbildungen 62a, b. 37. Übung. AG: Stabiler Stand in leichter Flexion der Hüft- und Kniegelenke. AF: Nach Spannungsaufbau in physiologischer Lordose wird zunächst eine leichte, später auch eine mittelschwere Hantel mit beiden Händen in frontaler Richtung langsam auf- und abbewegt, später etwas schneller. Steigerung der Übung durch einarmige Hantelübung.

Abbildungen 64a, b. 39. Übung. AG: Partner stehen in stabiler Ausgangsstellung mit leichter Hüft- ▶ und Kniebeugung sich gegenüber. AF: Ein kurzgefaßtes Seil wird beidhändig im Sinne einer Sägebewegung zum Partner hin- und wegbewegt, ohne die Stabilität der LWS zu verändern. Steigerung: Die gleiche Übung wird diagonal einhändig durchgeführt.

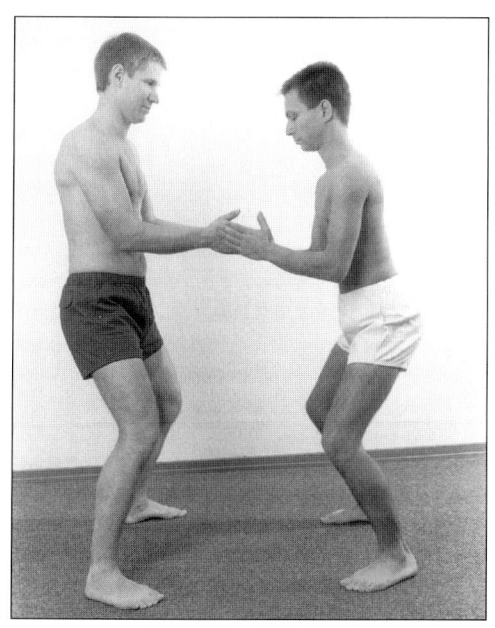
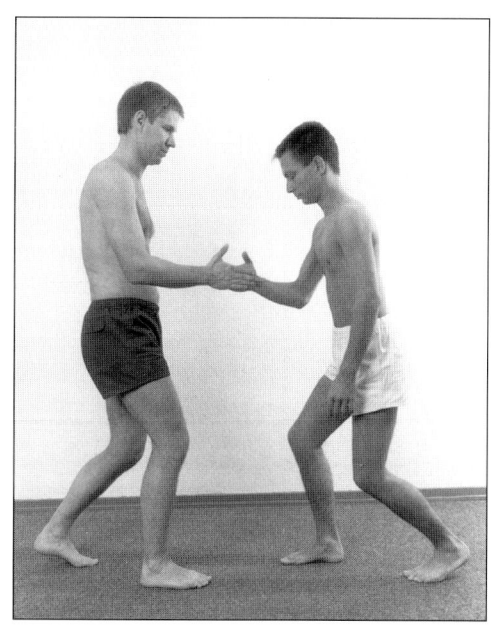

63a

63b

Abbildungen 63a, b. 38. Übung. AG: Beide Übungspartner stehen sich gegenüber in leichter Beugung der Hüft- und Kniegelenke. AF: Mit gebeugter Armvorhalte wird die Hand des Partners ohne Änderung der Wirbelsäulenstatik zuerst zur einen, dann zur anderen Seite gegen Widerstand gedrückt. Steigerung der Übung: Im leichten Ausfallschritt (Fechterstellung), ebenfalls bei Beibehaltung der Wirbelsäulenstabilität, jetzt einhändiger rotatorischer Impuls zum Partner.

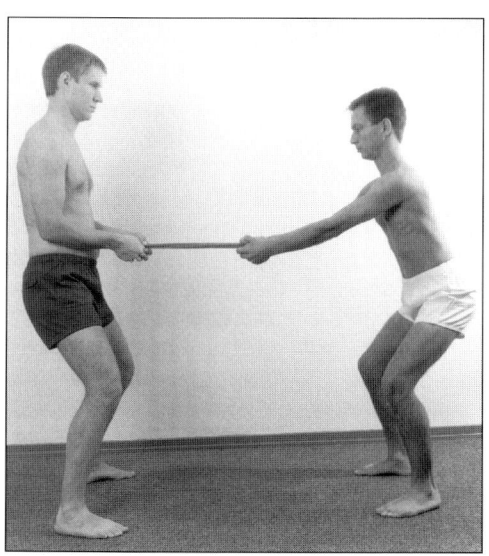
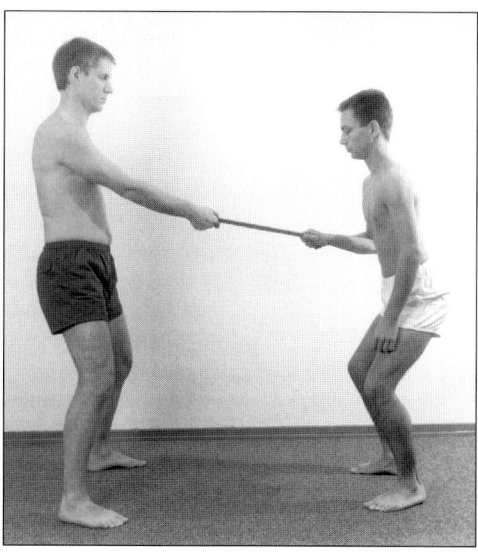

64a

64b

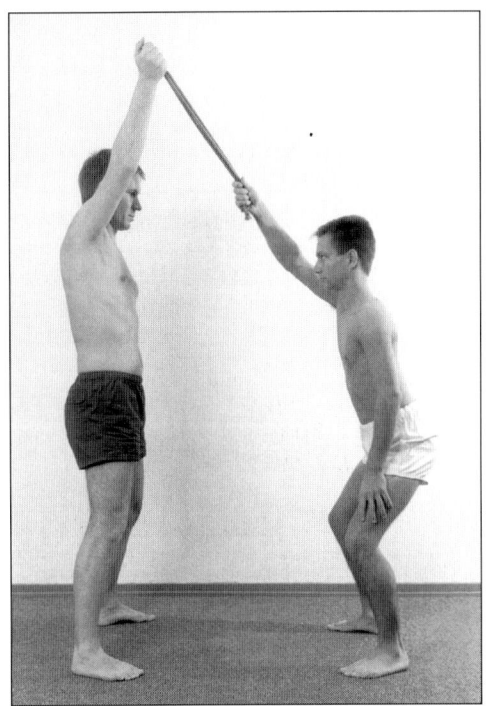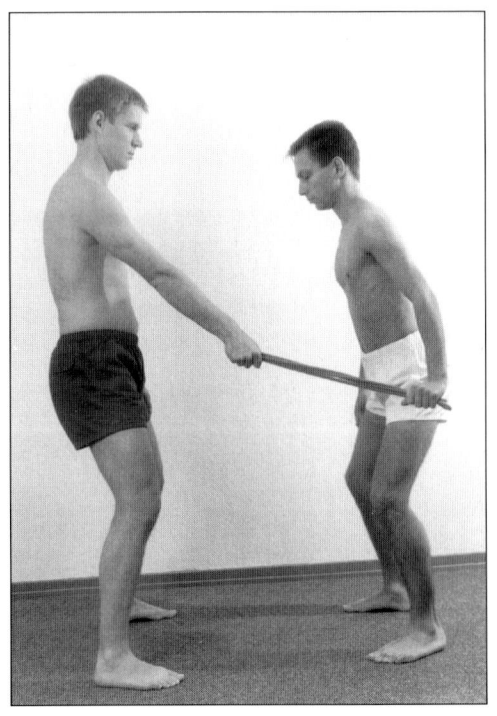

Abbildungen 65a, b. 40. Übung. AG: Beide Partner stehen wie vorher gegenüber. AF: Jeweils die rechte Hand führt unter Beibehaltung der Rumpfstabilität eine diagonal von oben nach unten ausge-führte Bewegung durch. Variante: Das Seil wird vom einen Partner rechtshändig, vom anderen links-händig geführt. In dieser Haltung sind sowohl Sägebewegungen als auch Elevationsübungen unter Beibehaltung der Stabilität durchzuführen.

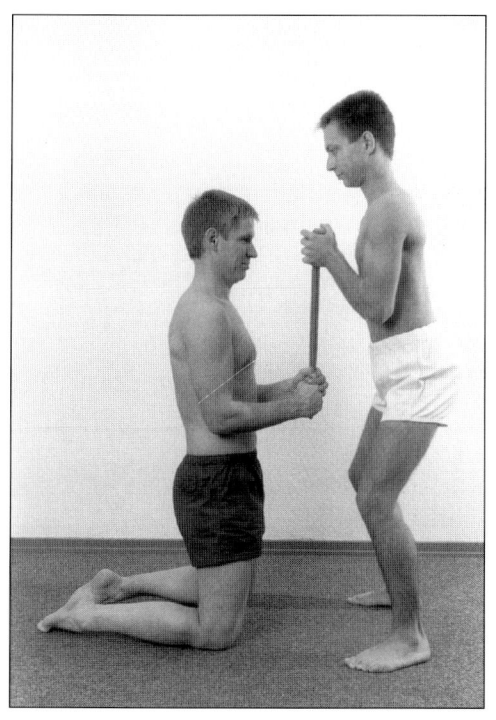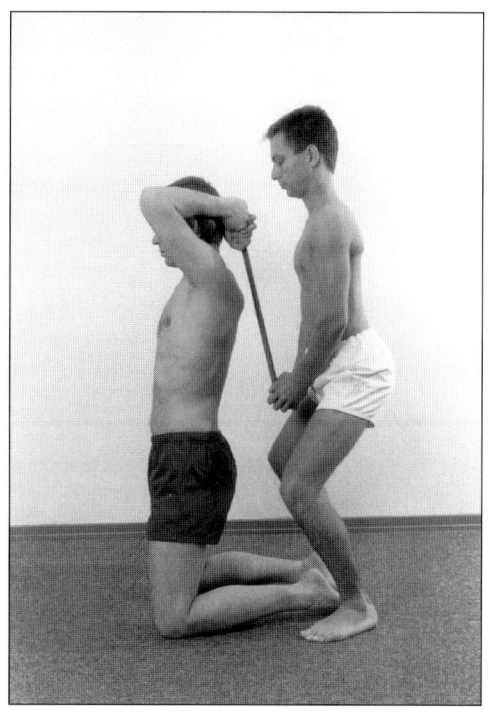

66a   66b

Abbildungen 66a, b.   41. Übung. AG: Ein Übungspartner kniet im Kniestand, der andere in stabiler Ausgangsstellung mit leichter Hüft- und Knieflexion. AF: Ein kurzgefaßtes Seil wird unter Beibehaltung der Rumpfstabilität nach oben und unten geführt. Steigerung: Der kniende Partner wendet seinem stehenden Partner den Rücken zu. Die gleiche Übung erfolgt, wobei der kniende Partner die Seilzugbewegung hinter dem Kopf ausführt.

Nachbehandlung der lumbalen Nukleotomie aus der Sicht der Funktionellen Bewegungslehre nach Klein-Vogelbach

(Tarzisius Eichenlaub)

Einführung

Die Funktionelle Bewegungslehre nach Klein-Vogelbach (FBL) entstand aus der Praxis für die Praxis. Frau Klein-Vogelbach entwickelte ein Verfahren, welches es dem Therapeuten ermöglicht, eine genaue Analyse der Haltung und der Bewegungsabläufe der Patienten durchzuführen. Mit Hilfe des funktionellen Status kann der Behandler diese Analyse und eine genaue Planung seiner Therapie durchführen. Er wird daher in die Lage versetzt, mit dem Patienten genau auf sein Problem abgestimmte Übungen zu erarbeiten. Natürliche Bewegung wird als schön empfunden. Sie ist ökonomisch und läuft automatisch ab. Geht bei Patienten das Merkmal der Ökonomie und der Natürlichkeit verloren, so wird die Bewegung als »unschön« empfunden.

Auch unökonomische Bewegungen können automatisch werden. Ihnen fehlt aber das Merkmal der Natürlichkeit.

Eine Bewegung ist ökonomisch, wenn ihr Erfolg und ihre Leistung bei minimalem Kraftaufwand und Materialverschleiß maximal sind (Klein-Vogelbach).

Ziel der Behandlung in der FBL ist es, dieses natürliche, ökonomische Bewegungsverhalten soweit wie möglich wieder herzustellen.

Statik der Wirbelsäule

Im aufrechten Stand und Sitz stehen die Körperabschnitte (KA) Becken, Brustkorb und Kopf übereinander. Die Längsachsen dieser Körperabschnitte bilden dann die funktionelle Körperlängsachse (KLA).
In der Funktionellen Bewegungslehre sprechen wir nur dann von der Körperlängsachse, wenn die oben genannte Körperachse in die Symmetrie-Ebene und die mittlere Frontalebene eingeordnet sind. Die Wirbelsäule befindet sich dann in bezug auf alle Bewegungskomponenten (Flexion, Extension, Lateralflexion rechts-konkav/ links-konkav, positive und negative Rotation[1]) in ihrer Nullstellung. Die Gewichte der Körperabschnitte Becken, Brustkorb und Kopf sind in bezug auf die Flexions-Extensions-Achse der Lendenwirbelsäule gleichmäßig auf vorne und hinten verteilt. Die Wirbelsäule befindet sich jetzt im Zustand der »ökonomischen Aktivität«, was bedeutet, daß die Muskulatur der Wirbelsäule gerade so viel aktiviert wird, wie nötig ist, um die Aufrechterhaltung zu gewährleisten.
Der Körperabschnitt Becken, zu dem die Funktionelle Bewegungslehre das knöcherne Becken und die fünf Lendenwirbel zählt, ist in den Hüftgelenken und in der Lenden-

---

[1]In der Funktionellen Bewegungslehre wird die Rechtsrotation als positive, die Linksrotation als negative Rotation definiert (Anmerkung des Autors).

108

wirbelsäule »potentiell beweglich«. In der Funktionellen Bewegungslehre verstehen wir unter »potentielle Beweglichkeit« die Reaktionsbereitschaft der Muskulatur, auf Veränderungen der Gleichgewichtslage des Körpers zu antworten. Hierbei sind die Gewichte bezüglich des jeweiligen Gelenkes und die entsprechende Bewegungsachse gleichmäßig verteilt. Es besteht keine persistierende, fallverhindernde Muskelaktivität. Bezogen auf den Körperabschnitt Becken bedeutet dies einen sehr niedrigen Grad der Aktivierung für die Bauch- und Rückenmuskulatur.

Der Körperabschnitt Brustkorb ist extensorisch stabilisiert. Unter Stabilisation versteht die Funktionelle Bewegungslehre die muskuläre Fixierung eines Gelenks oder Körperabschnitts, z.B. die extensorische Stabilisierung der Brustwirbelsäule als Antwort auf das Mehr an Gewicht ventral der Flexions-Extensions-Achse der Brustwirbelsäule. Der Tonus der Muskulatur der Brustwirbelsäule ändert sich jedoch bei Vor- und Rückneigung der Körperlängsachse und auch durch die Atembewegung des Thorax. Wir sprechen deshalb hier von »dynamischer Stabilisation«, worunter wir die Änderung des Muskeltonus bei Lageveränderung im Raum ohne Bewegungsausschlag im Gelenk verstehen. Der Schultergürtel ruht auf dem Brustkorb und muß nicht von der Nackenmuskulatur gehalten werden.

Der Körperabschnitt Kopf, zu dem funktionell die Halswirbelsäule zählt, ist ebenfalls potentiell beweglich. Der Kopf muß auf Veränderungen seines Unterbaues sehr differenziert reagieren können, um die Verbindungslinie der Augen horizontal zu halten. Zur Erhaltung seiner Beweglichkeit benötigt der Kopf den stabilisierten Brustkorb als festen Unterbau.

Sind die Körperabschnitte Becken, Brustkorb und Kopf nicht in die Körperlängsachse eingeordnet, zieht dies einerseits eine vermehrte Belastung der Muskulatur nach sich, die ein Abrutschen der gegeneinander verschobenen Gewichte verhindern muß

(z.B. vermehrte Spannung der Nacken- und lumbalen Rückenmuskulatur bei zu weit vorne stehendem Kopf). Andererseits werden bei nicht eingeordneter Körperlängsachse auch die passiven Strukturen, nämlich die Wirbelgelenke, die Bandscheiben und der Bandapparat, überlastet. Das auf die Strukturen einwirkende Gewicht der darüberstehenden Abschnitte bewirkt immer eine Schubtendenz nach unten, und dieser Schub kann von der Muskulatur nicht vollständig aufgefangen werden.

Findet sich eine ständig gesteigerte Muskelaktivität, resultieren daraus ischämische Muskelschmerzen; ist die Muskelaktivität zu niedrig, führt dies zu verstärkter Belastung der passiven Strukturen, z.B. der Bandscheiben oder der Bänder bei langem Sitzen mit kyphosiertem Rücken.

Gang

Eine vollständige Darstellung der Ganganalyse würde den Rahmen dieser Abhandlung sprengen. Es soll daher hier nur auf einige wenige Kriterien des »normalen Ganges« hingewiesen werden.

Alle Distanzpunkte des Körpers bewegen sich in bezug auf die Kontaktstelle des Standbeins mit dem Boden in die Bewegungsrichtung (beim Gehen nach vorne). Hierbei können sich sehr wohl einzelne Distanzpunkte innerhalb des Körpers in bezug auf andere Punkte des Körpers nach hinten bewegen. Bewegen sich Distanzpunkte bezogen auf die Kontaktstelle des Standbeins mit dem Boden nach hinten, sprechen wir von einem Hinkmechanismus. Bei vielen Patienten mit einer Koxarthrose bewegt sich beispielsweise der Trochanter major des Standbeines nach hinten/unten, anstatt nach vorne.

Die normale Spurbreite beim Gehen entspricht annähernd dem Abstand der Hüftgelenke. Eine breitere Spur erfordert eine deutliche Gewichtsverlagerung nach lateral, was eine vermehrte Belastung der passiven

Strukturen der Wirbelsäule nach sich zieht. Die vermehrte Belastung entsteht durch eine Translation des Körperabschnittes Brustkorb bzw. eine Lateralflexion.

Die Abrollung der Füße erfolgt über die funktionelle Fußlängsachse (Verbindungslinie zwischen Tuberculum tuberis calcanei laterale und dem Großzehengrundgelenk). Beide virtuellen Fußlängsachsen verlaufen parallel zueinander.

Der Körperabschnitt Becken leitet die räumlich ausgreifende Bewegung der Beine gedämpft an den Körperabschnitt Brustkorb weiter. Dabei bewegt sich das Becken im Hüftgelenk des Standbeines je nach Konstitution des Patienten entweder ab- oder adduktorisch, innenrotatorisch und extensorisch, in der Lendenwirbelsäule wenig flexorisch/extensorisch rechts/links lateralflexorisch und positiv/negativ rotatorisch. Das Hüftgelenk des Spielbeins bewegt sich in Flexion, Außenrotation und geringfügig in Ab- oder Adduktion.

Der Körperabschnitt Brustkorb bleibt in der Körperlängsachse eingeordnet und damit dynamisch stabilisiert. Der Körperabschnitt Kopf bleibt potentiell beweglich. Der Armpendel erfolgt reaktiv auf die Schritte der Beine und auf die Rotation des Beckens im unteren Rotationsniveau am Übergang der Lendenwirbelsäule zur Brustwirbelsäule. Insgesamt bleibt die funktionelle Körperlängsachse dabei erhalten. Das ökonomische Gangtempo, bei dem sich mit möglichst wenig Kraftaufwand der größtmögliche Weggewinn erzielen läßt, liegt bei annähernd 120 Schritten pro Minute.

Behandlung

Neben Atemtherapie, Thromboseprophylaxe und dem Drehen und Hinsitzen in »en bloc«-Technik muß der Patient bereits in den ersten postoperativen Tagen lernen, in Rückenlage die Körperabschnitte Becken, Brustkorb und Kopf in die Körperlängsachse einzuordnen.

Je nach durchgeführter Operationstechnik kann schon ab dem zweiten postoperativen Tag mit der »hubfreien Mobilisation« in Lateralflexion begonnen werden. Darf der Patient sich auf die Seite drehen, wird mit der hubfreien Mobilisation in Flexion und Extension der Lendenwirbelsäule begonnen. Unter dem Begriff »hubfreie Mobilisation« versteht man in der Terminologie der Funktionellen Bewegungslehre das Wiedererlernen verlorengegangener Bewegungsmuster (hier Lateralflexion und Flexion/Extension der Lendenwirbelsäule) unter Ausschaltung der Schwerkraft. In der Praxis bedeutet es für den Patienten, mit minimalem Kraftaufwand und ohne daß Gewichte gebremst oder gehoben werden müssen, differenzierte Bewegungen durchzuführen. Bei der hubfreien Mobilisation werden die langen Rückenmuskeln fast nicht in Anspruch genommen, hingegen aber die monosegmentalen Rückenmuskeln, welche die Feineinstellung der Wirbelkörper zueinander regulieren. Bei den hubfreien Mobilisationen sollen keine maximalen Bewegungsausschläge erzielt werden. Der Patient soll lernen, sich ökonomisch zu bewegen.

Darf der Patient aufstehen, soll er zuerst lernen, auch in der vertikalen Stellung seine Körperachsen Becken, Brustkorb und Kopf in die Körperlängsachse einzuordnen und diese bei Vor- und Rückneigung der Körperlängsachse auch eingeordnet zu lassen. Die dazugehörige Übung nennt man das »Klötzlispiel«. Dazu sitzt der Patient zunächst auf der Bettkante oder auf der Kante der Behandlungsliege, die aber so hoch ist, daß die Hüftgelenke nur in 60° Flexion abgewinkelt werden. Diese Stellung erleichtert anfangs die Einordung vor allem des Körperabschnitts Becken in die Körperlängsachse. In dieser Position ist die Belastung der Lendenwirbelsäule etwa mit der Belastung im Stand vergleichbar. Die jetzt sich langsam steigernde Vor- und Rückneigung bei dieser Übung ist eine sehr gute Vorbereitung auf das Bücktraining.

In der gleichen Sitzposition wie oben beschrieben, wird die hubfreie Mobilisation in Rotation durchgeführt.

a) Rotation des Beckens im unteren Rotationsniveau,
b) Rotation des Brustkorbs im unteren Rotationsniveau.

Die hubfreie Mobilisation in Rotation sollte schon früh erfolgen, spätestens, wenn der Patient in der postoperativen Phase erstmals geht, da Gehen ohne Rotation des Beckens im unteren Rotationsniveau unökonomisch ist. Die Rotation des Beckens beim Gehen ist »hubfrei«.

Der nächste Schritt in Richtung Belastung der Wirbelsäule ist die »hubarme Mobilisation«, bei der geringe Gewichte gegen die Schwerkraft gehoben oder gebremst werden. Im Übungsteil werden als Beispiel für hubarmes Bewegen die Übungen Hula-Hula rechts/links und Hula-Hula vorwärts/rückwärts vorgestellt.

Die auf die Wirbelsäule einwirkende Stauchung beim Gehen kann etwa ab der 3. postoperativen Woche auf dem Pezziball nachgeahmt werden. Die Stauchungsimpulse wirken als Stimuli für die aufrechte Haltung. Der Pezziball mildert durch seine Eigenelastizität die auf die Wirbelsäule einwirkende Stauchung.

Parallel zu den o.g. Übungen muß der Patient lernen, sich ökonomisch zu bücken. Dazu sollte der Therapeut die Konstitution seines Patienten (hypothetische Norm seiner Längen, Breiten und Tiefen) kennen. Grundsätzlich unterscheiden wir einen horizontalen und einen vertikalen Bücktypus. Hat ein Patient im Verhältnis zu seiner Oberlänge (Trochanter bis Scheitel) eine deutlich größere Unterlänge (Trochanter bis Fußsohle) durch sehr lange Oberschenkel, so sprechen wir von einem horizontalen Bücktypus. Hat er dagegen kurze Oberschenkel und eine große Oberlänge, sprechen wir von einem vertikalen Bücktypus. Beim Bücken kommt es darauf an, die Gewichte des Körpers bei stabilisierter Körperlängsachse über der Unterstützungsfläche der Füße so zu verteilen, daß eine unökonomische Belastung von Knie- und Hüftgelenken ebenso wie der Wirbelsäule vermieden wird.

Beim Gang ist auf die Spurbreite, das Gangtempo, die Abrollung der Füße, den Aufprall der Ferse, den Armpendel und die Stellung der Wirbelsäule zu achten.

Übungen

Im folgenden werden hier einige Übungen aus der Funktionellen Bewegungslehre jeweils im Grundmodell vorgestellt. Dies kann in diesem Rahmen nur in Kurzform erfolgen, die ausführliche Analyse der Übungen entnehmen Sie bitte der Literaturliste (112–114).

Hubfreie Mobilisation

Hierunter verstehen wir das Bewegen von Gewichten in einer horizontalen Ebene um eine vertikal stehende Bewegungsachse. Es werden keine Gewichte gegen die Schwerkraft gehoben oder gebremst. Die Muskelaktivität ist alternierend dynamisch-konzentrisch.

Ziel der hubfreien Mobilisation ist:
– Die Gelenke der Wirbelsäule und die Hüftgelenke frei bewegen zu können,
– die Minimalbewegung der Wirbelsäulensegmente mit der dynamischen Stabilisation angrenzender Wirbelsäulenabschnitte zu koordinieren, um die ökonomischen Gleichgewichtsreaktionen der Wirbelsäule wieder in Gang zu bringen,
– die trophischen Bedingungen im Bereich der aktiven und passiven Strukturen der Wirbelsäule zu verbessern,
– die Aktivität der autochthonen Rückenmuskeln zu stimulieren.

Hubfreie Mobilisation in Lateralflexion

Ausgangsstellung:

Rückenlage, Körperabschnitte Becken, Brustkorb und Kopf in die Körperlängsachse eingeordnet, die Längsachsen der Beine sind in die Sagittalebene der Hüftgelenke eingeordnet.

Ausführung:

Die Distanzpunkte der rechten/linken Spina iliaca anterior superior bewegen sich abwechselnd in die Richtung des rechten bzw. linken Ohres. Die Längsachse des Sternums bleibt in die Symmetrieebene eingeordnet. Die Beine rutschen dabei im Wechsel kopf/fußwärts, bleiben aber auf ihrer Unterlage liegen.

Hubfreie Mobilisation in Flexion/Extension

Ausgangsstellung:

Seitlage, Kopf und Taille unterlagert (je nach Konstitution des Patienten), Körperabschnitte Becken, Brustkorb und Kopf in die Körperlängsachse eingeordnet. Die Beine liegen in leichter Flexion der Knie und Hüftgelenke, um die Stabilisierung der Seitlage sowie die flexorische/extensorische Bewegungstoleranz des Beckens in den Hüftgelenken zu gewährleisten.

Ausführung:

Der Distanzpunkt Sakrumspitze bewegt sich flexorisch in der Lendenwirbelsäule und extensorisch in den Hüftgelenken nach ventral-kaudal und extensorisch in der Lendenwirbelsäule und flexorisch in den Hüftgelenken nach dorsal-kranial. Beachte: Der Abstand Nabel – Sternumspitze und Kinn – Incisura jugularis darf dabei nicht verändert werden.

Hubfreie Mobilisation in Rotation

Ausgangsstellung:

Siehe Ausgangsstellung »Klötzlispiel«

Ausführung:

a) Positive/negative Rotation (rechts/links-Rotation) des Beckens im unteren Rotationsniveau: Die Distanzpunkte rechtes und linkes Knie bewegen sich im Wechsel transversal ab/adduktorisch in den Hüftgelenken und positiv/negativ rotatorisch (rechts/links rotatorisch) im unteren Rotationsniveau nach hinten. Das Sternum zeigt dabei immer nach vorne.

b) Positiv/negative Rotation (rechts/links-Rotation) des Brustkorbes im unteren Rotationsnivau: Das Sternum bewegt sich nach rechts/links hinten und positiv/negativ rotatorisch (rechts/links rotatorisch) im unteren Rotationsniveau. Die Verbindungslinie der Spinae bleibt dabei fronto-transversal. Der Druck unter dem Gesäß verändert sich nicht.

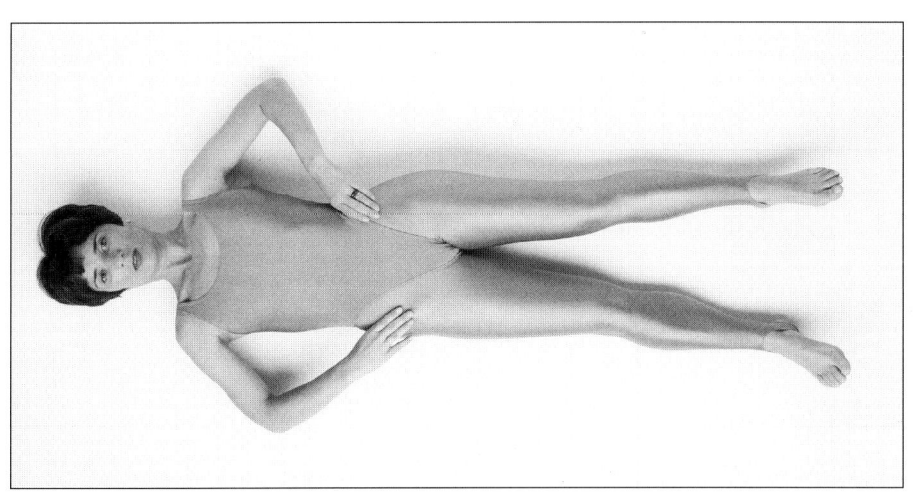

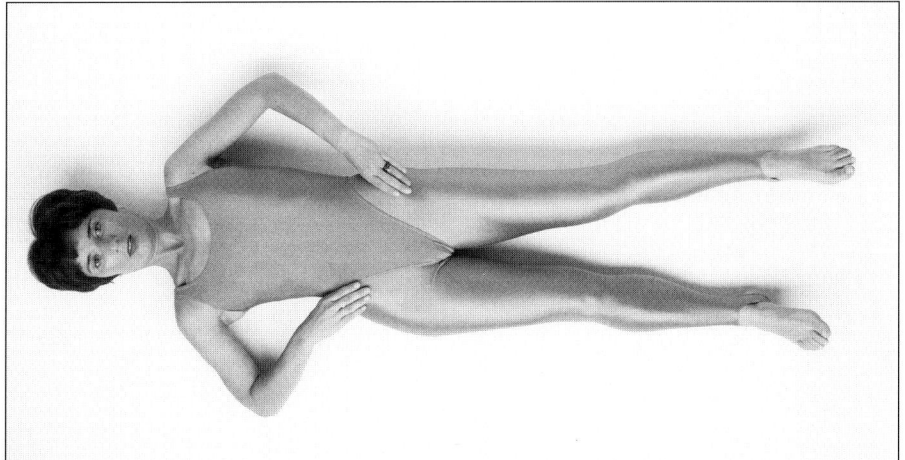

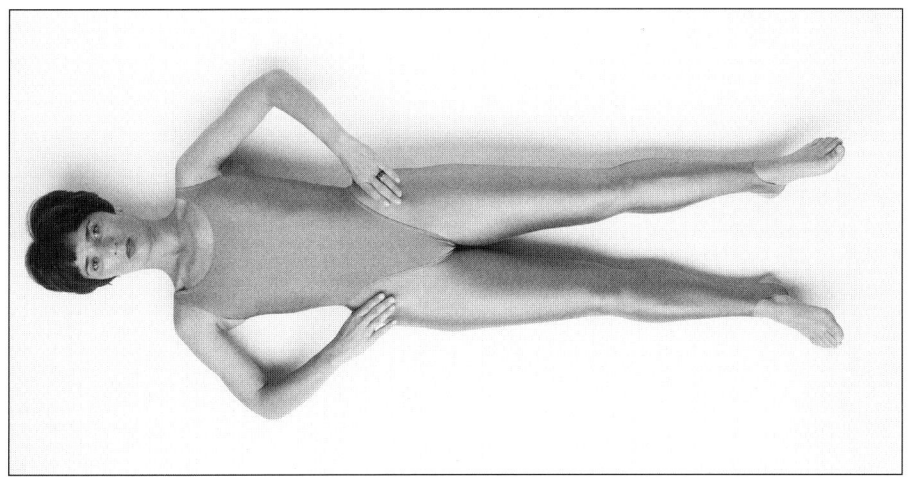

Abbildungen 67a–c. Hubfreie Mobilisation in Lateralflexion. a) Ausgangsstellung; b) Lateralflexion rechts; c) Lateralflexion links.

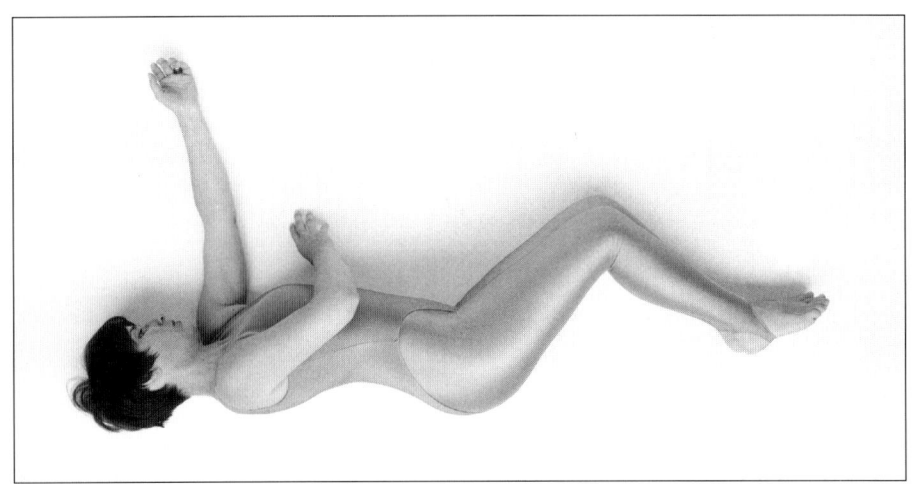

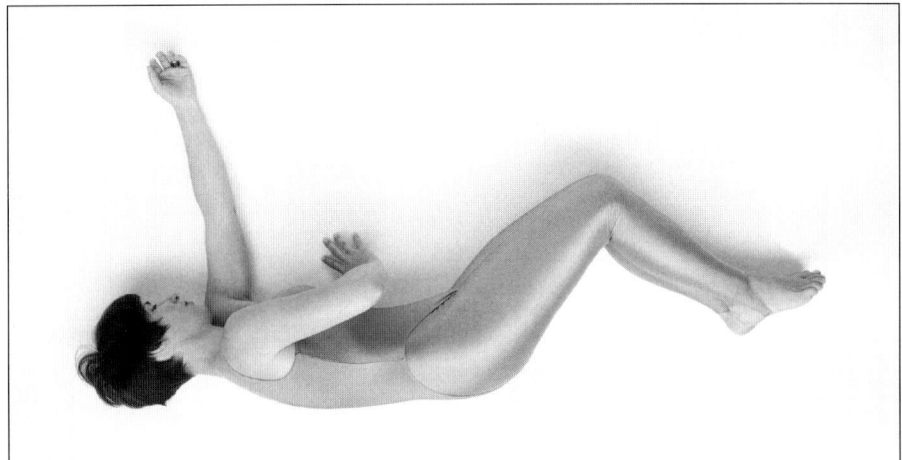

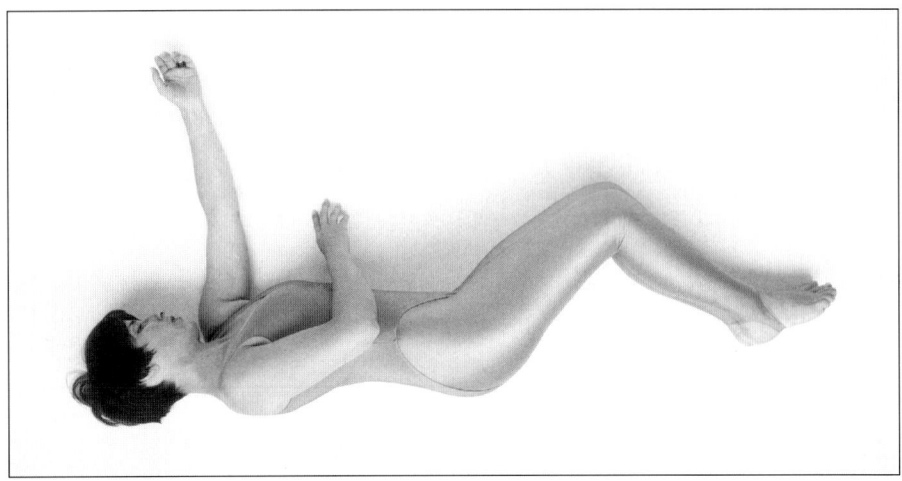

Abbildungen 68a–c. Hubfreie Mobilisation in Flexion/Extension. a) Ausgangsstellung; b) Flexion; c) Extension.

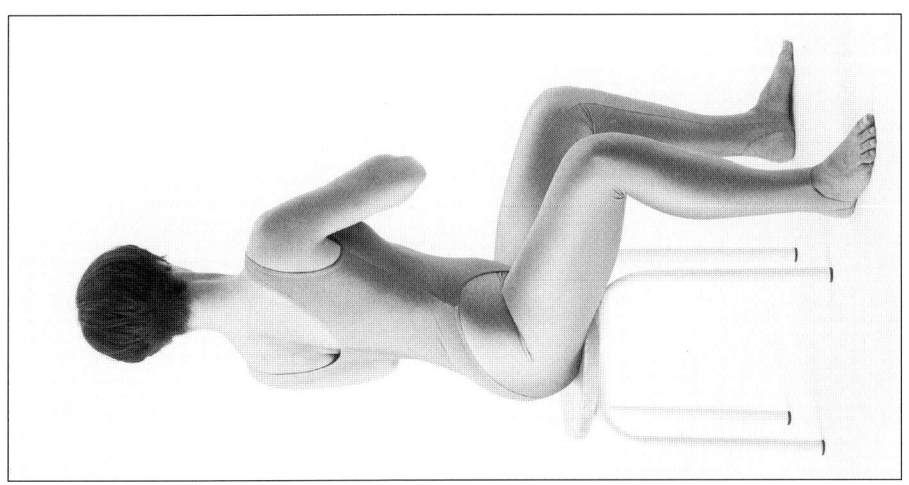

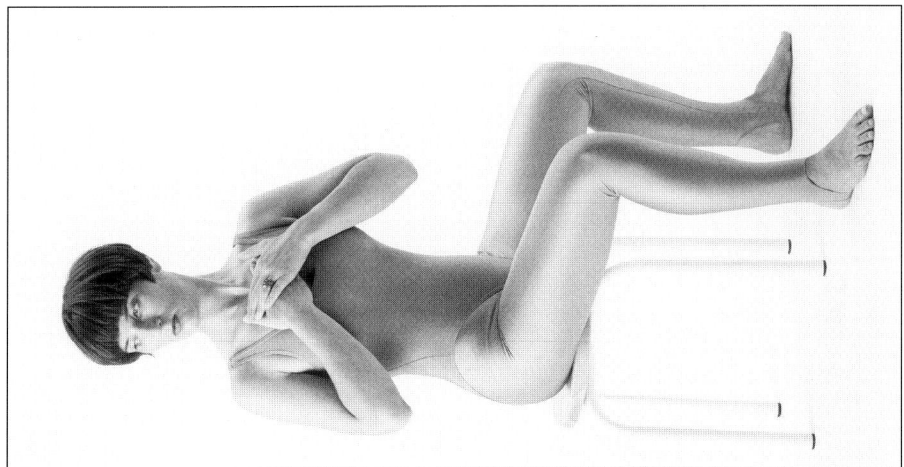

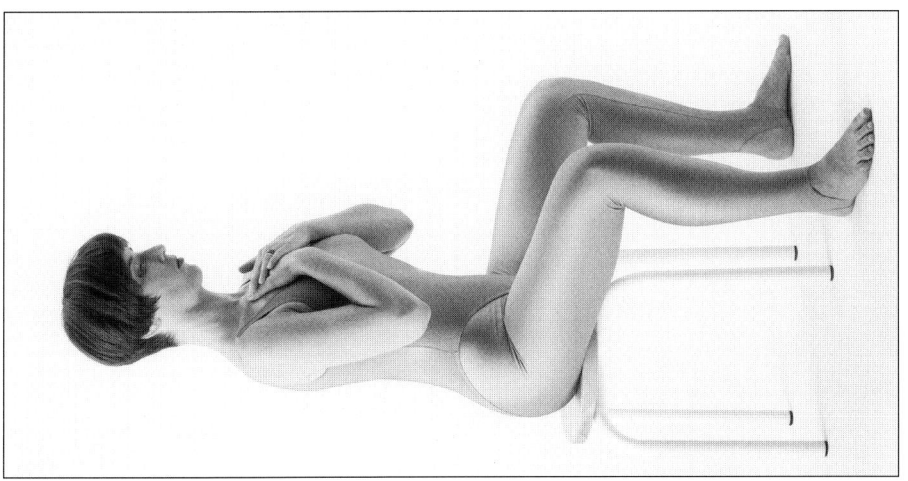

Abbildungen 69a–c. Hubfreie Mobilisation des Brustkorbes positiv/negativ rotatorisch (rechts/links rotatorisch) im unteren Rotationsniveau. a) Ausgangsstellung; b) Rechtsrotation des Brustkorbes; c) Linksrotation des Brustkorbes.

Das »Klötzlispiel«

Ausgangsstellung:

Sitz auf der Ecke einer Behandlungsbank oder auf einem hohen Hocker. Die Beine sind in einer bequemen Grätschstellung, die Füße stehen senkrecht unter den Kniegelenken.

Ausführung:

Zunächst muß der Patient mit Hilfe des Therapeuten lernen, die Körperabschnitte Becken, Brustkorb und Kopf in die Körperlängsachse einzuordnen. Als erstes wird die Längsachse des Beckens vertikal eingestellt. Dann muß der Kopf über das Becken eingeordnet werden. Jetzt soll der Patient seinen Bauch nach vorne »plumpsen« lassen. Durch diesen »Plumps« wird die Muskelaktivität auf das notwendige Maß reduziert. Nun müßte, wenn keine ausgeprägten Steifigkeiten der Wirbelsäule bestehen, diese Ausgangsstellung mühelos gehalten werden können.

Aus der eben beschriebenen Ausgangsstellung neigt sich der Patient mit der gesamten Körperlängsachse etwas nach vorne und hinten. Die Einordnung der drei Körperabschnitte in die Körperlängsachse wird aber dabei beibehalten. Bei diesem Vor- und Rückneigen darf nur eine geringe flexorische und extensorische Veränderung der Lendenwirbelsäule stattfinden. Eine Steigerung des Tempos der Vor- und Rückneigung bis hin zu Aufstehen bzw. zum Abheben der Füße erzeugt eine vermehrte Aktivierung der Rumpfmuskulatur.

Hula-Hula rechts/links

Ausgangsstellung:

Sitz auf einem Therapieball (Pezziball), dessen Durchmesser mindestens dem Abstand Kniegelenk/Boden entsprechen soll. Die Körperabschnitte Becken/Brustkorb und Kopf sind in die Körperlängsachse eingeordnet. Die Längsachsen der Oberschenkel stehen sagitto-transversal (Knie- und Hüftgelenke haben den gleichen Fußbodenabstand), die Füße stehen unter den Kniegelenken.

Ausführung:

Der Ball, auf dem man sitzt, rollt nach rechts/links. Dabei verliert abwechselnd die rechte oder linke Gesäßhälfte den Kontakt mit dem Ball. Das Becken bewegt sich lateralflexorisch zur Lendenwirbelsäule nach rechts/links, innen- bzw. außenrotatorisch in den Hüftgelenken. Die Längsachse des Brustkorbes bleibt vertikal eingestellt. Der Druck der Füße auf den Boden darf nicht verändert werden.

Hula-Hula vorwärts/rückwärts

Ausgangsstellung:

Siehe vorige Übung, die Beine können jedoch jetzt in einer bequemen Grätschstellung stehen.

Ausführung:

Der Ball, auf dem man sitzt, rollt jetzt nach vorne oder hinten. Der Druck unter den Füßen darf sich nicht verändern. Die Längsachse des Brustkorbes bleibt vertikal stehen. Das Becken bewegt sich unter dem Brustkorb flexorisch/extensorisch in der Lendenwirbelsäule und extensorisch/flexorisch in den Hüftgelenken.

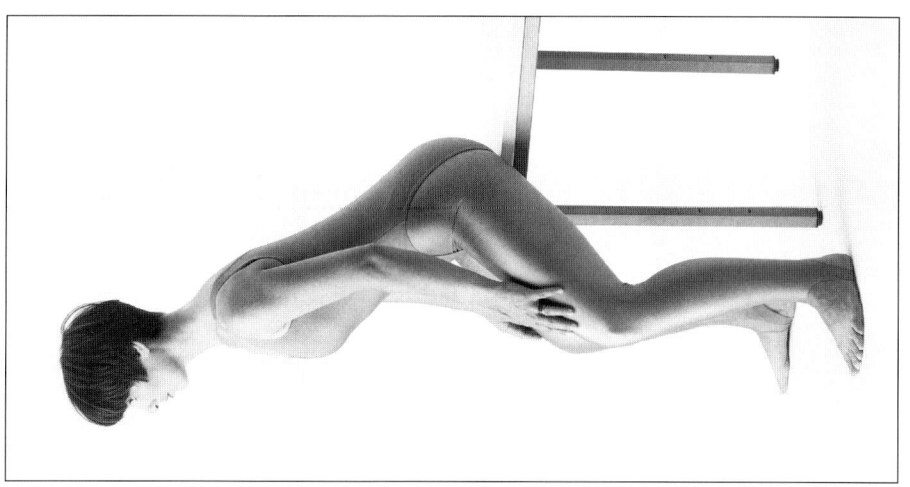

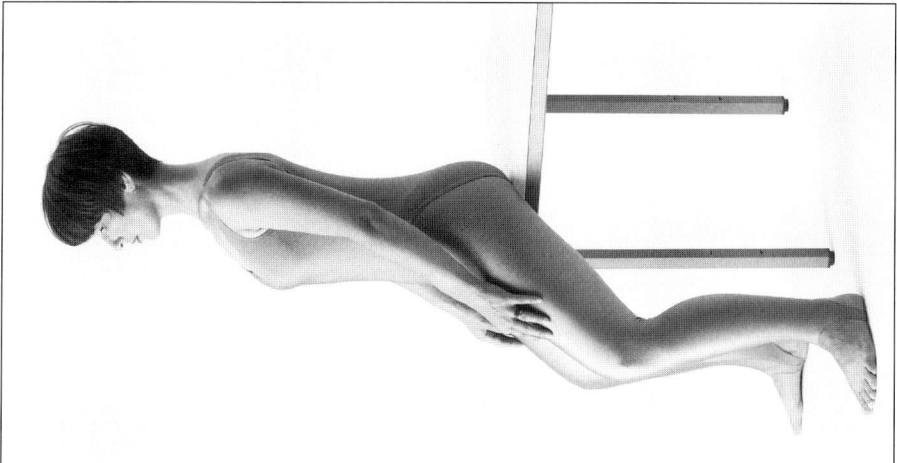

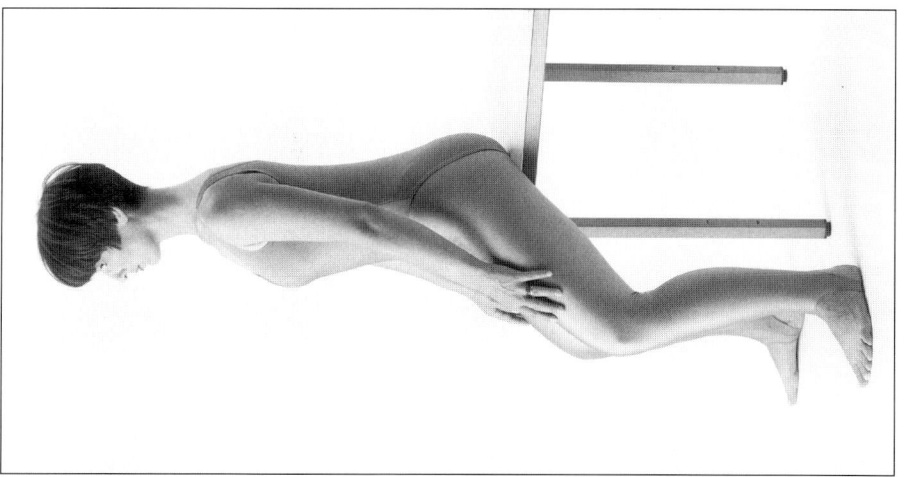

Abbildungen 70a–c. »Klötzlispiel«. a) Ausgangsstellung; b) Rückneigung. c) Vorneigung.

117

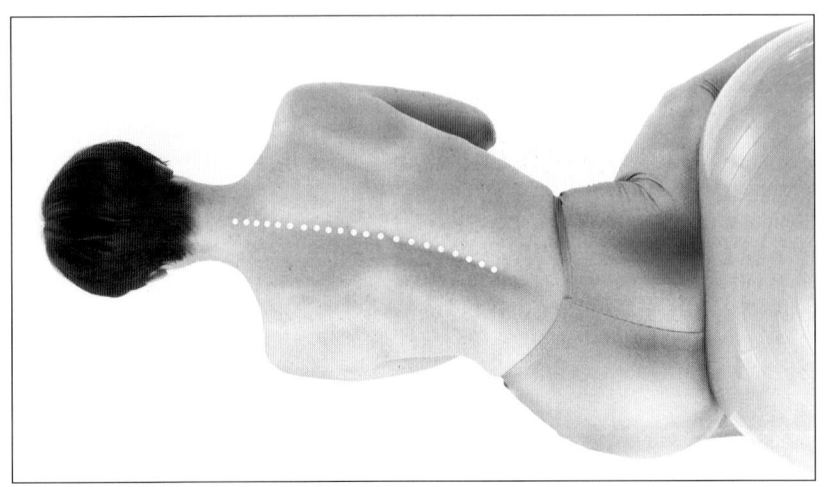

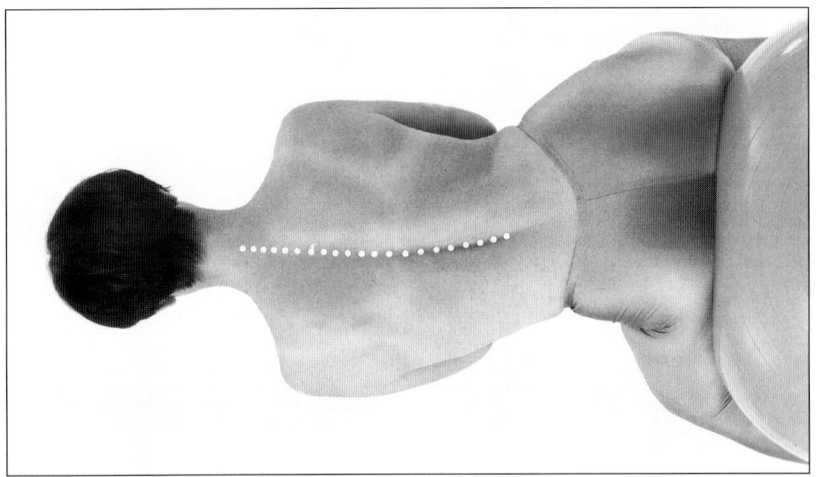

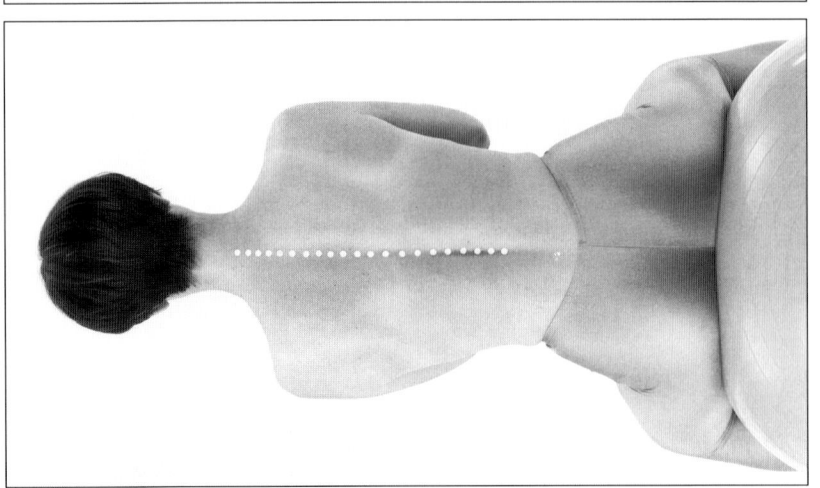

Abbildungen 71a–c. Hula-Hula nach rechts/links. a) Ausgangsstellung; b) Hula-Hula nach rechts; c) Hula-Hula nach links.

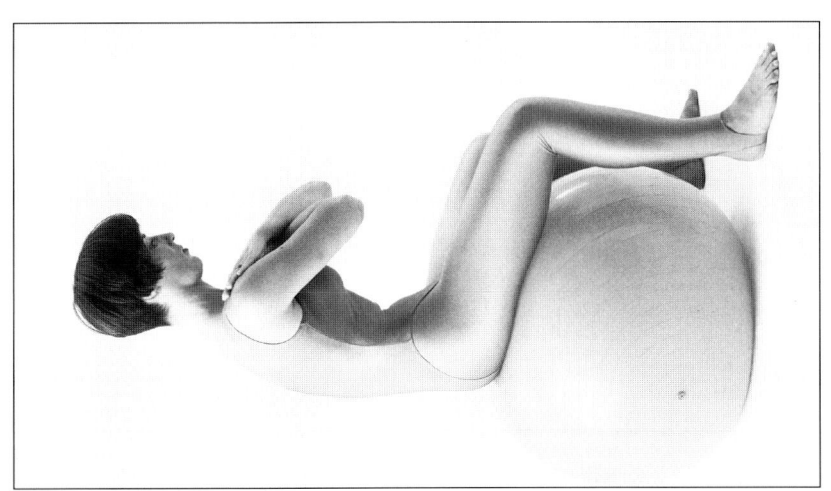

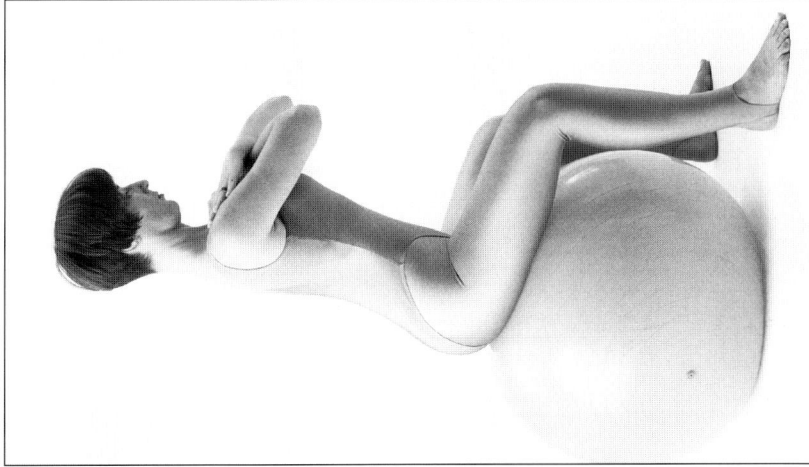

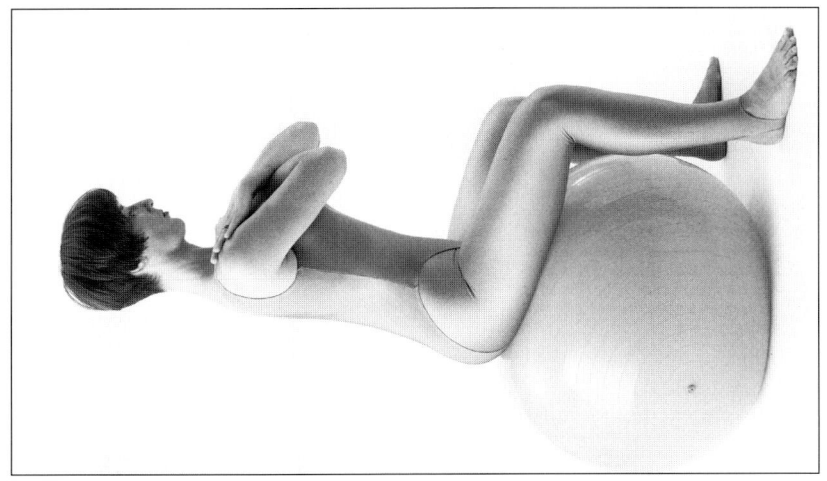

Abbildungen 72a–c. Hula-Hula vorwärts/rückwärts. a) Ausgangsstellung; b) Hula-Hula rückwärts; c) Hula-Hula vorwärts.

»Der Cowboy«

Ausgangsstellung:

Siehe Übungen Hula-Hula rechts/links.

Ausführung:

Durch Druckaktivität der aufgestellten Füße wird das Hüpfen auf dem Ball initiiert und in Gang gehalten. Dabei muß die Körperlängsachse vertikal bleiben. Es kommt zu einer Stimulierung der aufrechten Haltung und der dynamischen extensorischen Stabilisation der Brustwirbelsäule. Die Elastizität des Balles dämpft den Stauchungseffekt.

Ein Tempo von etwa 120 Hopsern in der Minute entspricht dem normalen Gangtempo.

Der klassische Vierfüßler

(funktionelles Rückenmuskeltraining)

Ausgangsstellung:

Stand auf Händen und Knien quer über einer Behandlungsbank. Die Hände stehen unter den Schultergelenken und die Knie unter den Hüftgelenken. Die Finger zeigen nach vorne. Die Körperlängsachse steht vertikal.

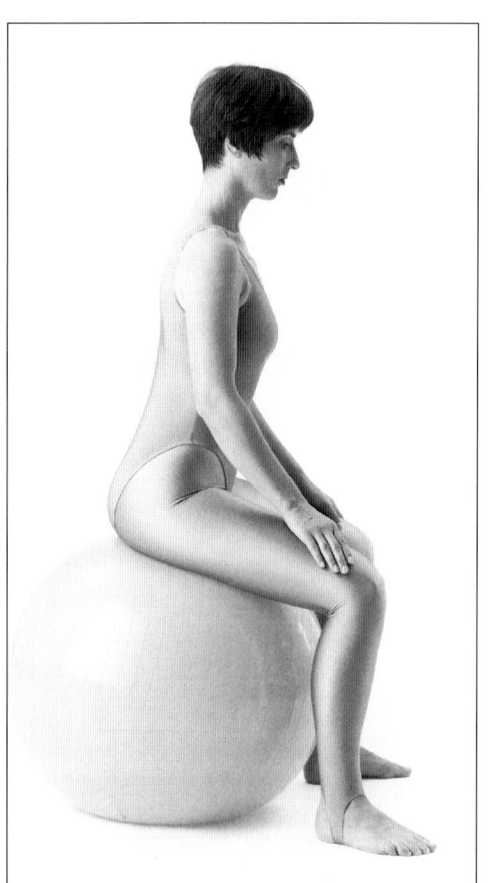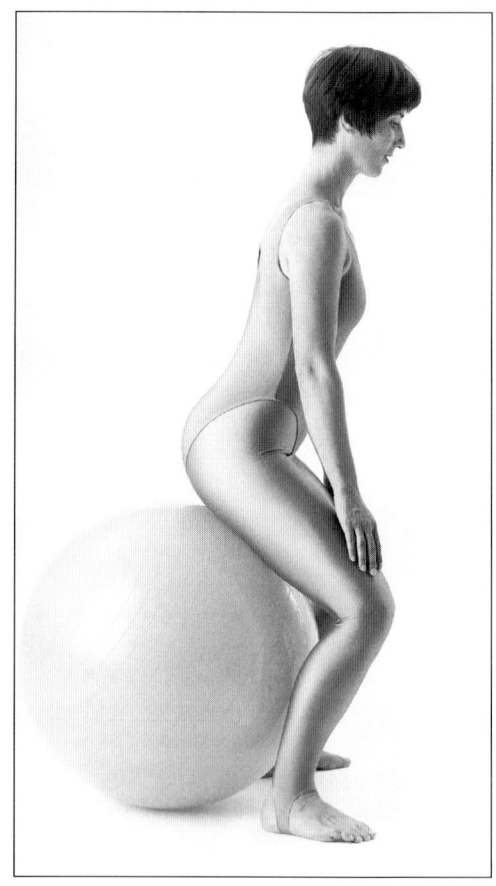

73a 73b

Abbildungen 73a, b. Der »Cowboy«.

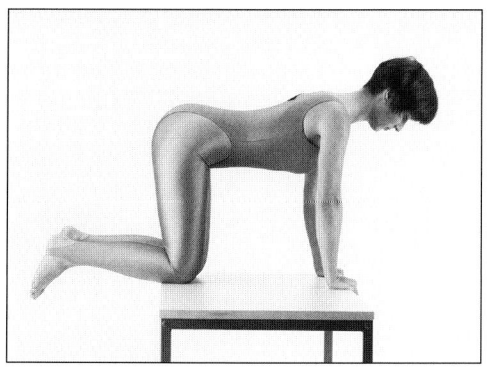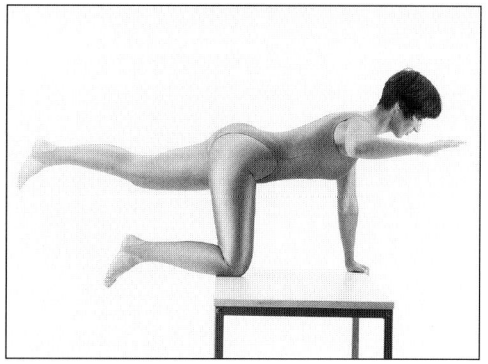

74a   **74b**

Abbildungen 74a, b. Klassischer Vierfüßler. a) Ausgangsstellung; b) Endstellung der Phase 2.

Ausführung:

Phase 1:
Druckaktivität der rechten Hand und des linken Kniegelenks auf die Unterlage führt zu einer Druckminderung unter der linken Hand und dem rechten Knie. Die räumliche Lage der Wirbelsäule darf sich nicht verändern. Die gegensinnig rotatorische Aktivierung der Wirbelsäule stimuliert die extensorische Stabilisation der Brustwirbelsäule.

Phase 2:
Während der Druckaktivität der rechten Hand und des linken Kniegelenks verlieren die linke Hand und das rechte Knie den Kontakt mit ihrer Unterstützungsfläche. Die linke Hand geht neben die linke Schulter, der linke Ellenbogen steht jetzt in Höhe des Brustkorbes. Das rechte Bein wird lang und steht dann parallel zur kaudalen Verlängerung der Körperlängsachse.

Schlußbemerkung

Die obigen Ausführungen und die Übungsbeispiele können nur einen kleinen Überblick über die Vielfalt der Funktionellen Bewegungslehre geben. Diese orientiert sich einerseits an den natürlichen, ökonomischen Bewegungsabläufen, da sie diese mit den Patienten wieder erarbeiten will und andererseits an den konstitutionellen Voraussetzungen des Patienten, ohne deren Beachtung kaum eine sinnvolle Therapie durchgeführt werden kann.

Literatur: 111, 112, 113, 25, 106

Tarzisius Eichenlaub, geb. 1956. Seit 1976 als Krankengymnast tätig, von 1981–1985 Lehrkraft für Krankengymnastik – Neurologie und Funktionelle Bewegungslehre an der KG-Schule in Neustadt a.d. Wstr., seit 1986 selbständiger Krankengymnast in Meßstetten. 1984–1986 Ausbildung zum Instruktor f. FBL nach Klein-Vogelbach in Basel.

Nachbehandlung der lumbalen Nukleotomie nach der Funktionsanalyse

(Eckhardt Böhle)

Die Entstehung von Bandscheibenschäden wurde bereits in den vorausgegangenen Kapiteln ausführlich behandelt. Dabei muß festgestellt werden, daß in der Pathogenese der Bandscheibenerkrankungen die mechanischen Fehlbelastungen der Strukturen des Bewegungsapparates eine wichtige Rolle spielen. In unserer heutigen modernen Zivilisationswelt und Industriegesellschaft sind sitzende berufliche Tätigkeiten

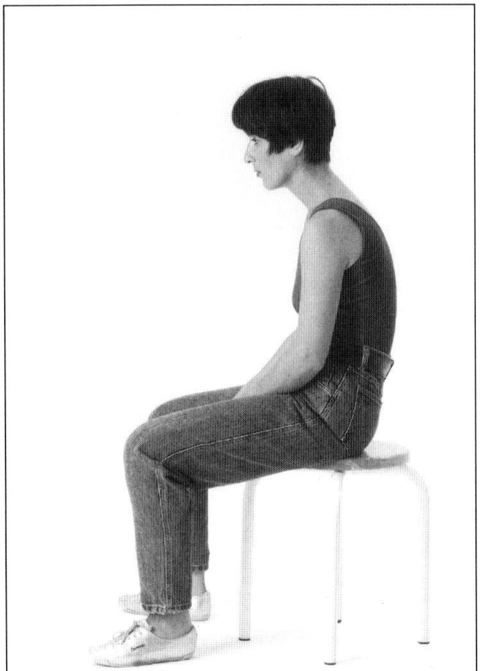

Abbildung 75. Typische »lasche« Sitzhaltung.

oder Arbeitsplatzsituationen mit gekrümmter Körperhaltung an der Tagesordnung. Das Ziel jeder postoperativen krankengymnastischen Nachbehandlung nach Diskushernienoperation ist in dem Merksatz skizziert: *Die physiologische Lendenlordose ist im Liegen, im Sitzen und Stehen (also immer!) der akzeptabelste Kompromiß, bei dem die Summe aller Störfaktoren am geringsten ist.*

Aus diesem Merksatz heraus ergibt sich schon die logische Schlußforderung, daß in der postoperativen Phase eine krankengymnastische Nachbehandlung unbedingt notwendig ist, um zukünftige Fehlbeanspruchungen der Strukturen des Bewegungssegments und des gesamten Bewegungsapparates möglichst durch Schulung des Patienten zu verhindern. Ansonsten sind die häufig auftretenden Rezidive bereits durch Versäumtes in der Nachbehandlung vorprogrammiert.

Um die angesprochene Zielsetzung verständlich zu machen, muß ich einige grundsätzliche Anmerkungen zu den funktionell anatomischen Voraussetzungen unseres Bewegungsapparates besprechen. Oberster Leitsatz jeder krankengymnastischen Behandlung in der Rehabilitation eines bandscheibenoperierten Patienten lautet: *Der Bewegungsapparat ist eine Funktionseinheit. Die Störung der Funktion durch eine Struktur des Bewegungsapparates hat Einfluß auf den gesamten Funktionsablauf des Bewegungsapparates.*

Bei der Einnahme einer krummen Körperhaltung in Kyphose, wie sie als typische Sitzhaltung bekannt ist, kommt es automatisch zu einer Absenkung des Schultergürtels und des Thorax sowie im Bereich des Beckens zu einer Beckenaufrichtung. In der Regel stellt sich dabei kompensatorisch eine Hyperlordose in der Halswirbelsäule ein. Folgende Muskelgruppen kommen in dieser Stellung zu einer Annäherung von Ursprung und Ansatz: die Nackenstreckmuskulatur (M. trapezius – pars ascendens, M. levator scapulae, M. sternocleidomastoideus und Mm. scaleni). Im Bereich des Schultergelenks wird bei der Absenkung des Thorax

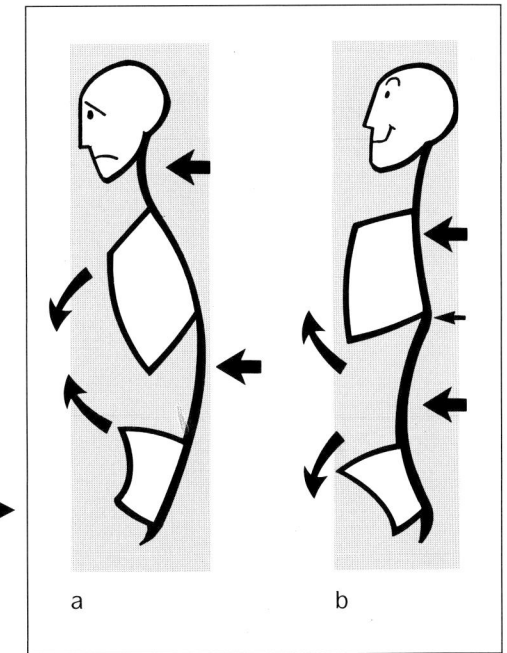

Abbildung 76. a) Senkung von Schultergürtel ▶ und Thorax. Ventrale Beckenaufrichtung, Hyperlordose der HWS, großbogige Kyphose der BWS-LWS. b) Aufrichtung von Schultergürtel und Thorax. Ventrale Beckenkippung, zervikothorakale Lordose, thorakolumbale Lordose.

a   b

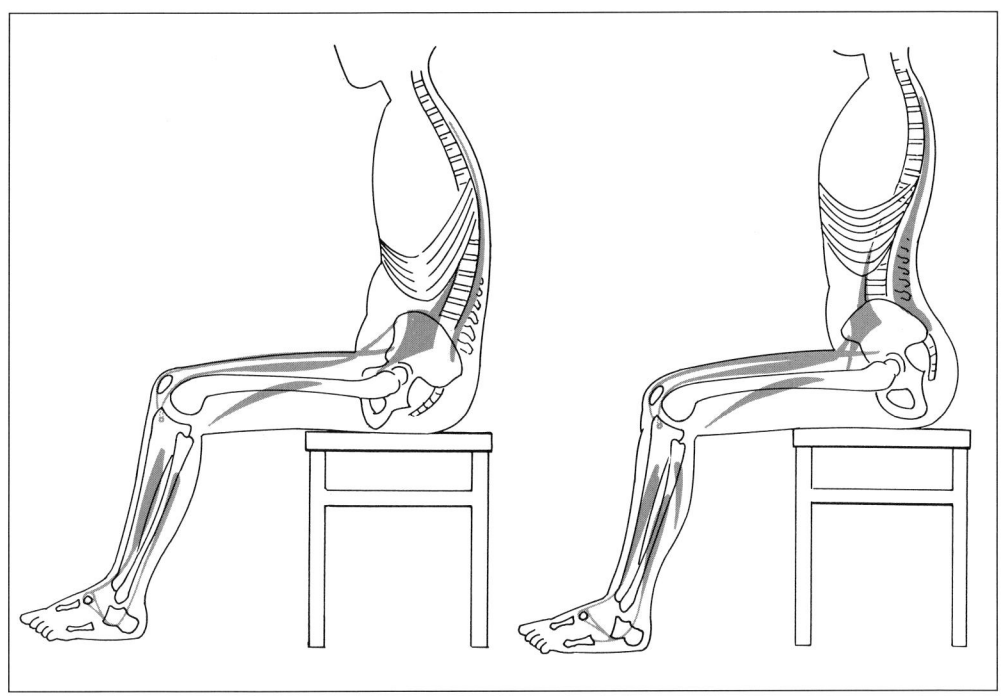

Abbildung 77. Unterschiedliche Muskelaktivitäten bei sternosymphysaler Belastungs- und Entlastungshaltung (modifiziert nach *Brügger*).

123

eine Innenrotationsstellung im Schultergelenk eingenommen, was zu einer Annäherung der M. pectoralis major et minor und M. subscapularis führt. Durch die Absenkung des Thorax ist ebenfalls die Abdominalmuskulatur, insbesondere der M. rectus abdominis in einer Annäherung. Die Beckenaufrichtung führt im Bereich der Beckenmuskulatur zu einer Annäherung der Glutealmuskeln und Außenrotatoren. Die ischiokrurale Muskulatur und die Adduktoren werden ebenfalls angenähert. Kommt es dann noch zu einer typischen Beinstellung in den Kniegelenken mit nach hinten überkreuzten Füßen, so ist noch eine zusätzliche Annäherung im M. trizeps surae vorhanden. Wird diese Körperhaltung, die in unserer Zivilsationsgesellschaft die Gewohnheitshaltung geworden ist, tagtäglich am Arbeitsplatz und in der Freizeit eingenommen, so führt die Annäherung dieser Muskelgruppen zu einer Verkürzung der genannten Muskeln.

Häufig entwickeln sich dabei regelrechte Kontrakturen, die eine physiologische Einstellung des zugehörigen arthromuskulären Systems nicht mehr zulassen. Übermäßige Fehlbeanspruchungen, z.B. durch einseitige sportliche Belastung, häufig verbunden mit gar keiner oder mangelnder Vorbereitungsgymnastik, können dann in den Strukturen pathophysiologische Veränderungen auslösen, wie z.B. Tendinitiden, Tendopathien, Arthritiden etc. Jede Fehlhaltung jedoch löst eine erhöhte Aktivität der Gelenkrezeptoren aus, wie es *Neumann* (155), *Brügger* (27), *Wyke* beschrieben haben. Diese propriozeptiven Afferenzen lösen über das ZNS verstärkt Efferenzen an die funktionsabhängigen Muskeln aus. Dies wurde von *Brügger* ausführlich beschrieben.

Die daraus resultierenden Tendomyosen sind gekennzeichnet durch funktionsabhängige Muskelschmerzen, die auch nach erfolgter Bandscheibenoperation nach wie vor vorhanden sein können, da durch den operativen Eingriff die muskuläre Dysbalance im arthromuskulären System selbstver-

ständlich nicht beseitigt worden ist. Diese Erkenntnisse zeigen mit aller Deutlichkeit auf, aus welchem Grund der rechtzeitige Einsatz der krankengymnastischen Nachbehandlung in der postoperativen Frühphase von Bedeutung ist.

Die Rehabilitation der bandscheibenoperierten Patienten möchte ich in drei Phasen einteilen:

Erste Phase:

– Rezidivprophylaxe
– Funktionsbefunderhebung
– Weichteilbehandlung

Primär ist es die kyphotische Belastung im Bewegungssegment in Flexion, die zu einer dorsalen Verschiebung des Nucleus pulposus führt und somit als Auslöser für einen dorsalen Bandscheibenvorfall angesehen werden kann. Aus diesem Grund gilt es, zukünftig alle Fehlbelastungen in die Kyphose zu vermeiden, um Rezidive auszuschalten. Dabei muß der Patient unterrichtet werden, wie er aufsteht, sich hinlegt und in welcher Ausgangsstellung er sich möglichst lagern sollte. Beim Aufstehen ist grundsätzlich zu beachten, daß der Rumpf insgesamt stabilisiert wird. Dazu ist die Seitenlage einzunehmen und der Patient stellt die Hüftgelenke und die Kniegelenke in 90°–Flexion ein. Dann stützt er sich en bloc mit stabilisiertem Rumpf über die Seite auf. Derselbe Bewegungsablauf ist beim Einnehmen der Rückenlage ebenfalls wieder zu beachten. Grundsätzlich gilt die Rückenlage als vorteilhafteste Liegeposition. Bei dieser Stellung ist vor allem die Rotationsmöglichkeit in den Lumbalsegmenten ausgeschlossen. In dieser Phase ist es oftmals notwendig, den Patienten mit einer Rolle unter den Kniegelenken zur Entlastung von Schmerzen zu lagern. Der Operateur bestimmt je nach Größe des Eingriffs, wann die Streckstellung in den Knien in Rückenlage eingenommen werden kann.

124

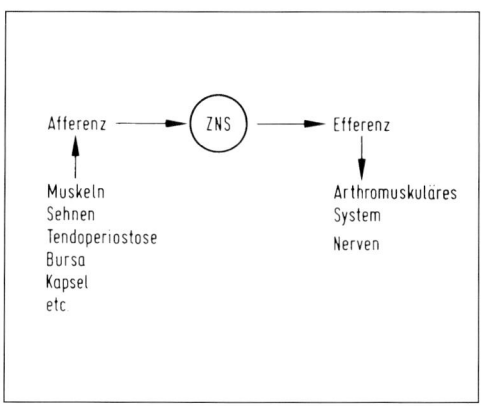

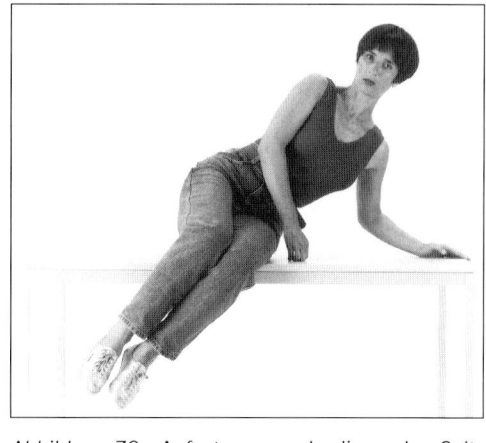

Abbildung 78. Weg und Einfluß der Störmeldungen über die Afferenzwege und über das ZNS zum Zielort arthromuskuläres System.

Abbildung 79. Aufsetzen aus der liegenden Seitposition in der »en bloc«–Technik.

Grundsätzlich ist immer darauf zu achten, daß das Rückenteil horizontal gestellt bleibt. Die immer wieder zu beobachtende Hochstellung des Rücken- und Kopfteiles im Bett ist unter allen Umständen zu vermeiden, da es durch diese Einstellung erneut zu einer erhöhten ventralen Druckbelastung im Bewegungssegment kommt. Längere Sitzhaltungen sollten grundsätzlich vermieden werden, weil die Umschulung der Bewegungsmuster bekanntlich eine längere Zeit in Anspruch nimmt und so davon auszugehen ist, daß die Patienten in Sitzhaltungen in ihre typischen Gewohnheitshaltungen gehen und damit Fehlbeanspruchungen der Strukturen erneut auslösen. Der Operateur bestimmt in dieser Frühphase die mögliche Belastungsfähigkeit des Patienten. Mobilisierungs- und Kräftigungsübungen sind in dieser Phase kontraindiziert. Isometrische Spannungsübungen, insbesondere in den Extremitätenmuskeln, lösen über ihre reziproke Wirkung auf die Rumpfmuskulatur eine ausreichende Belastung aus.
Die Funktionsbefunderhebung spielt in dieser Frühphase eine zentrale Rolle bei der Analyse von Funktionseinschränkungen und damit verbundenen Fehlbelastungen im arthromuskulären System. Langandauernde

Sitzpositionen durch sitzende berufliche Tätigkeiten führen oftmals zu Verkürzungen der von mir bereits erwähnten Muskelgruppen. Da ein Prolaps in der Regel präoperativ die Erstellung eines Muskelstatus nicht zuläßt, sollte dieser so bald als möglich in der Rehabilitation nachgeholt werden. Beim lumbalen Bandscheibenvorfall und der nachfolgenden Rehabilitation ist insbesondere auf folgendes zu achten: Eine Verkürzung und Kontraktur im Bereich der ischiokruralen Muskulatur, der Adduktoren, des Iliopsoas und der Abdominalmuskulatur läßt eine ausreichende ventrale Beckenkippung zur Einstellung einer physiologischen Lordose im Lumbalbereich nicht zu. Allgemein anerkannt ist die Tatsache, daß der Patient sich zukünftig möglichst aufrecht halten soll. Um eine aufrechte Haltung einzunehmen, ist aber auch die Aufrichtung des Thorax notwendig. Selbst bei der Rückenlage und horizontaler Auflagefläche kommt es zu einer Aufrichtung des Thorax. Fehlt die notwendige ventrale Beckenkippung – wie oben beschrieben – kompensiert der Patient durch eine verstärkte Lordose im Lumbalbereich. Da zu diesem Zeitpunkt noch keine Muskeldehnungsbehandlung durchgeführt werden kann, ist es deshalb notwendig, zur

125

Schmerzentlastung den Patienten mit einer Knierolle zu versehen. Kontrakturen, wie zum Beispiel in den Adduktoren – dies gilt insbesondere für den M. pectineus und im Schultergürtelbereich für den M. pectoralis major et minor oder M. subscapularis –, können durch manuelle Dehnungstechniken und anschließende isometrische Anspannung der Antagonisten bereits gelöst werden. Dies erleichtert wesentlich die Haltungsschulung beim Übergang in der Rehabilitation von der Horizontal- zur Vertikalbelastung.

Zweite Phase:

- Funktionsbefunderhebung
- Weichteilbehandlung
- Haltungsschulung

In dieser Phase, wenn der Patient aufgrund der Belastungsfähigkeit nun in der Vertikalen belastet werden kann, stehen die Vermittlung alltagspraktischer Bewegungsabläufe im Vordergrund, d.h. Sitzen, Stand, Bücken und Heben von Gegenständen. Der Patient soll dabei lernen, das Achsenorgan Wirbelsäule in der aufrechten Körperhaltung zu stabilisieren, weil nur in dieser Haltungsposition eine gleichmäßige axiale Druckbelastung im Bewegungssegment erreicht wird. Jede Fehlbelastung kann den postoperativen Heilungsverlauf verzögern und die Bildung eines Rezidivs begünstigen. So soll z.B. im Sitzen jede krumme Körperhaltung mit übereinandergeschlagenen Beinen vermieden werden. Bei der Einnahme der Haltung kommt es zum Absenken des Thorax und zu einer ventralen Beckenaufrichtung. Dabei wird inbesondere der Lumbalbereich vermehrten Druckbelastungen im Segment ausgesetzt. Das Übereinanderschlagen der Beine, was funktionell eine Adduktionsstellung im Hüftgelenk ist, unterstützt dabei zusätzlich die Beckenaufrichtung. Um die Wirbelsäule jedoch mit einer aufrechten Körperhaltung

mit physiologischer Lordose einstellen zu können, ist eine Beckenkippung nach ventral notwendig. Die Beckenkippung ist nur zu erreichen, wenn in den Hüftgelenken eine Abduktionsstellung eingenommen wird. Weiter muß darauf geachtet werden, daß in den Kniegelenken eine Spitzwinkelstellung vermieden wird. Die Flexionsstellung im Kniegelenk führt zu einer Annäherung der ischiokruralen Muskulatur, wodurch die Beckenaufrichtung zusätzlich begünstigt wird. Weiter muß beachtet werden, daß es bei der Beckenkippung zu einer Verschiebung des Femurs nach ventral kommt. Ist das Kniegelenk in einer Flexionsstellung, werden dabei im Bereich der Kniegelenke primär erhöhte Zugbeanspruchungen, insbesondere in den ligamentären Strukturen, ausgelöst. Der Vorwärtsschub des Femurs wird im Bereich des Unterschenkels zusätzlich unterstützt durch den Einsatz der Muskelschlinge des »Steigbügelhalters«, der Mm. peronaei, M. tibialis posterius et anterius. Dieser Einsatz ist jedoch nur möglich, wenn das Kniegelenk sich nicht in einer Spitzwinkelstellung befindet und die Fußsohle festen Bodenkontakt hat. Das Sitzen und Aufstehen mit stabilisiertem Rücken gehört ebenfalls in das Standardprogramm der Rückenschulung. Wesentlicher Bestandteil ist auch das Bücken mit stabilisiertem Rücken und das Heben von Gegenständen. Ausgangsstellung für das Bücken ist die leichte Grätschstellung. Dabei dür-

---

Abbildung 80. »Falsches« Hochheben eines Gegenstandes mit gestreckten Knien, instabilem Rundrücken und kyphosierter LWS. ▶

Abbildung 81. »Korrektes« Hochheben eines Gegenstandes mit leicht flektierter Hüfte und Knien sowie stabilisierter LWS.

Abbildung 82. Lot des Körperschwerpunktes (bei korrektem Lastenheben) fällt auf den Fuß.

Abbildung 83. Lot des Körperschwerpunktes (beim Ausfallschritt) fällt dorsal des Standbeines.

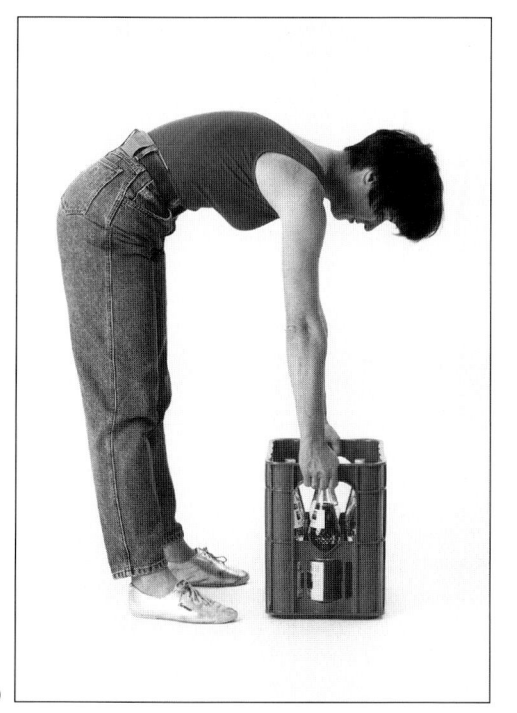

80

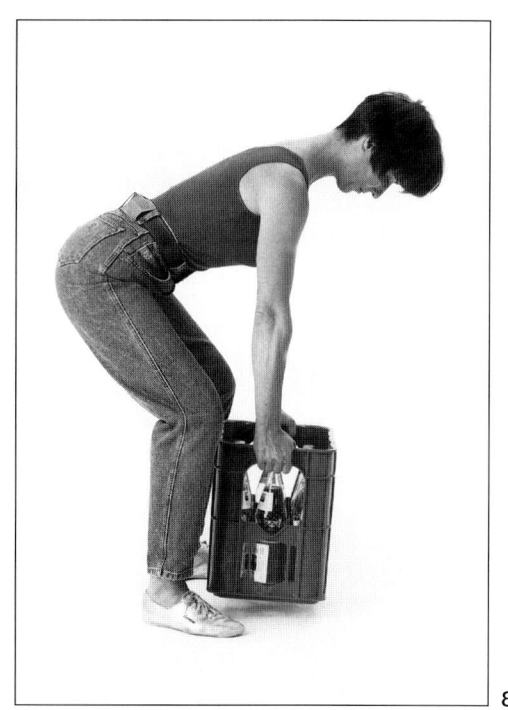

81

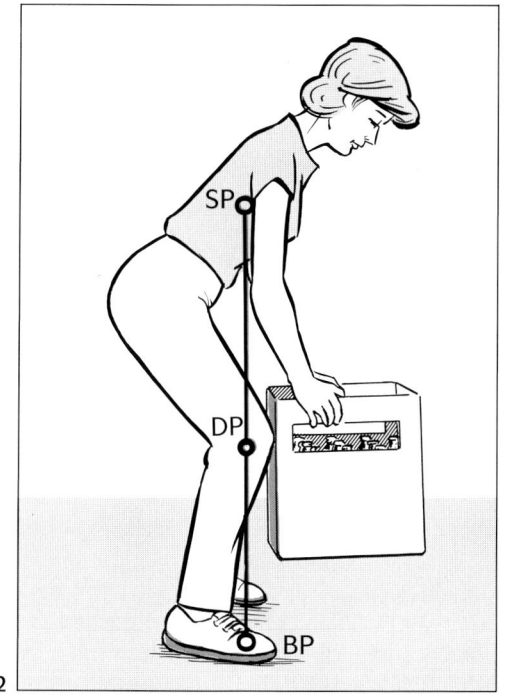

82

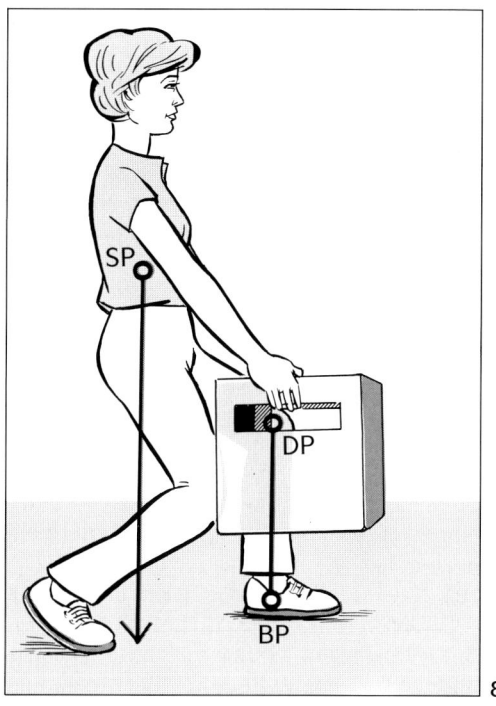

83

fen die Füße nicht parallel zueinander stehen, sondern es muß eine Außenrotation in der Hüftgelenken eingestellt sein.

Immer wieder ist zu beobachten, daß beim Bücktraining die Beine parallel zueinander stehen und man in eine sogenannte Schritthocke geht. Wenn dann Gegenstände gehoben werden, haben wir eine sehr labile Unterstützungsfläche. Außerdem entsteht durch die Vorhalte der Arme ein entsprechender zusätzlicher Hebel als Lastarm, der um so belastender wirkt, je größer das zu hebende Gewicht ist. Die Bewegungsausführung in den Hüft- und Kniegelenken findet um die Frontalachse in Flexion/Extension statt. Dabei liegt der eigene Körperschwerpunkt dorsal der Bewegungsachse, wodurch die Druckbelastung insbesondere auf dem Femurpatellargelenk besonders ausgeprägt ist. Dies führt augenblicklich zu einer erhöhten Aktivierung der Gelenkrezeptoren besonders des Kniegelenks, und über die efferente Reizleitung kommt es zu einer reflektorischen Hypotonie, hauptsächlich im Streckmuskel, dem M. quadrizeps. Die reflektorische Beeinflussung führt in dem Muskel zu einer schnellen Ermüdung, wodurch die Instabilität in der Funktionsstellung noch zusätzlich verstärkt wird. Aus diesem Grund muß darauf geachtet werden, daß bei der Ausgangsstellung zum Bücken hinter dem zu hebenden Gegenstand die Grätschstellung eingenommen wird. Dabei ist es wichtig, den eigenen Körperschwerpunkt über eine vermehrte Flexion im Hüftgelenk über die Frontalachse des Kniegelenks zu bringen. In dieser Ausgangsstellung entfällt der dorsale Lastarm, der zu einer erhöhten Druckbeanspruchung im Femurpatellargelenk führt. Die Füße stehen nicht parallel zueinander und bei der Beugung geht die Bewegung des Kniegelenks über die Füße nach außen. Somit wird eine Fehlbelastung des Kniegelenks vermieden. Der Rücken ist grundsätzlich in dieser Stellung stabilisiert. In dieser Phase hat der Patient bereits die Instruktion über das richtige Aufstehen und

Hinlegen, das Sitzen und Aufstehen, das Bücken und Heben erlernt. Notwendig ist die permanente Wiederholung dieser Haltungsschulung, um pathologische Bewegungsmuster zu beseitigen und physiologische zu schulen.

In der zweiten Phase kommt es im wesentlichen darauf an, eine systematische Funktionsbefunderhebung durchzuführen. Dies ist deshalb dringend notwendig, um sekundäre muskuläre Dysbalancen zu beseitigen, die aufgrund von Dauerfehlhaltungen zu zusätzlichen Funktionseinschränkungen im arthromuskulären System führen. Dies gilt insbesondere für die Schultergürtel- und Becken-Hüft-Region. Im Bereich des Schultergürtels sind die häufigsten Funktionseinschränkungen im Bereich der Halswirbelsäule sowie der Schultergürtelgelenke zu suchen. Die krumme Körperhaltung mit der thorakolumbalen Kyphosierung führt in der Regel zu einer kompensatorischen Hyperlordose im Bereich der Halswirbelsäule. Ist dies die typische Gewohnheitshaltung auf Dauer, kommt es in den Nackenstreckmuskeln zu einer Annäherung von Ursprung und Ansatz, was häufig zu einer Verkürzung und Kontraktur führt. Oftmals ist damit ein Schulter- und Schulterblatthochstand verbunden. Bei der thorakolumbalen Kyphosierung kommt es funktionell gesetzmäßig zu einer Absenkung des Thorax, was eine Innenrotationsstellung im Schultergelenk zur Folge hat. Dies kann dann in der Muskelgruppe der Innenrotatoren ebenfalls zu Kontrakturen und Verkürzungen führen, insbesondere des M. subscapularis und M. pectoralis minor. Die Thoraxsenkung führt gleichzeitig zu einer Beckenaufrichtung. Ursprung und Ansatz des M. rectus abdominis werden erheblich angenähert. Die Verkürzung und Kontraktur, die sich in dieser Muskulatur einstellen, werden in der Regel überhaupt nicht beachtet. Versucht nun der Patient sich aufzurichten, so fehlt die notwendige Dehnfähigkeit der Abdominalmuskulatur. Die ventrale Beckenkippung, die immer an die aufrechte Körperhaltung ge-

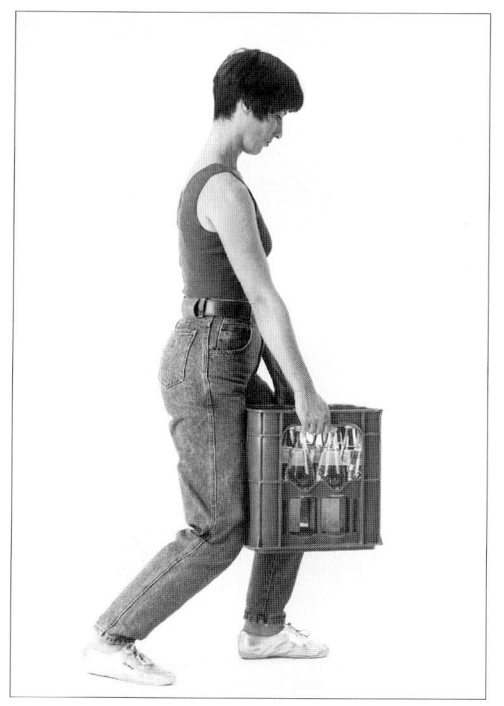

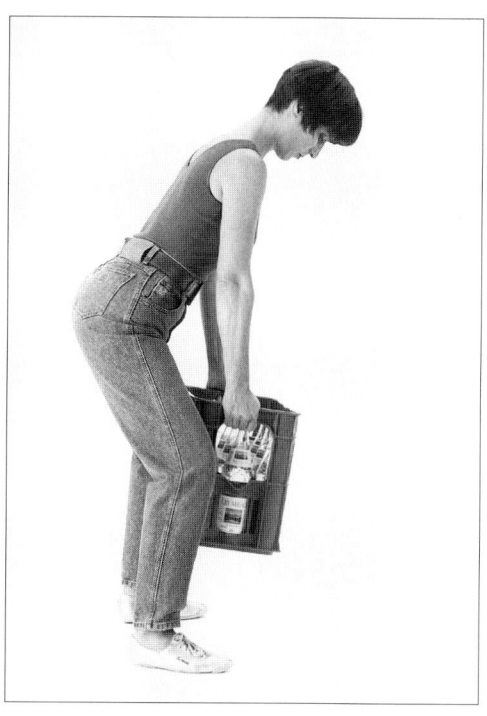

Abbildung 84. Ungünstige Beinhaltung beim Lastentragen und Heben.

Abbildung 85. Günstige Beinhaltung.

koppelt ist, kann nicht mehr ausreichend eingestellt werden. Die Verkürzung im Bereich der Innenrotatoren des Schultergelenks und der Nackenstreckmuskulatur läßt gleichzeitig aber auch eine Aufrichtung des Thorax in ausreichendem Maße nicht zu, so daß bei dem Bemühen, eine aufrechte Haltung einzunehmen, der Rundrücken weiterbestehen bleibt. Um überhaupt zu einer Aufrichtung zu kommen, wird dann kompensatorisch die Bewegung durch eine Hyperlordose in der Lumbalwirbelsäule erreicht. Diese typische Fehlstellung wird nicht selten als eine pathologische Hyperlordose durch abgeschwächte Bauchmuskulatur interpretiert. Die kyphotische Fehlhaltung mit der Beckenaufrichtung führt im Bereich des Hüftgelenks zu einer Annäherung der ischiokruralen Muskulatur und der Adduktoren, insbesondere des M. pectineus. Im Bereich der Hüftgelenkmuskulatur

kommt es zu einer Verkürzung des M. iliopsoas. Gehört das Abwinkeln der Kniegelenke mit dem Übereinanderschlagen der Füße nach hinten dazu, ist der M. trizeps surae ebenfalls verkürzt. Die Verkürzungen gerade dieser dorsalen Extremitätenmuskulatur habe ich bei der Befunderhebung bei jedem bandscheibenoperierten Patienten bisher vorgefunden. Aus den o.g. Erkenntnissen der Biomechanik und funktionellen Anatomie ergibt sich zwangsläufig die dringende Notwendigkeit, Kontrakturen und Verkürzungen in den angesprochenen Muskelgruppen zu beseitigen. Eine optimale Wiederherstellung physiologischer Bewegungsmuster beim bandscheibenoperierten Patienten ist nur dann zu erreichen, wenn die Weichteilstrukturen ausreichend dehnungsfähig sind und somit ein muskuläres Gleichgewicht aufgebaut werden kann. Das Umsetzen dieser Erkenntnisse in die post-

129

operative Nachbehandlung ist deshalb auch erforderlich, weil bekanntlich jede mechanische Fehlbelastung die Rezidivgefahr erhöht. Zusätzlichen Sekundärschädigungen durch degenerative Veränderungen im Sinne der Spondylarthrose in den Facettengelenken kann somit ebenfalls vorgebeugt werden. Nur bei ausreichender Dehnungsfähigkeit der angesprochenen Muskelgruppen ist eine kompensatorische hyperlordotische Einstellung im Bereich der lumbalen Gelenkfacetten zu vermeiden. Bekannt ist, daß die Einnahme einer Hyperlordose im Lumbalbereich zu vermehrten lumbalen Schmerzzuständen führen kann. Diese resultieren aus der Aktivierung der nozizeptiven Afferenzen der Gelenkrezeptoren, wenn die Gelenkfacetten einer erhöhten Druckbelastung in Hyperlordose ausgesetzt werden. Nach wie vor ist die gängige Empfehlung an die Patienten, auf jeden Fall ein sogenanntes »Hohlkreuz« zu vermeiden. Die Hyperlordose ist jedoch in der Regel eine kompensatorische Bewegung beim Aufrichten, wenn die oben genannten Muskelgruppen verkürzt sind. Ziel jeder Behandlung muß es also sein, nicht die Lordose durch Fehlbelastung auszuschalten, sondern die Weichteilstrukturen zu behandeln, das muskuläre Gleichgewicht herzustellen und somit die physiologische Lordose zu erreichen. Nur in dieser Einstellung kann eine mechanische Fehlbelastung des Segmentes vermieden werden. Vor allem sollte endlich Abschied genommen werden von dem schädigenden Bauchmuskeltraining in Flexion, wobei es durch das Abheben des Rumpfes und die damit verbundene Einstellung der Kyphose zu enormen ventralen Druckbelastungen im Bewegungssegment kommt und das Bandscheibengewebe nach dorsal herausgepreßt wird. Fragt man in der Anamnese die Patienten nach dem typischen Bewegungsmechanismus, der zum Bandscheibenvorfall geführt hat, ist es in der Regel exakt diese Flexionsbewegung, oftmals noch mit einer Rotationskomponente verbunden, wie sie beim Einsatz der schrägen Bauchmuskulatur gefordert wird, die das Substratgeschehen ausgelöst hat. Viel wichtiger ist die Erreichung der Dehnungsfähigkeit der Abdominalmuskulatur, um die notwendige Beckenkippung zu ermöglichen, wodurch eine kompensatorische Hyperlordose vermieden werden kann. Sollte ein Bauchmuskeltraining notwendig sein, ist dieses auch jederzeit in der Frontalebene um die Sagittalachse durchzuführen, wobei jegliche kyphotische Fehlbelastung segmental vermieden wird.

Dritte Phase:

– Haltungsschulung
– Berufliche Alltagssituation
– Ausdauerbelastung

In der dritten Phase der Rehabilitation sollte die berufliche Alltagssituation vermehrt berücksichtigt werden. Hier ist es wichtig, sich von dem Patienten seine Bewegungsabläufe im Alltag exakt demonstrieren zu lassen. Denn was nutzt die beste Haltungsschulung, wenn der Patient an seinen Arbeitsplatz zurückkehrt und dort durch funktionell pathologische Bewegungsmuster die Fehlbelastung der Strukturen des Bewegungsapparates wieder verstärkt. Häufig ist dies mit enormen Frustrationen verbunden, weil er merkt, daß die eingeschulten Bewegungen sich nicht an seinem beruflichen Alltag orientieren. Dies gilt selbstverständlich auch in gleichem Maße für die Hausfrau. Eine Beratung über die ergonomische Arbeitsplatzgestaltung sollte ebenfalls in das Rehabilitationsprogramm gehören. Oftmals sind es nur geringfügige Modifikationen, die vorgenommen werden müssen, um einen ergonomischen Arbeitsplatz zu erhalten. So läßt sich zum Beispiel die Einstellung der Höhe der Arbeitsfläche durch geringen technischen Aufwand in der Regel jederzeit herstellen. Bei Schreibtischarbeiten ist eine Anschrägung der Arbeitsfläche empfehlenswert. Zu hohe oder zu niedrige Arbeitsflächen begünstigen wiederum das Einnehmen pathologischer Bewegungsmuster. Die Grundkriterien für einen richtigen Arbeitsstuhl sollten ebenfalls aufgezeigt werden. Die wichtigsten Kriterien für einen Bürostuhl bestehen darin, daß eine ausreichende Lumbalstütze gewährleistet sein muß. Die Lumbalstütze sollte eine Flexibilität in der Vor- und Rückwärtsneigung haben. Die Sitzfläche sollte zumindest im hinteren Anteil abgeschrägt sein, um so die ventrale Beckenkippung zu unterstützen. Selbstverständlich soll der Stuhl in der Höhe verstellbar sein. Die Höhenverstellbarkeit gewährleistet, daß die Beugung im Hüftgelenk so eingestellt werden soll, daß es zu einer leichten Abschrägung des Oberschenkels nach vorne kommt. Wird z.B. die Hüfte in Flexion so eingestellt, daß das Kniegelenk höher als das Hüftgelenk steht, führt dieses automatisch wieder zu einer Beckenaufrichtung und damit zur kyphotischen Einstellung im Lumbalbereich. Die erforderlichen sicherheitstechnischen Aspek-

te müssen selbstverständlich beim Einsatz eines Bürostuhls beachtet werden. In dieser Phase sollte vor allem auch berücksichtigt werden, daß die bei der Herstellung des Muskelstatus erfaßten abgeschwächten Muskelgruppen nach den Prinzipien der Trainingslehre im Sinne der Ausdauerbelastung auftrainiert werden. Die aufrechte Körperhaltung erfordert die notwendige Ausdauerbelastungsfähigkeit. Hier kommen die Grundprinzipien der medizinischen Trainingstherapie nach *Gustavsen* zum Einsatz.

Eckhardt Böhle, Jahrgang 1947.
1973 Staatsexamen zum Krankengymnasten; seit 1978 selbständige Tätigkeit. Weiterbildung in der Manuellen Therapie sowie Orthopädischen Medizin nach Cyriax und der Funktionsanalyse. Seit 1983 stellv. Vorsitzender des ZVK, seit 1986 Vorsitzender des ZVK.

Nachbehandlung der lumbalen Nukleotomie aus der Sicht des Maitland-Konzepts

(Pieter Westerhuis)

Einführung

Ein wesentliches Merkmal des *Maitland*-Konzepts ist das Vorgehen der Therapeuten sowohl bei der Untersuchung als auch bei der Behandlung. Dabei gehen die diagnostischen und therapeutischen Überlegungen von zwei Ebenen aus, nämlich von der theoretischen und der klinischen Ebene (»two compartment thinking«).

Die theoretische/akademische Ebene

Bei der Beurteilung des Krankheitsbildes wird das umfassende Wissen aus der Anatomie, Physiologie, Biomechanik, Pathologie, etc. eingesetzt, um zu einer Diagnose zu gelangen. Nun gibt es in der Praxis bezüglich der Interpretation dieser theoretischen Information verschiedene Schwierigkeiten, z.B.

a) Patient X mit *einem* Rückenproblem erhält von mehreren Ärzten häufig unterschiedliche Diagnosen. Zur Problematik der Diagnosestellung beschreibt *Nachemson* (153), daß bei Patienten mit akuter Lumbago nur in 10–20% der Fälle eine genaue Strukturdiagnose möglich ist.

b) Ein Patient mit der Diagnose Diskusprotrusion L5/S1 ohne radikuläre Symptomatik weist unter Umständen viele verschiedene klinische Symptome auf.

c) *Wiesel* et al. (232) haben gezeigt, daß bei 52 asymptomatischen Testpersonen (die in der Vorgeschichte niemals Rückenprobleme hatten), in 35,4% der Fälle ein positiver Befund auf dem CT-Bild zu sehen war (z.B. hatten 20% der unter 40jährigen eine Diskushernie!). Wie kann sich dann der Untersucher sicher sein, daß bei einem Patienten mit radikulärer Symptomatik und mit positivem CT-Befund beides auch tatsächlich die Ursachen der Beschwerden sind?

d) Sogar unter Experten gibt es häufig kontroverse Interpretationen des theoretisches Basiswissens. Je mehr Literatur man liest, desto mehr Widersprüche findet man. So beschreiben z.B. *Adams* (3) und *Hutton* (2) die Vorteile einer abgeflachten Lendenlordose beim Heben und Sitzen, während *Hart* et al. (81) diesbezüglich die physiologische Lendenlordose als Haltungsideal empfehlen. (Siehe als weiteres Beispiel *Bogduk* (17) in bezug auf das Heben von Lasten.)

Dies erhellt, daß es in der physiotherapeutischen Praxis nicht möglich ist, ohne einen klaren klinischen Befund alleine auf der Basis theoretischer Kenntnisse zu behandeln. Wie *Frymoyer* (65) nachweist, begnügen sich die Ärzte in den meisten Fällen vor Behandlungsbeginn mit der Aufnahme der Anamnese und den objektiven Befunden.

Die klinische Ebene

Hierbei werden bei der Beurteilung des Erkrankungsmusters die erhaltenen Informationen nicht strukturdiagnostisch interpretiert.

Im Zuge einer ausführlichen Befunderhebung werden zuerst die Beschwerden (Symptome) des Patienten auf einer Körpertabelle (s. Abbildung 86) eingetragen. Danach folgt das sogenannte »Verhalten der Symptome über 24 Stunden«, das heißt, es werden Aktivitäten erfragt, die die Symptome verstärken, bzw. solche, die sie verringern. Dies ergibt bereits wichtige Informationen, in welche Richtung vielleicht später behandelt werden muß. Im übrigen erfährt der Therapeut etwas über die sog. Irritierbarkeit der Schmerzsensation (dies bedeutet, wie belastbar der Schmerz ist, bevor er symptomatisch wird, wie stark er ist und wie lange es andauert, bis er auf das alte Niveau zurückgekehrt ist). Je größer die Irritierbarkeit des Schmerzes ist, desto vorsichtiger muß später untersucht und vor allen Dingen behandelt werden.

Als drittes kommen die sogenannten speziellen Fragen, z.B. nach anderen Krankheiten, Gebrauch von Medikamenten etc. Dies ist vor allem wichtig, um eventuelle Kontraindikationen aufzudecken und die Intensität der Behandlung entsprechend zu dosieren. Zuletzt wird die Vorgeschichte erfragt, um

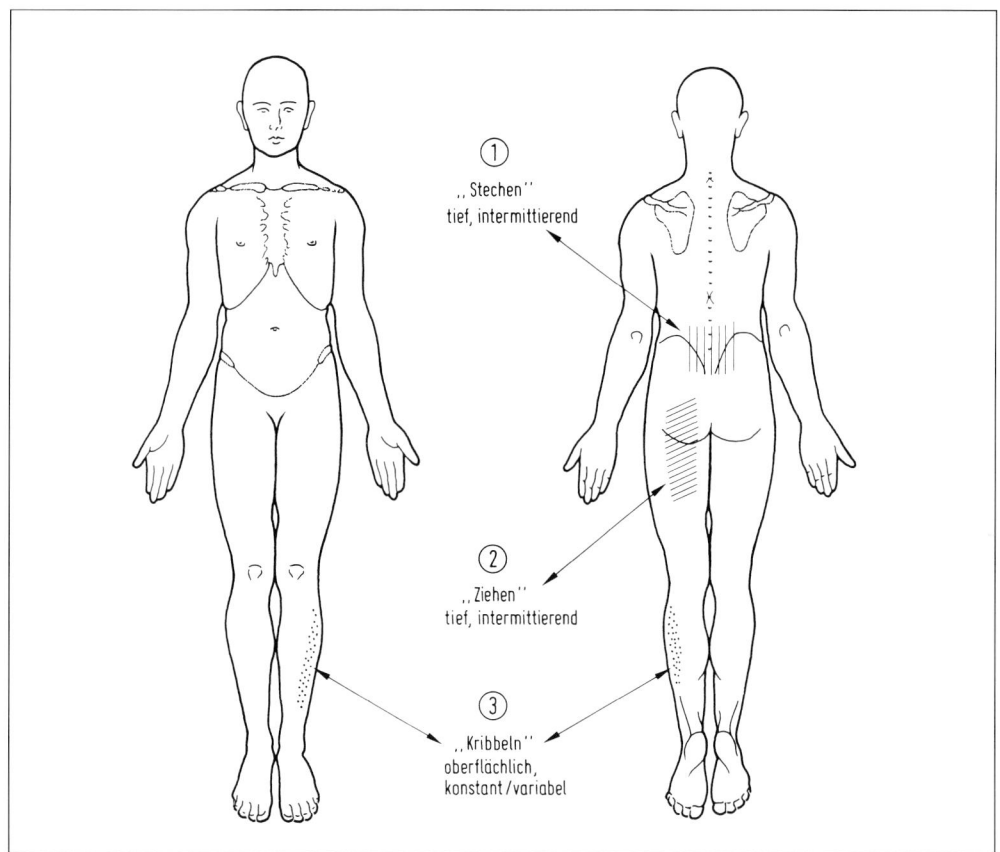

Abbildung 86. Subjektive Symptome werden zu Beginn auf eine Körperschablone eingetragen.

unter anderem prädisponierende Faktoren herauszufinden. Daraus ergeben sich wichtige Informationen bezüglich Prognose, Stabilität der Schmerzentwicklung, Rezidivgefahr, etc.

Ist die subjektive Befunderhebung abgeschlossen, werden erste Hypothesen evaluiert und anschließend in ein Procedere für die objektive Befunderhebung umgesetzt.

Beispiel:

1. Welche Gelenke müssen primär untersucht werden?
2. Welche Gelenke kommen als prädisponierender Faktor in Frage?
3. Inwiefern dürfen oder müssen die Symptome bei der objektiven Untersuchung reproduzierbar sein?

Bei der objektiven Befunderhebung werden die Strukturen mechanisch unter Streß gesetzt, wobei objektive Zeichen gesucht werden, die die aufgestellte(n) Hypothese(n) aus der subjektiven Befunderhebung bestätigen oder ausschließen. Auch hier erfolgt primär keine strukturdiagnostische Bewertung, sondern es wird eine Bewegungsanalyse bezüglich der Faktoren Schmerz, Widerstand und Schutzspasmus der Muskulatur durchgeführt. Das Ziel hierbei ist, entweder die Symptome des Patienten zu reproduzieren oder in den Strukturen objektive Veränderungen zu finden, die ursächlich für die Beschwerden in Frage kommen (vergleichbare Zeichen).

Nachdem die Befunderhebung abgeschlossen ist, wird eine Arbeitshypothese aufgestellt und auf dieser Basis mit *einer* Behandlungstechnik behandelt. Bei dieser Behandlungstechnik muß der Therapeut genau wissen und spüren, was vor sich geht. Nach der Behandlung erfolgt der sogenannte *Wiederholungsbefund,* bei dem der Patient gefragt wird, wie er sich fühlt. Gleichzeitig werden zwei bis drei typische Testbewegungen, die zuvor auffällig waren, wiederholt und verglichen. Dieser Wiederholungsbefund beweist, ob die aufgestellte Arbeitshypothese bzw. die Behandlungstechnik die richtige war.

Zusammenfassend kann also gesagt werden, daß in der subjektiven Befunderhebung erste Hypothesen über die Irritierbarkeit der Schmerzen aufgestellt werden und bestimmt wird, welches Gelenk primär für die Schmerzproblematik verantwortlich ist. Durch Suchen von objektiven Zeichen werden diese Hypothesen entweder bestätigt oder verworfen. Aus der Beurteilung der Gesamtinformationen resultiert der Behandlungsplan. Schließlich bestätigt der jeweilige Wiederholungsbefund die Richtigkeit der Beurteilung oder widerlegt sie.

In diesem immer wiederkehrenden Kreis von Befund – Procedere – Wiederholungsbefund spielt das therapeutische Wissen insofern eine wichtige Rolle, als es Richtlinien aufzeigt: Welche Strukturen sollen primär therapiert werden, wie muß dosiert werden und wie sind Kontraindikationen zu erkennen? Jede Aussage auf der Basis theoretischer Überlegungen muß durch wiederholte Befunderhebung bei den jeweiligen Patienten auf ihre Gültigkeit geprüft werden. So darf z.B. nicht der Fehler gemacht werden, einen Diskusprolaps zu diagnostizieren und deshalb Extensions- oder Flexionsübungen zu verordnen. Auch hinsichtlich dieser Übungen gibt es widersprüchliche Literaturangaben (50). Einige Autoren »beweisen«, daß Flexionsübungen im Vergleich zu Extensionsübungen bei der Lumbago ein besseres Resultat erzielen, andere behaupten das Gegenteil.

Auf der klinischen Ebene sollte bei der subjektiven Befunderhebung versucht werden, herauszuhören, ob der Patient eine Schmerzzu- oder -abnahme eher in der Flexion oder in der Extension hat. Diese Informationen – zusammen mit den objektiven Befunden – führen dann zu der Hypothese, daß das aktuelle Schmerzproblem z.B. jetzt eher eine Flexion benötigt. Sollte jedoch der Wiederholungsbefund zeigen, daß sich dadurch der Zustand verschlechtert, muß die Behandlung geändert werden, in diesem Fall in Richtung einer Extensionsbehandlung.

Techniken

Die Techniken, die im *Maitland*-Konzept verwendet werden, können in physiologische und akzessorische Bewegungen unterteilt werden.

1. Physiologische Bewegungen: Diese sind definiert als Bewegungen, die der Patient selbst aktiv ausführen kann. So kann untersucht und/oder behandelt werden z.B. mit Flexionsbewegung, Rotationsbewegung, etc.
2. Akzessorische Bewegungen: Diese sind definiert als Bewegungen eines Gelenks, welche der Patient nicht aktiv durchführen kann, wohl aber der Therapeut. In der Lendenwirbelsäule werden häufig die akzessorischen Bewegungen der einzelnen Wirbel in den folgenden Richtungen untersucht:
a) Postero-anteriore Bewegung: am Dornfortsatz (zentrales P.A.) (Abbildungen 87 und 88);
b) Postero-anteriore Bewegung: auf den Wirbelbogengelenken (unilaterales P.A.) (Abbildungen 89 und 90);
c) Transversale Bewegung: an den Seitenflächen des Dornfortsatzes (transversal) (Abbildungen 91 und 92).

Die Bewegungen können sowohl in der neutralen als auch in jeder anderen Ausgangsstellung der Wirbelsäule untersucht werden. Zusätzlich kann auch noch die Druckrichtung (z.B. ein unilaterales P.A. nach medial) variiert werden.

Werden bei der Untersuchung der Mobilität hierbei pathologische Zeichen (insbesondere Schmerz, Steifigkeit oder Muskelspasmus) gefunden, dann können diese Untersuchungstechniken auch als Behandlungstechniken eingesetzt werden.

Neurale Strukturen

Neben primär gelenkorientierten Mobilisationen gibt es im *Maitland*-Konzept auch Mobilisationen, die primär auf die neuralen Strukturen ausgerichtet sind. Die neuralen Strukturen können grob schematisch unterteilt werden in leitendes Gewebe (Axon, Dendrit, etc.), perineurales Bindegewebe (Dura mater, Epineurium, etc.) und die perineuralen Blutgefäße. Über den Zustand des leitenden Gewebes gibt die neurologische Untersuchung (Reflexe, Sensibilität und Muskelkraft) Auskunft.

Untersuchungen haben belegen können, daß das Bindegewebe dieser Strukturen innerviert ist (z.B. die Dura mater durch den Nervus sinuvertebralis, das Perineurium durch den Nervus nervorum).

Louis (139) wies nach, daß bei Bewegung der Wirbelsäule von maximaler Extension in die maximale Flexion die Länge des Wirbelkanales vom Okziput bis zum Sakrum um 6–9 cm zunimmt. Dies bedeutet, daß sich die neuralen Strukturen innerhalb des Wirbelkanals der Längenveränderung anpassen müssen. Die Anpassung der neuralen Strukturen erfolgt, indem sie einerseits gegenüber den umliegenden Geweben gleiten und sich andererseits in sich selber dehnen. Diese Dehnung kann mit einer Ziehharmonika verglichen werden, die sich beim Auseinanderziehen entfaltet und damit dehnt. Das *Maitland*-Konzept beinhaltet, daß die Einschränkung der normalen Gleit- und Dehnfähigkeit der neuralen Strukturen zu krankhaften Symptomen führen kann.

Eine weitere Eigenschaft der neuralen Strukturen besteht darin, daß sie – wie auch die Blutgefäße – die einzigen anatomischen Strukturen sind, die kontinuierlich, das heißt z.B. vom Schädelinneren über die Wirbelsäule bis in die Zehenspitzen, verlaufen. Um differenzieren zu können, ob ein Schmerz primär vom Gelenk oder von den neuralen Strukturen herrührt, wird von dieser Eigenschaft Gebrauch gemacht. Erzeugt

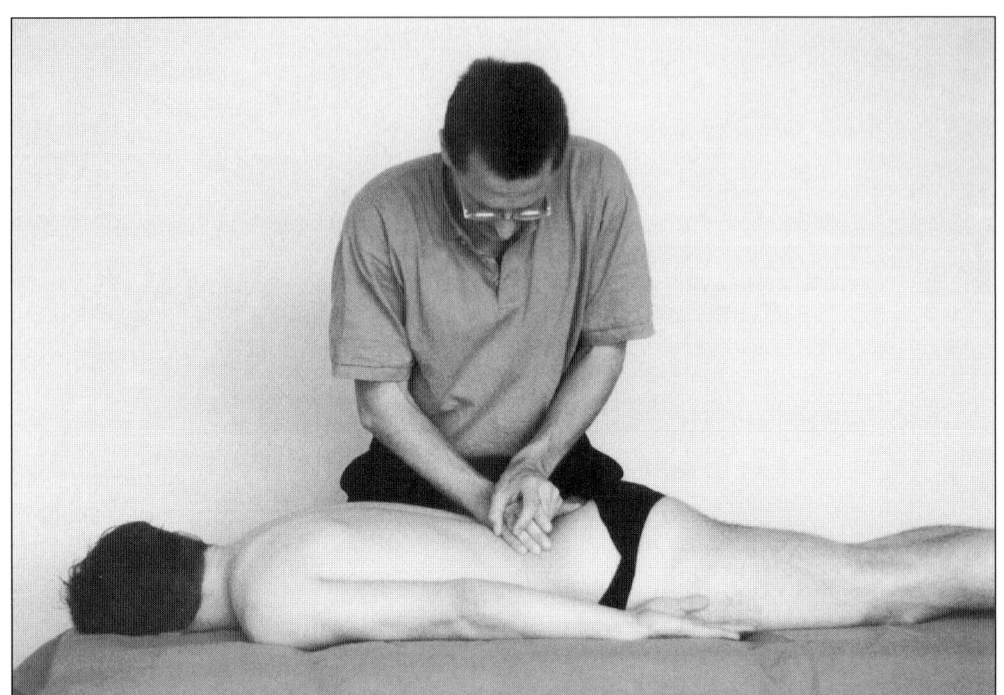

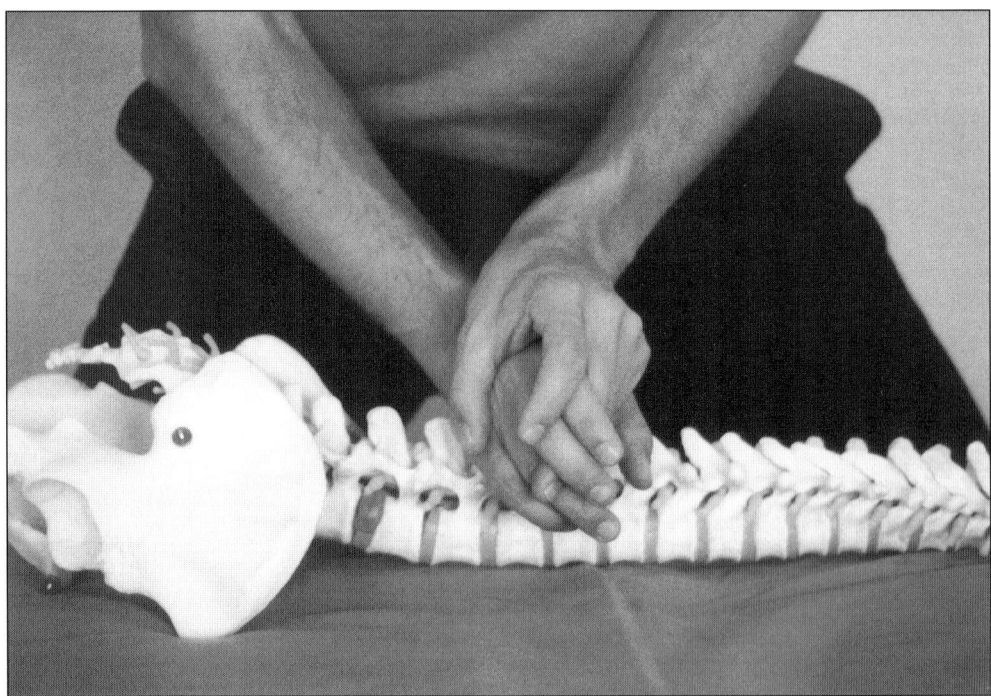

Abbildungen 87 und 88. Postero-anteriorer Bewegungstest am Dornfortsatz (zentrales P.A.); s. Text.

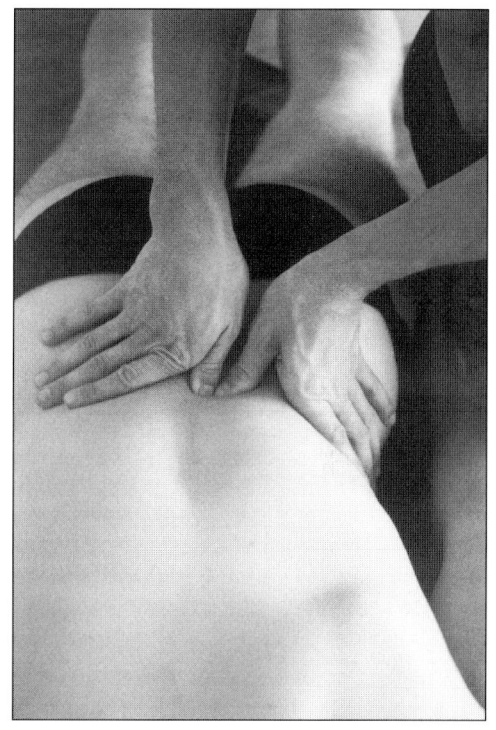

Abbildungen 89 und 90. Postero–anteriorer Bewegungstest am Wirbelbogengelenk (unilaterales
P.A.); siehe Text.

89

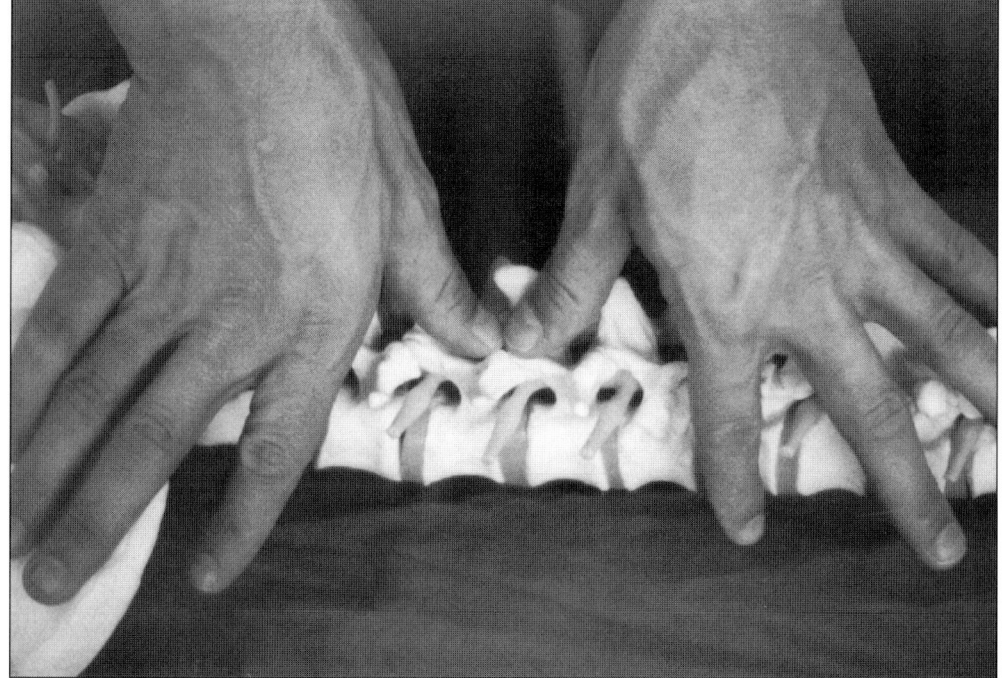

90

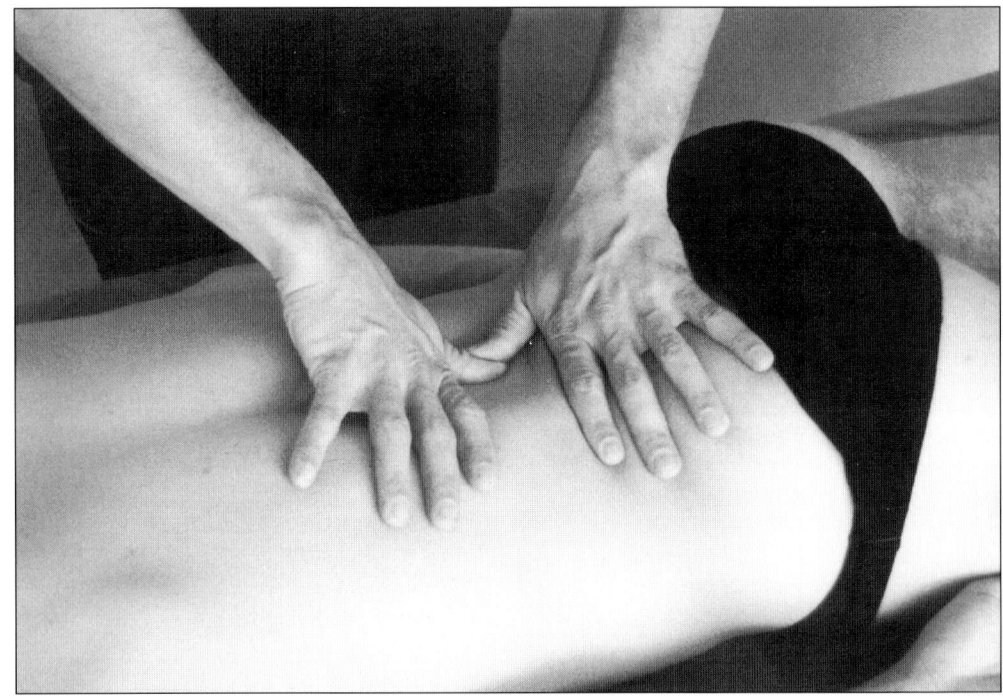

91

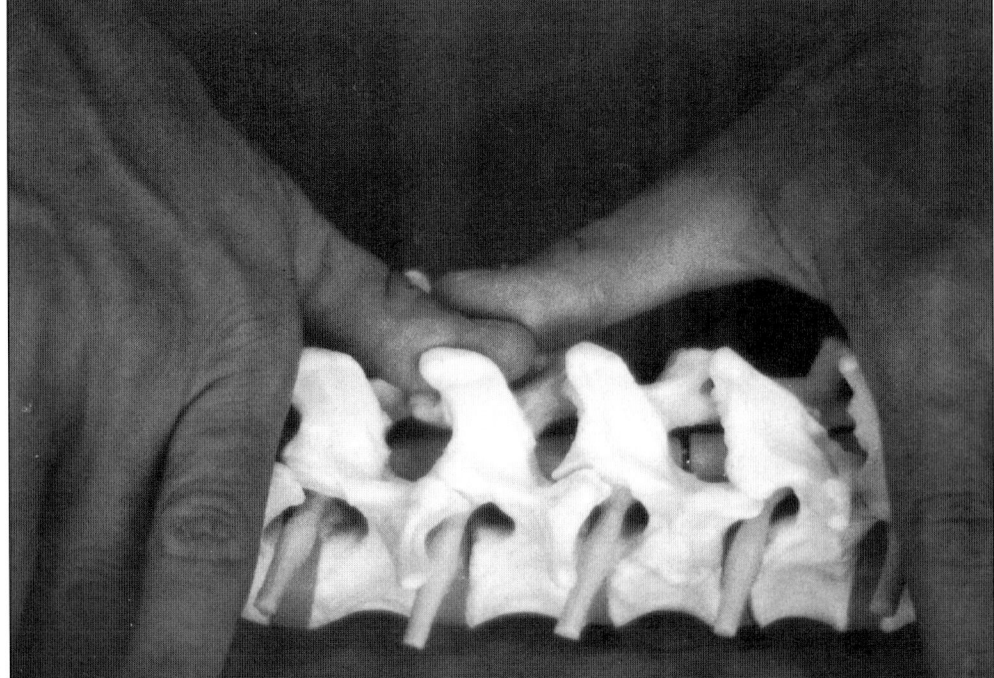

92

Abbildungen 91 und 92. Transversaler Bewegungstest an der Seitenfläche des Dornfortsatzes; s. Text.

z.B. eine lumbale Flexion einen Gesäßschmerz, dann kann zusätzlich eine zervikale Flexion provoziert werden, ohne daß
sich die Lenden- oder Brustwirbelsäule bewegt (Abbildungen 93 und 94). Nimmt der
Schmerz hierbei zu, ist bewiesen, daß die
neuralen Strukturen am Gesäßschmerz beteiligt sind. Ein solches Schmerzproblem
sollte primär durch Gelenkmobilisationen
behandelt werden. Zeigt der Wiederholungsbefund allerdings keine Fortschritte,
dann sollte vorsichtig eine Mobilisation der
neuralen Strukturen durchgeführt werden.
Da diese im Vergleich zu den Gelenken viel
empfindlicher sind und auch viel stärker
nachreagieren können, muß die Mobilisation selbstverständlich anfänglich niedrig dosiert erfolgen. Es ist unerläßlich, daß im
Wiederholungsbefund die Effektivität der
Mobilisation in bezug auf die neurologische
Symptomatik immer wieder überprüft wird.

Allgemeine Behandlungsprinzipien

Das *Maitland*-Konzept sollte nicht an Stelle
der herkömmlichen Physiotherapie stehen,
sondern als Ergänzung dazu gesehen werden. Dies bedeutet, daß alle therapeutischen Maßnahmen innerhalb der Physiotherapie auch im *Maitland*-Konzept beinhaltet sind. Der große Unterschied liegt
darin, daß in den ersten Therapiesitzungen
nicht zuviele verschiedene Techniken und
Maßnahmen auf einmal angewendet werden. Prinzipiell muß die Wirkung der einzelnen Therapieschritte mittels Wiederholungsbefund beurteilt werden. Die wichtigsten Aspekte der Behandlung sind:

1. Mobilisation/Manipulation,
2. Stabilisation,
3. Heimprogramm,
4. allgemeine Beratung.

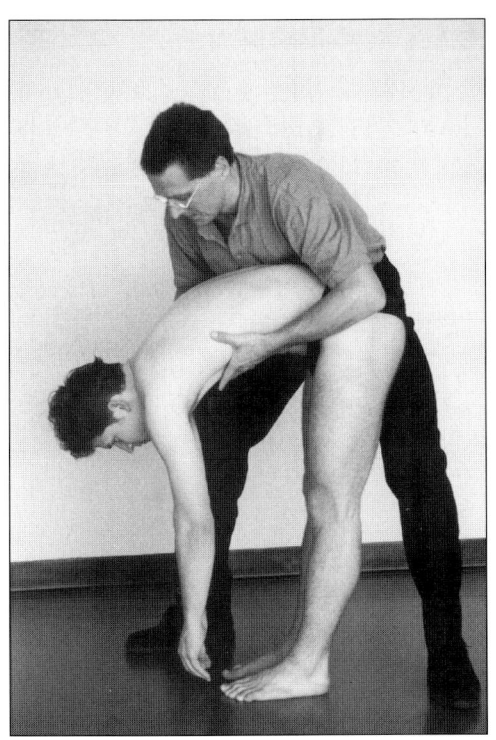 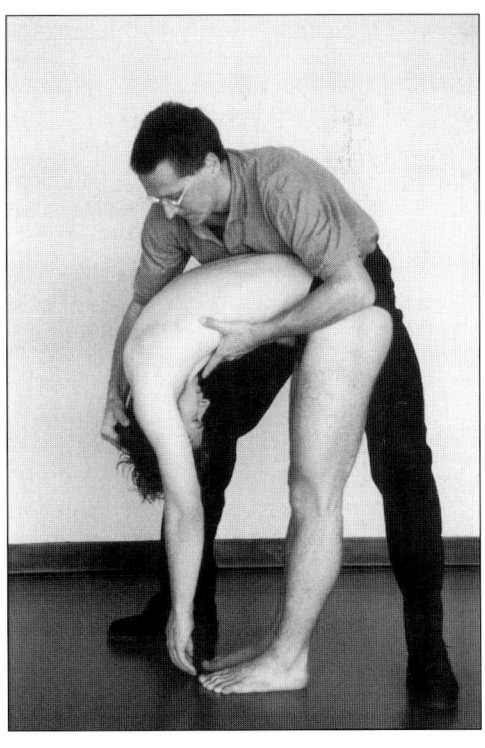

93   94

Abbildungen 93 und 94. Bei lumbaler Flexion wird der Gesäßschmerz durch zusätzliche Flexion der
Halswirbelsäule verstärkt; siehe Text.

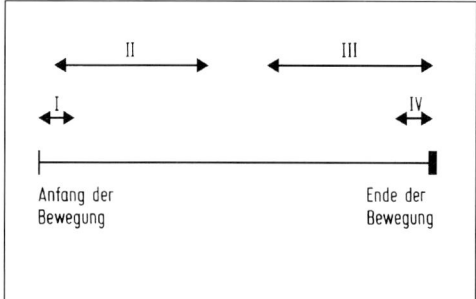

II III

I IV

Anfang der
Bewegung

Ende der
Bewegung

Abbildung 95. Grade der Bewegung.

Da nach dem *Maitland*-Konzept meist mit passiver Mobilisation angefangen wird, soll im folgenden vor allem darauf eingegangen werden.

Mobilisation

Eine Mobilisation ist eine passive Bewegung, die zu jedem Zeitpunkt vom Patienten unterbrochen werden kann. Sie kann in sehr unterschiedlichen Rhythmen ausgeführt werden, von schnell oszillierend (3–4 pro Sekunde) bis zu lang anhaltenden Dehnungen.

Die Manipulation detailliert darzustellen, würde in diesem Rahmen zu weit führen, so daß hier bewußt darauf verzichtet wird.

Maitland unterscheidet bei der Mobilisation vier Standard-Bewegungsgrade (Abbildung 95):

Grad I   Bewegung mit kleiner Amplitude am Anfang der Bewegungsrichtung.

Grad II   Bewegung mit großer Amplitude ohne jedoch in den Widerstand zu gehen (es wird also in dem Sinne nichts »gedehnt«).

Grad III Bewegung mit großer Amplitude am Ende der Bewegungsrichtung. Sie geht also in den Widerstand hinein (s. Abbildung 95).

Grad IV   Bewegung mit kleiner Amplitude am Ende der Bewegungsrichtung.

Hat der Patient starke Schmerzen und ist die Irritierbarkeit groß (z.B. heftige Schmerzen bereits beim Anziehen der Hose, die noch 15 Minuten weiterbestehen), dann muß das primäre Ziel der Behandlung die *Schmerzreduktion* sein. Dies wird erreicht, indem der Patient schmerzfrei gelagert und anschließend mit vorsichtigen, ruhigen Mobilisationen (Grad I oder Grad II) behandelt wird. Wichtig ist dabei, daß die Behandlung *völlig schmerzfrei* sein muß.

Wird der Schmerz aber erst bei größerer körperlicher Belastung ausgelöst und vergeht auch wieder schnell (Auftreten von Schmerzen z.B. nach einer Stunde Arbeiten im Garten, die nach 10 Minuten wieder fast vergangen sind), dann sollte mit Grad III oder IV in den Widerstand mobilisiert werden. Hierbei kann es erforderlich sein, daß durch die Mobilisation der Schmerz ausgelöst wird. Wichtig dabei ist, daß »schmerzrespektierend« behandelt wird. Dies bedeutet, daß der Schmerz im Rhythmus der Mobilisation auftreten, jedoch während der Behandlung nicht an Intensität zunehmen darf und nach Beendigung der Mobilisation sofort abklingen muß.

Stabilisation

Sollte eine schmerzhafte Instabilität oder Hypermobilität vorliegen, dann muß natürlich, sobald die Schmerzsymptomatik abgeklungen ist, auch ein Stabilisationsprogramm durchgeführt werden. Aus Platzgründen kann hier nicht weiter darauf eingegangen werden.

Heimprogramm

Bei der Unterweisung von Übungen sollte beachtet werden, daß es keine sogenannten Standardübungen gibt. Sie sind die logische Fortführung der passiven Mobilisation. Hat der Wiederholungsbefund z.B. gezeigt, daß passive Flexionsmobilisationen helfen, lernt der Patient Flexionsübungen.

Es ist wichtig, daß der Patient diese Übungen mehrere Male pro Tag ausführt, dafür nur kurz (z.B. alle zwei Stunden die Lendenwirbelsäule 10mal krümmen). Es wird großer Wert darauf gelegt, daß die Übungen einfach und möglichst ohne Hilfsmittel durchführbar sind.

Allgemeine Beratung

Hierunter fallen Ratschläge, wie Arbeitshaltung, Heben, Sitzen, etc.

Klinische Beispiele

In diesem Abschnitt soll an Hand von einigen typischen klinischen Beispielen das Vorgehen im *Maitland*-Konzept konkret dargestellt werden. Aus Platzgründen wird jeweils nur die wichtigste Information erwähnt.

Akute Lumbago

Subjektive Befunderhebung:
Ein 32jähriger Patient klagt über einen zentralen, dumpfen, tiefsitzenden Schmerz in der lumbosakralen Gegend, der leicht in die rechte Gesäßhälfte ausstrahlt. Die Schmerzen nehmen beim Husten zu, ebenso bei über 5minütigem Sitzen (wobei vor allem das Aufstehen sehr schmerzhaft ist), außerdem Schmerzangabe beim Stehen von mehr als 10 Minuten. Speziell morgens hat er Mühe beim Anziehen der Hose und der Socken. Nach ca. einer Stunde klingen die Schmerzen ab, um im Laufe des Tages wieder stärker zu werden. Der Schmerz ist jedoch fast den ganzen Tag spürbar und nimmt nur langsam in Stufenlagerung und bei Seitlage auf der linken Seite ab. In der Vorgeschichte schildert er, daß er noch nie solche Rückenschmerzen hatte, und daß diese Episode vor zwei Wochen ausgelöst wurde. Während einer 8stündigen Autofahrt verspürte er leichte Rückenschmerzen, die sich verstärkten, nachdem er die schweren Koffer ausgeladen hatte. Am nächsten Morgen beim Aufwachen trat dann zum ersten Mal auch der Gesäßschmerz auf. Drei Injektionen brachten jeweils für zwei Tage eine leichte Schmerzlinderung.

Beurteilung:
Die subjektive Schilderung läßt an ein Bandscheibenproblem denken. Die Irritierbarkeit ist beträchtlich. Bei der ersten Untersuchung wird primär lumbal untersucht, wobei der Schmerz nur sehr leicht ausgelöst werden darf. Es sollte nicht zuviel getestet werden.

Objektive Befunderhebung:
Der Patient zeigt eine leichte Schonhaltung des Oberkörpers nach links (hetero-lateraler bzw. kontra-lateraler Shift), die bei leichter Korrektur sofort Schmerzen auslöst. Die Extension und Flexion sind stark eingeschränkt. Der neurologische Befund ist unauffällig und der »straight leg raise« (SLR = Lasègue) löst bei 70° leicht den zentralen Rückenschmerz aus, der bei zusätzlicher Dorsalflexion des Fußes (Bragard-Test) gleich bleibt. Auf die segmentale Untersuchung der akzessorischen Gelenkbeweglichkeit in Bauchlage wird noch bewußt verzichtet.

Procedere:
Da die Schmerzen sehr stark sind, ist eine genauere Strukturbestimmung noch nicht möglich. Zuerst sollte versucht werden, die Schmerzen zu lindern.

Tag 1, erste Behandlung:
Der Patient wird möglichst bequem und schmerzfrei mit einem Kissen zwischen den Beinen auf die linke Seite gelagert. In dieser Position werden leichte oszillierende Beckenrotationen nach links (Grad I) ausgeführt (Abbildung 96). Während der Behandlung gibt der Patient ein »entspannendes Gefühl im Rücken« an. Im Wiederholungsbefund wird weiterhin nur der Shift

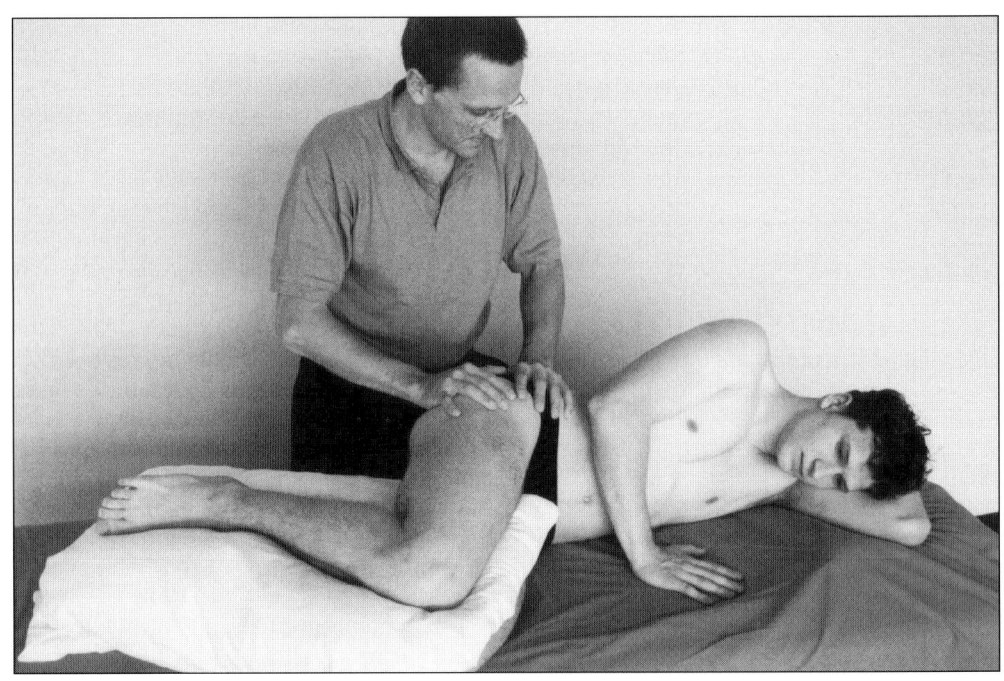

Abbildung 96. Oszillierende Beckenrotationen nach links (Grad I); siehe Text.

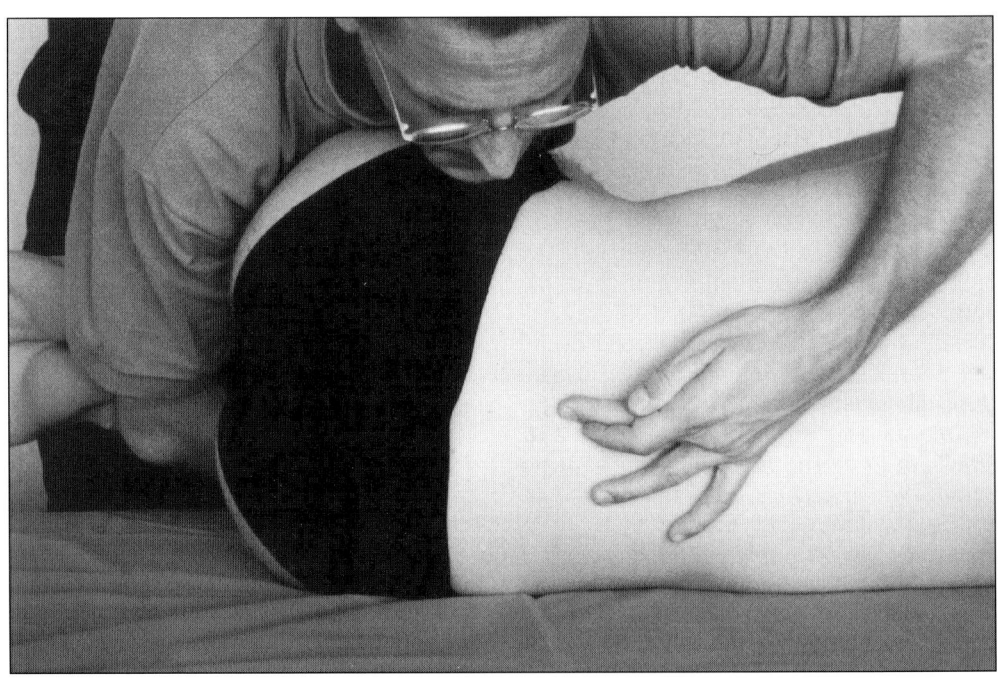

Abbildung 97. Test zeigt Abnahme des Shift und Zunahme der Flexion; siehe Text.

142

kontrolliert, der abgenommen hat. Zusätzlich wird dem Patienten geraten, möglichst häufig in der oben beschriebenen Stellung zu ruhen.

Tag 2, zweite Behandlung:
Der Patient gibt eine Schmerzabnahme (speziell im Gesäß) und etwas mehr Bewegungsfreiheit an. Die Untersuchung zeigt eine leichte Abnahme des Shift und eine Zunahme der Flexion, während die Extensionsmobilität noch gleich bleibt, bei jedoch geringeren Schmerzen (Abbildung 97).

Procedere:
Fortsetzen mit der gleichen Technik. Eventuell den Grad etwas steigern, sofern dies schmerzfrei möglich ist.

Tag 5, dritte Behandlung:
Der Gesäßschmerz ist fast verschwunden, es bestehen weniger Schmerzen beim Anziehen. Jetzt sind vor allem noch das Sitzen und Stehen gestört. Objektiv besteht kein Shift mehr, die Flexion ist ausgiebiger als vorher, die Extensionsmobilität ist nach wie vor stark eingeschränkt. Daher der Entschluß, die Wirbelsäule in Bauchlage mit den passiven intervertebralen akzessorischen Bewegungen zu untersuchen. Dabei zeigt die zentrale postero-anteriore Mobilisation bei L5 eine stark eingeschränkte Beweglichkeit mit lokalem Schutzspasmus der Muskulatur.

Procedere:
Zusätzlich zur Beckenrotation wird L5 mit zentralen postero-anterioren Mobilisationen in einem langsamen Rhythmus (wegen des bestehenden Schutzspasmus) behandelt, ohne Schmerzen auszulösen. Im Wiederholungsbefund ist die Flexion gleich geblieben, die Extension jedoch viel freier, so daß die Mobilisation wiederholt wird.

Tag 8, vierte Behandlung:
Jetzt hat auch der zentrale Schmerz deutlich abgenommen und der Patient hat weniger Beschwerden beim Aufstehen.

Procedere:
Die Behandlung wiederholen und Instruktionen bezüglich der Sitzhaltung geben (in diesem Fall regelmäßiges Lordosieren empfehlen).
Bei den weiteren Behandlungen werden die passiven Mobilisationen in der Intensität gesteigert und später auch ergonomische Aspekte und ein Heimprogramm besprochen.

Chronisch-rezidivierendes Lumbovertebralsyndrom mit radikulärer Ausstrahlung

Subjektive Befunderhebung

Eine 48jährige Frau klagt seit acht Wochen über starke Schmerzen im linken Gesäß, ausstrahlend bis in die Wade. Zusätzlich hat sie leichte Parästhesien im lateralen Unterschenkel und an der 4. und 5. Zehe. Die Schmerzen nehmen beim Bücken zu, außerdem beim Sitzen von mehr als 30 Minuten (speziell beim Autofahren) und bei Tätigkeiten in leicht gebückter Stellung, wie Staubsaugen, Bügeln, etc. Die Parästhesien bestehen annähernd konstant, nehmen jedoch leicht zu, wenn die Ausstrahlungsschmerzen in das Gesäß stärker werden. Linderung tritt bei »leicht lockernden Beckenbewegungen« und bei kurzem Umhergehen ein.
Diese Episode wurde ausgelöst, nachdem sie einen Nachmittag lang den Keller aufgeräumt hatte und einen schweren Kessel anhob, wobei sie sofort starke Rückenschmerzen verspürte. Am nächsten Morgen war der Rücken schmerzfrei, dafür verspürte sie jedoch die oben beschriebenen Symptome.

143

In der Vorgeschichte gibt sie an, in den letzten fünf Jahren schon mehrere Male gleichartige Beschwerden gehabt zu haben. Die Schmerzintensität war dabei jeweils konstant. Vor zwei Jahren wurde auf dem CT-Bild eine leichte Diskushernie L5/S1 festgestellt. Anfangs besserte sich die Schmerzsymptomatik innerhalb von sechs Wochen durch Bettruhe und Medikamenteneinnahme, was dieses Mal nicht der Fall ist.

Beurteilung:
Bei der lumbalen Untersuchung müssen jetzt wegen der Parästhesien und der ausstrahlenden Schmerzen ausführlich die neurologischen Tests durchgeführt werden. Die Irritierbarkeit ist nur mäßig, das Schmerzbild seit sechs Wochen unverändert. Daher dürfen auch zahlreiche und belastendere Tests ausgeführt werden. Zusätzlich sollte zu einem späteren Zeitpunkt herausgefunden werden, warum es immer wieder zu Rezidiven kam. Gibt es diesbezüglich prädisponierende Faktoren, wie zum Beispiel:

– Unvollständige Beweglichkeit der schmerzhaften Gelenke?
– Instabilität?
– Verlust an Muskelkraft bzw. Koordination?
– Eingeschränkte Gelenkbeweglichkeit in der Nachbarschaft?
– Unvollständig erfolgtes Instruieren des Heimprogrammes?

Objektive Befunderhebung:
Die Finger kommen bei der Flexion der Wirbelsäule bis zur Patella, dabei tritt der beschriebene Gesäßschmerz auf. Bei zusätzlicher Nackenflexion nimmt dieser Schmerz zu und strahlt nach distal aus. Es fällt auf, daß sich die Segmente L4–S1 kaum entfalten. Die Extension ist nur leicht eingeschränkt, es tritt ein schwacher Leistenschmerz auf, der bei leichter Knieflexion verschwindet (dies deutet auf eine eingeschränkte Hüftextension hin). Die Lateroflexion und die Rotation sind seitengleich und unauffällig. Der neurologische Befund zeigt leichte Hyperästhesien im distalen S1-Dermatom, eine leichte Schwäche der Wadenmuskulatur sowie auch einen leicht abgeschwächten Achillessehnenreflex. Die Patientin gibt jedoch an, daß dieser Reflex und die Muskelkraft bereits seit zwei Jahren leicht abgeschwächt sind. Der SLR löst bei 50° Hüftflexion den Gesäßschmerz aus, der bei zusätzlicher Dorsalflexion zunimmt. Beim SLR mit gleichzeitiger Innenrotation der Hüfte werden zusätzlich leichte Parästhesien ausgelöst. Alle Symptome reduzieren sich sofort wieder, wenn das Bein auf die Untersuchungsliege zurückgelegt wird. Die segmentale Untersuchung der physiologischen Mobilität in Seitenlage zeigt eine stark eingeschränkte Flexion der Segmente L4/5 und L5/S1.

Procedere:
Da hier sowohl Gelenkeinschränkungen als auch Einschränkungen in der Mobilität der neuralen Strukturen vorliegen, sollte primär mit Gelenkmobilisationen angefangen werden. Die fehlende Hüftextension könnte ein prädisponierender Faktor sein, der zu einem späteren Zeitpunkt in die Behandlung miteinbezogen werden muß.

Tag 1, erste Behandlung:
In Seitenlage werden die Segmente L4 bis S1 mit Flexionsmobilisationen (Grad IV) behandelt (Abbildung 98). Der Wiederholungsbefund zeigt sowohl eine leichte Zunahme der Flexion sowie eine Besserung des SLR.

Tag 4, zweite Behandlung:
Die Patientin gibt an, für einen Tag etwas Linderung verspürt zu haben, später nahm der Schmerz jedoch wieder das ursprüngliche Ausmaß an. Auch der objektive Befund ist auf dem alten Stand.

Procedere:
Prinzipiell war die Behandlung richtig. Der schnelle Rückfall auf das alte Schmerzniveau deutet darauf hin, daß erstens die Dosierung erhöht werden darf und zweitens Flexionsübungen als Heimprogramm mitgegeben werden müssen.

Tag 8, dritte Behandlung:
Anhaltende Besserung, sowohl subjektiv als auch objektiv.

Procedere:
Fortsetzen mit Flexionsmobilisationen. Ergänzung durch folgende Technik: zentrale postero-anteriore Mobilisation von L5, während die Patientin in leichter Flexion gelagert ist (Abbildung 99).

Tag 11, vierte Behandlung:
Die Patientin gibt an, deutlich länger sitzen zu können und auch weniger Schmerzen

beim Bücken zu haben. Die Parästhesien sind jedoch noch fast unverändert und auch das Autofahren macht noch Mühe. Objektiv kommt sie jetzt bei der Flexion mit den Fingern bis zu den Knöcheln, es tritt hierbei vor allem ein Schmerz im Oberschenkel auf. Der SLR stagniert bei 65°, ebenso unverändert sind die neurologischen Befunde.

Procedere:
Durch die Gelenkmobilisation haben sich die Beweglichkeit der Gelenke deutlich, die neuralen Strukturen jedoch nur leicht verbessert, dadurch stehen jetzt die neuralen Befunde deutlicher im Vordergrund. Es soll nun versucht werden, vorsichtig die neuralen Strukturen zu mobilisieren. Das gestreckte Bein wird in den Widerstand hinein angehoben (Abbildung 100). Während dieser Mobilisation verspürt die Patientin einen leichten Oberschenkelschmerz im

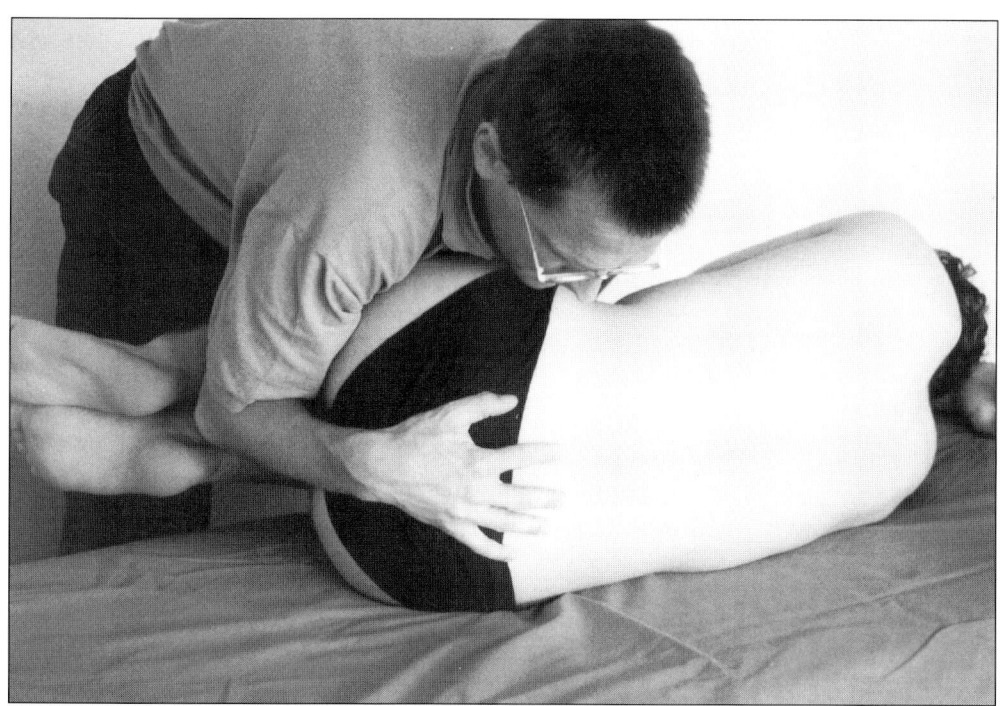

Abbildung 98. Flexionsmobilisation der Segmente L4 bis S1 (Grad IV).

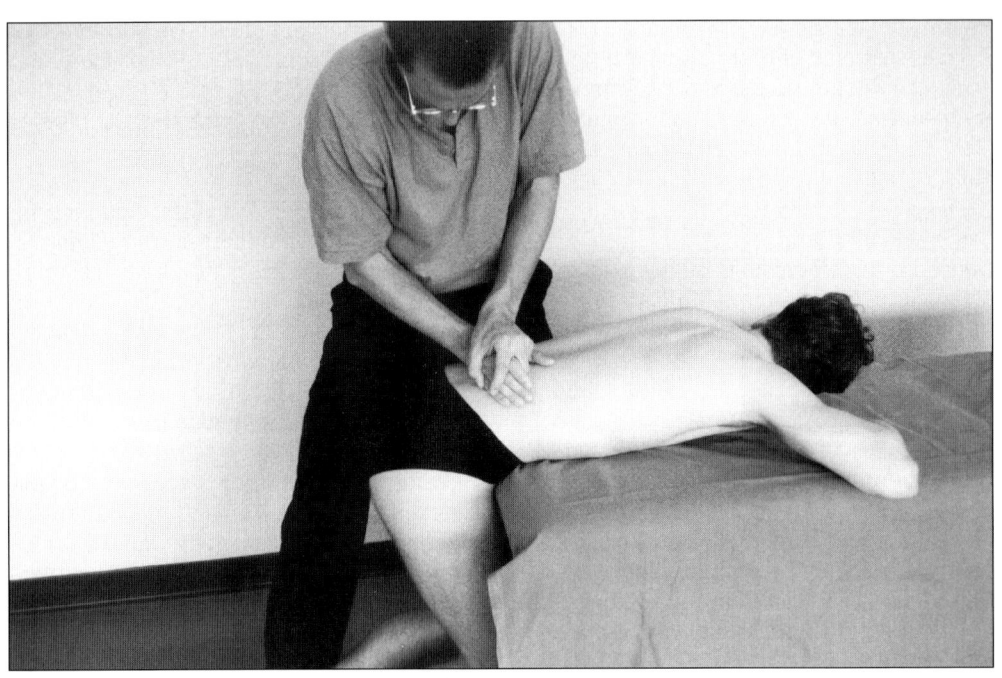

Abbildung 99. Zentrale postero–anteriore Mobilisation von L5; siehe Text.

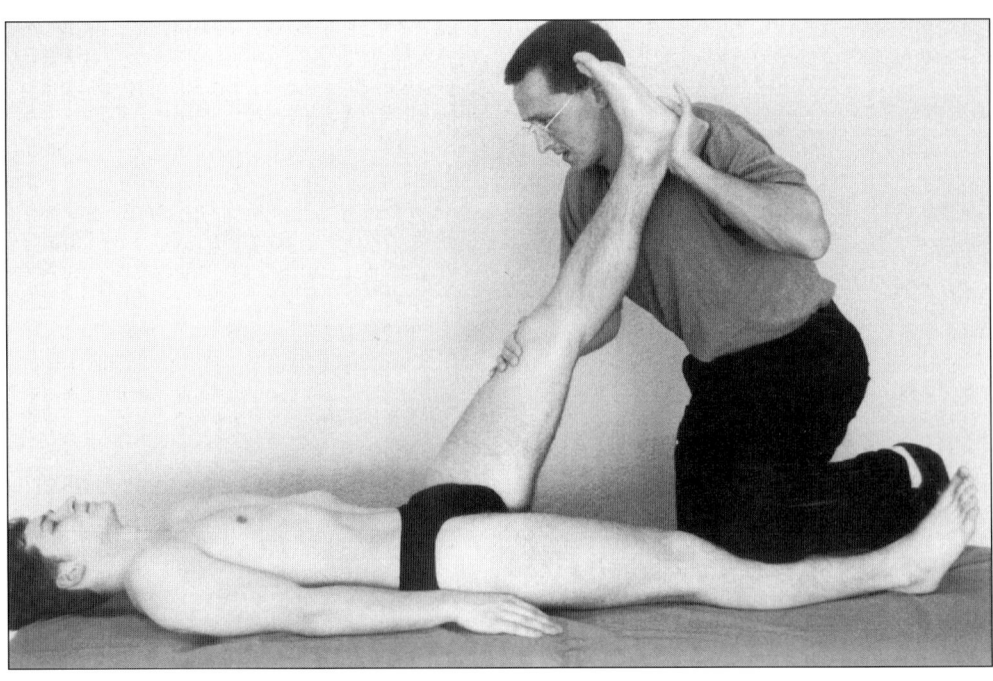

Abbildung 100. Mobilisation der neuralen Strukturen durch Anheben des gestreckten Beines in den Widerstand hinein; siehe Text.

146

Rhythmus der Behandlung, äußert diesen jedoch als einen »angenehmen Dehnschmerz«. Im Wiederholungsbefund bleiben die neurologischen Zeichen gleich, die Flexion ist weniger schmerzhaft und der SLR hat um 10° zugenommen.

Tag 15, fünfte Behandlung:
Deutliche Verbesserung, sowohl subjektiv als auch objektiv. Daher wird beschlossen, mit diesen Techniken fortzufahren und die neurale Mobilisation in Form einer »Ischiokrural-Dehnung« als Heimübung mitzugeben.

Tag 36, elfte Behandlung:
In den folgenden Behandlungen werden die oben beschriebenen Mobilisationen fortgesetzt. Zusätzlich werden ergonomische Aspekte besprochen und geübt, und natürlich auch die Hüftextension vergrößert.
Ab der elften Behandlung ist die Patientin beschwerdefrei. Bei der objektiven Untersuchung ist nur noch der sogenannte »Slump-Test« zur Beurteilung der Mobilität der neuralen Strukturen auffällig.

Ausführung des Slump-Test: (Abbildungen 101–104).
Die Patientin sitzt mit den Händen auf dem Rücken auf der Bank. Sie läßt die Wirbelsäule zusammensinken. Der Therapeut stellt ihr Sakrum vertikal ein. Auf diese thorakale und lumbale Flexion wird jetzt die zervikale Flexion addiert. Anschließend streckt die Patientin das betroffene Bein, bis Schmerzen verspürt werden. (Dabei werden die neuralen Strukturen maximal gedehnt.) Wird zusätzlich die HWS extendiert, wird die Spannung der neuralen Strukturen wieder etwas gelöst. Sollten jetzt die Schmerzsymptome im Bein, Gesäß und im lumbalen Bereich abnehmen, beweist das, daß die neuralen Strukturen an den Schmerzsymptomen beteiligt sind.
Erfahrungsgemäß führt eine eingeschränkte Mobilität der neuralen Strukturen zu Rezidiven. Es soll daher eine Mobilisation mittels Knieextension in der Slump-Position erfolgen.

Behandlung nach durchgeführter Bandscheibenoperation

Auch hier werden wieder die Wahl und Intensität der Behandlungstechnik, Progression der Behandlung usw. durch Faktoren wie Irritierbarkeit und Stabilität des Problems etc. bestimmt. Daher sollen folgende, vor allem allgemeine Richtlinien für die Mobilisationsbehandlung in der postoperativen Phase dargestellt werden.

Zwei für den Therapeuten wichtige Komplikationen nach Diskusoperation sind erstens die *Instabilität* und zweitens das Auftreten von *Adhäsionen*. Die Instabilität kann sowohl im operierten als auch im benachbarten Segment auftreten. Dies bedeutet, daß bei jedem operierten Patienten die Instabilitätstests ausgeführt und bei positivem Befund ein Stabilisationstraining in die Behandlung miteinbezogen werden muß. Zusätzlich werden eventuell eingeschränkte benachbarte Gelenke mobilisiert. Einerseits muß durch Mobilisation der Gefahr von Adhäsionen vorgebeugt werden. Auch gibt die Mobilisation dem Bindegewebe, das während der Wundheilung angelegt wird, den adäquaten Reiz für die Ausrichtung. Andererseits muß doch mit großer Vorsicht vorgegangen werden. Die Mobilisation darf nur »atraumatisch« dosiert werden: Es dürfen keine neuen Verletzungen entstehen, die zu Blutungen und damit zu vermehrter Adhäsionsbildung führen würden.

Dies bedeutet, daß anfänglich sehr vorsichtig untersucht und bei der Progression sehr zurückhaltend vorgegangen werden muß. Im Wiederholungsbefund soll immer wieder auch der Effekt hinsichtlich Änderungen neurologischer Zeichen beachtet werden. Global können bei der Nachbehandlung drei Stadien unterschieden werden:

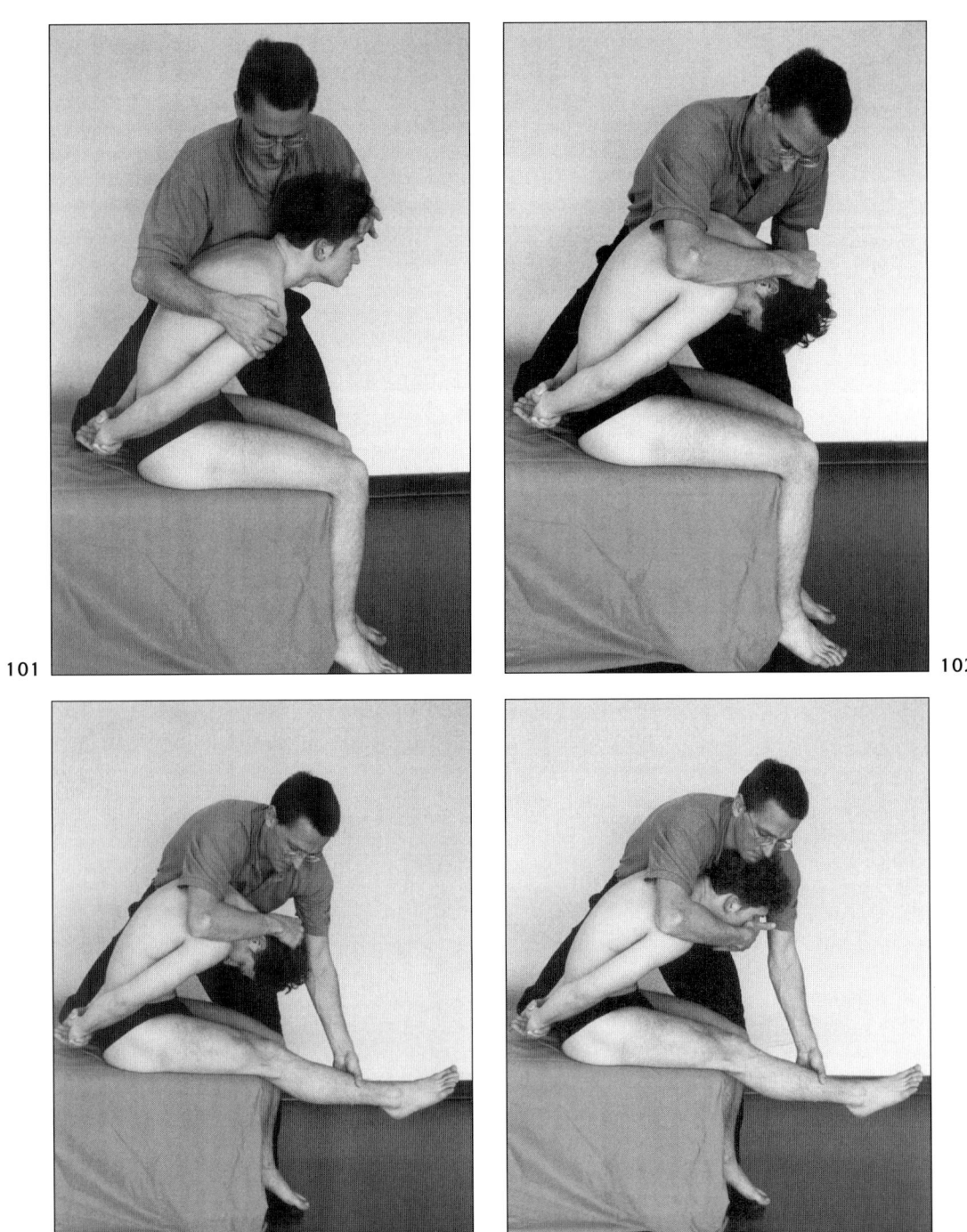

101
102
103
104

Abbildungen 101 bis 104. Durchführung des Slump–Tests; siehe Text.

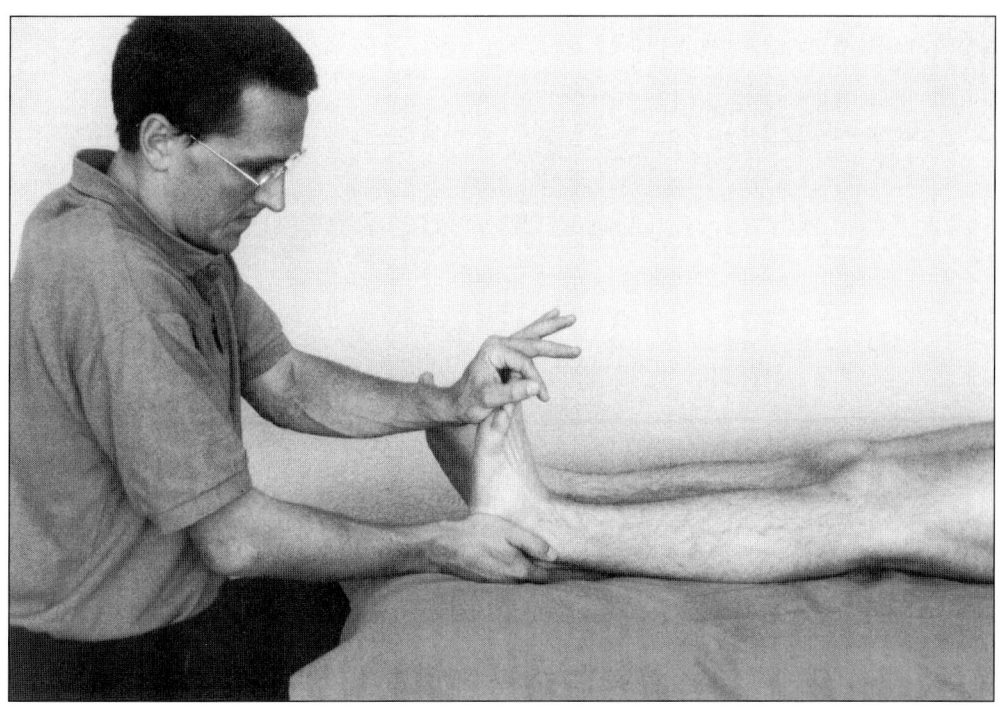

Abbildung 105. Behandlung der neuralen Strukturen von distal über Dorsalflexion des Fußgelenkes.

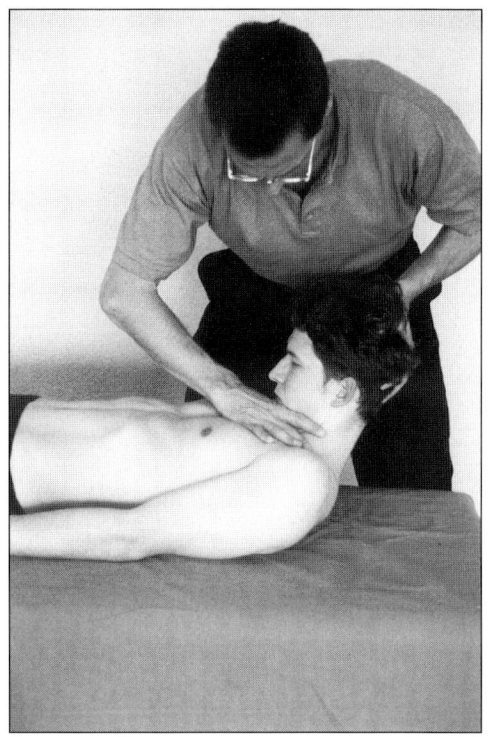

Abbildung 106. Behandlung der neuralen Strukturen von distal über Flexion der HWS.

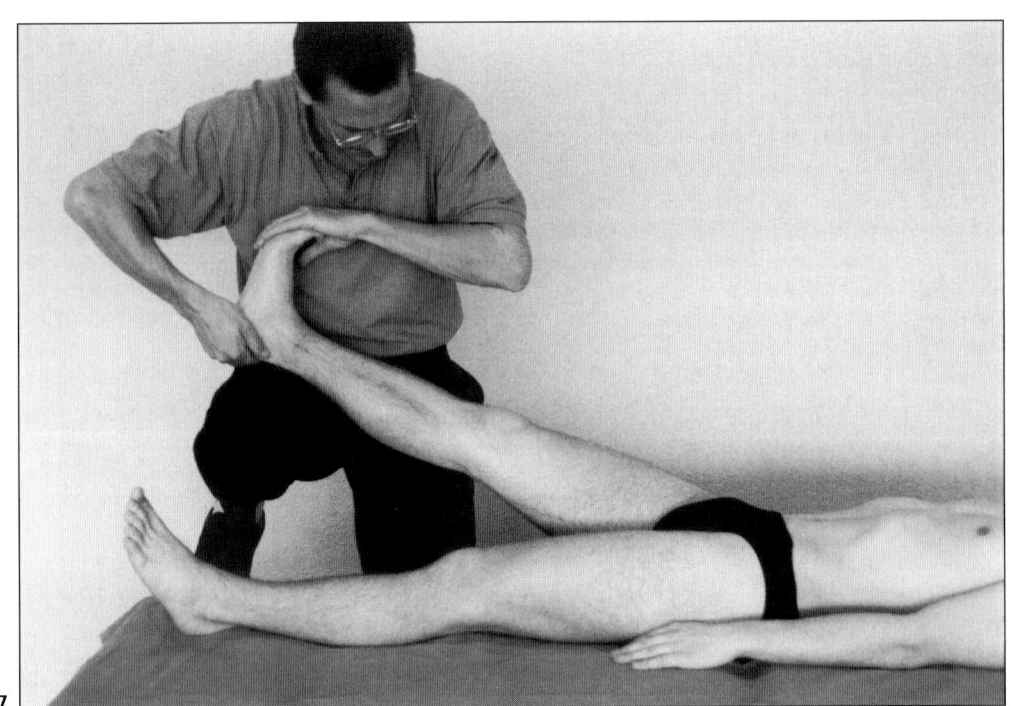

107

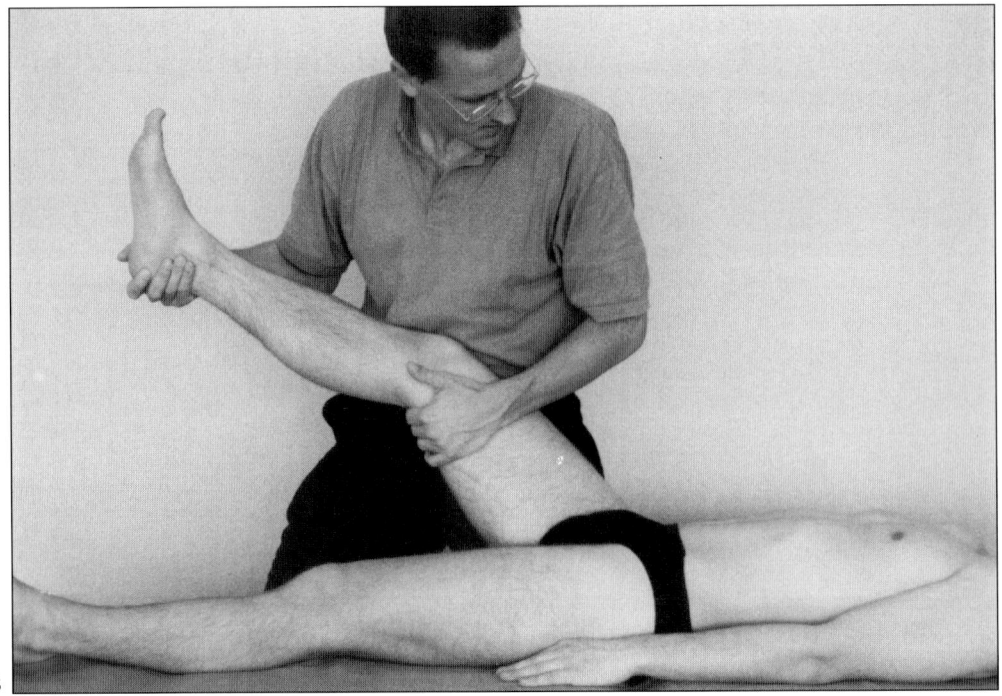

108

150

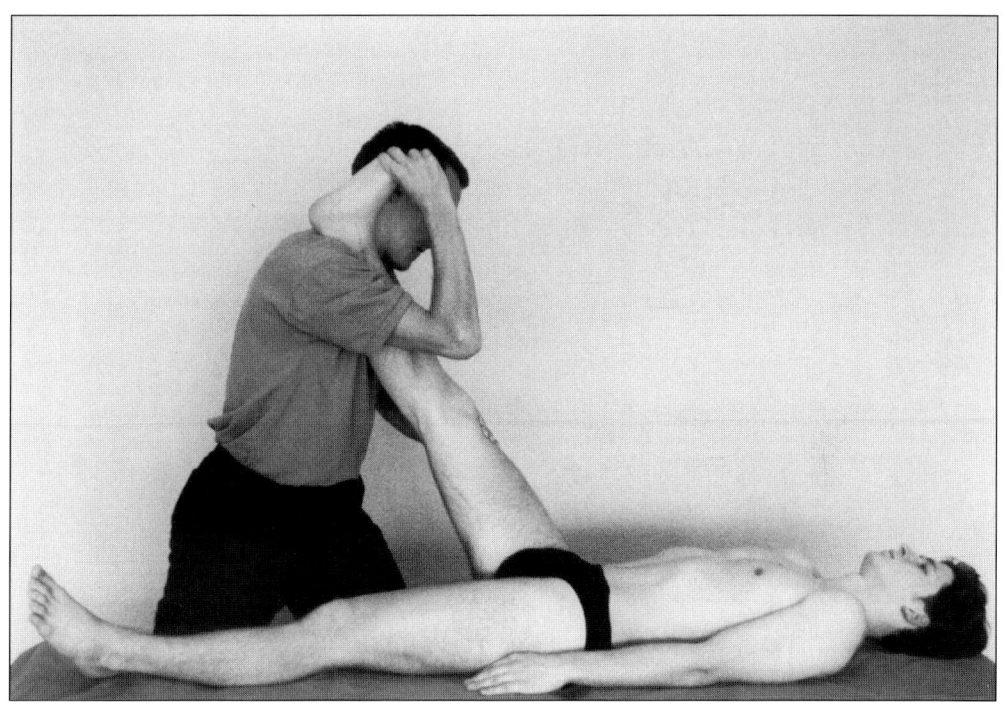

Abbildung 109. Weitere Progression bei der Behandlung der neuralen Strukturen durch Anheben des Beines bis 60° und gleichzeitiger Dorsalflexion des Fußes; siehe Text.

Abbildung 110. Vorgehen wie vorher, jetzt zusätzlich Adduktionsmobilisation in der Hüfte. ▶

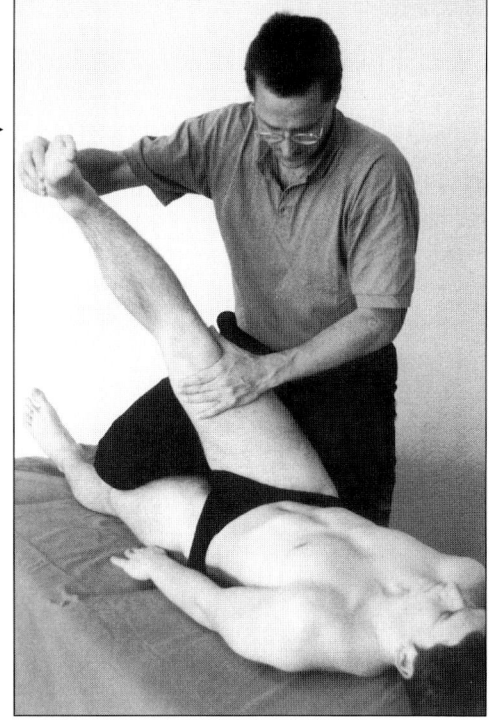

◀ *Abbildung 107.* Progression der Behandlung der neuralen Strukturen über Dorsalflexion des Fußgelenks bei Anheben des gestreckten Beines in 30°.

Abbildung 108. Progression der Behandlung der neuralen Strukturen über eine Hüftbeugung von 45° und vorsichtige Streckung des Kniegelenks.

1. bis 3. Woche:

In den ersten drei Wochen sollte größte Rücksicht auf die Heilungsvorgänge genommen werden. Dies bedeutet, daß zwar mobilisiert, jedoch noch nicht gedehnt werden darf.

Die Mobilisationen werden ohne Schmerzen und in einem ruhigen, weichen Rhythmus ausgeführt, ohne in den Widerstand zu gehen. Bei den Gelenkmobilisationen werden anfänglich vor allem Grad I und Grad II verwendet (z.B. Flexionsmobilisation in Seitlage, etc.).

Beim Behandeln der neuralen Strukturen kann von weit distal angefangen werden. Dies hat den Vorteil, daß man diese Strukturen bereits vorsichtig mobilisieren kann, ohne daß im Operationsgebiet selbst bewegt werden muß. So kann die Therapie z.B. mit Dorsalflexion des Fußgelenkes (Abbildung 105) oder Flexion des Nackens (Abbildung 106) eingeleitet werden. Eine Progression könnte z.B. sein, die Dorsalflexion des Fußes auszuführen, während das Bein in einer Stellung von 30° SLR gehalten wird (Abbildung 107), oder das Knie bei einer Hüftbeugung von 45° vorsichtig zu strecken (Abbildung 108).

4. bis 6. Woche:

Nach ca. 20–25 Tagen geht bei normaler Wundheilung die Proliferationsphase in die Organisations- bzw. Remodellierungsphase über. Damit das angelegte Kollagen funktionsgerecht und zugleich in der richtigen Orientierung angelegt wird, muß jetzt vorsichtig in den Widerstand hinein mobilisiert werden. Hierbei darf der Patient ein »Ziehen« und ein »Dehnungsgefühl« verspüren, jedoch keinen Schmerz. Gelenkmobilisationen (Grad III und Grad IV) sind jetzt erlaubt. Bei den neuralen Strukturen darf vorsichtig in die Progression gegangen werden (z.B. Anheben des Beines bis 60° bei

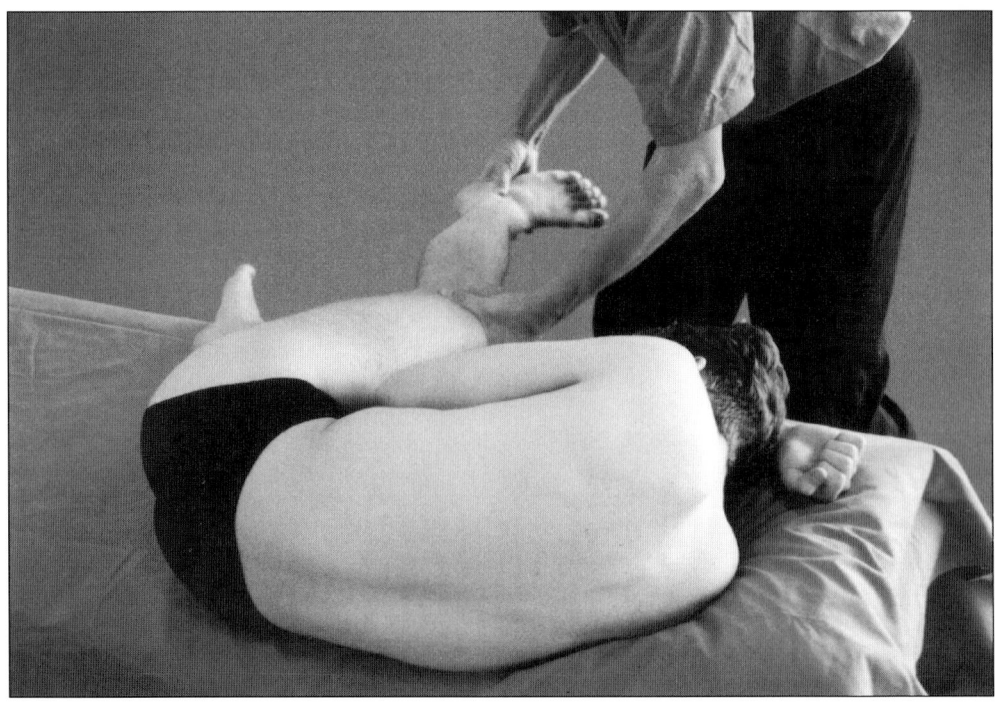

Abbildung 111. Slump-Mobilisation in Seitlage; siehe Text.

gleichzeitiger Dorsalflexion des Fußes (Abbildung 109) oder gleichzeitigem Mobilisieren in die Hüftadduktion (Abbildung 110).

Ab 7. Woche:
Durch Wiederholungsbefund wird die Progression ermittelt. Nach ca. 6–8 Wochen darf sogar etwas in den Schmerz hinein mobilisiert werden. Hierbei ist es ausschlaggebend, daß dieser Schmerz nach Beendigung der Mobilisation sofort wieder abklingen muß.
Beispiele sind SLR-Mobilisationen (Grad IV) oder Slump-Mobilisationen in Seitlage. Während der Patient in Seitlage liegt und die gesamte Wirbelsäule (inkl. der HWS) maximal flektiert (wie beim Slump), kann der Therapeut vorsichtig das Knie extendieren (Abbildung 111). In der Seitlage hat man gegenüber dem klassischen Slump den Vorteil, daß die Bandscheibe weniger belastet wird.
In dieser Phase ist es wichtig, daß der Patient ein Heimprogramm für Mobilisationen mitbekommt.

Pieter Westerhuis, geb. 1959 in den Niederlanden. 1977 Abitur. Seit 1981 dipl. Physiotherapeut. Seit 1981 tätig in der Schweiz. Seit 1988 Maitland-Instruktor, seit 1991 Senior Maitland-Instruktor.

Diagnostik und Behandlungsstrategie des Lumbalpatienten nach dem Konzept von McKenzie

(T. Laser/R. Pfund)

McKenzie vertritt die Meinung, daß die Mehrheit der Störungen der lumbalen Wirbelsäule mechanischen Ursprungs ist und deshalb auch auf mechanischem Weg behandelt werden kann. Er glaubt, daß der Patient, wenn er die Grundlagen verstanden hat, die Behandlungen selbst ausführen kann. Das eigentliche Ziel des *KcKenzie*-Konzepts ist ein Selbstbehandlungsprogramm für Patienten. Bekannte Wirbelsäulenexperten beurteilen sein Konzept positiv.

McKenzie gibt an, daß statistisch gesehen 44% der Kreuzschmerzpatienten nach einer Woche gebessert sind, 86% nach einem Monat und 92% nach zwei Monaten. Ob man in diesen zwei Monaten eine Wärmebehandlung durchführt, Medikamente verabreicht oder gar nichts tut, das Heilungsergebnis wäre immer bei etwa 92%. Nach *McKenzie* besteht jedoch das Problem der Kreuzschmerzpatienten im wesentlichen darin, daß zwei Drittel aller Betroffenen zu episodischen Schmerzattacken neigen und daher geeignete Vorbeugungsmethoden anzustreben sind. Die Möglichkeit, den Kreuzschmerz zu verringern, sei am günstigsten, wenn dieser aktuell vorhanden ist.

Bei der Selektion der geeigneten Patienten scheiden nach *McKenzie* diejenigen aus, die einen konstanten schweren Schmerzzustand oder Ischialgien mit neurologischen Defiziten haben.

Bei der Entstehung von Kreuzschmerzen führt *McKenzie* die schlechte Sitzhaltung mit vorwiegend kyphotischer Einstellung der LWS als prädisponierenden Faktor an. Er vermutet einen Zusammenhang zwischen erhöhter intradiskaler Drucksteigerung in der kyphotischen Einstellung der LWS und den sich dabei entwickelnden Kreuzschmerzen. Neben der schlechten Sitzgewohnheit glaubt er, daß die zunehmende Einschränkung der Wirbelsäule bei der Extension eine zusätzliche Verschlimmerung der Kreuzschmerzen darstellt. Schließlich sieht er in der Flexionshäufigkeit der Wirbelsäule den dritten Grund, der den heutigen zivilisierten Menschen negativ beeinflußt: Die Wirbelsäule wird fast konstant maximal flektiert, aber nur sehr selten maximal extendiert. Hierbei spielt die Kernwanderung in der Bandscheibe bei der flektierten Körperhaltung nach seiner Meinung eine entscheidende Rolle.

Innerhalb des nozizeptiven Rezeptorensystems lokalisiert *McKenzie* die sensibelsten Strukturen in das hintere Längsband, so gut wie keine findet er dagegen im Ligamentum flavum und in den Interspinalligamenten. Da das hintere Längsband mit den äußersten Fasern der Bandscheibenhinterseite verwachsen ist, finden sich auch hier gehäuft Nozizeptoren. Diese leiten Informationen der Dehnungsimpulse an den Ligamenten bei der Flexion – wenn auch verzögert – zur Kortex weiter. *McKenzie* ist der Meinung, daß alle Kreuzschmerzen durch Fehlstereotypien der Wirbelsäule ausgelöst werden. Werden diese Stereotypien nicht beseitigt, muß der Betroffene seine Leiden immer wieder neu »erleiden«. *McKenzie* hat aus eigenen klinischen Beobachtungen den Rückschluß gezogen, daß der lumbale Diskus meistens bei der Flexion der Wirbelsäule geschädigt wird. Bei gleichzeitiger Torsion oder asymmetrischer Belastung kommt es meist zu einem einseitig ausstrahlenden Schmerz.

Bei der Diagnose von wirbelsäulenbedingten Schmerzen unterscheidet er drei Syndrome:

– Haltungssyndrom
– Dysfunktionssyndrom
– Derangementsyndrom

Um diese drei Syndrome voneinander zu unterscheiden, bedient sich *McKenzie* neben der Anamnese und der Beurteilung der aktiven Beweglichkeit der wiederholten Bewegungen. Hierbei bewegt sich der Patient

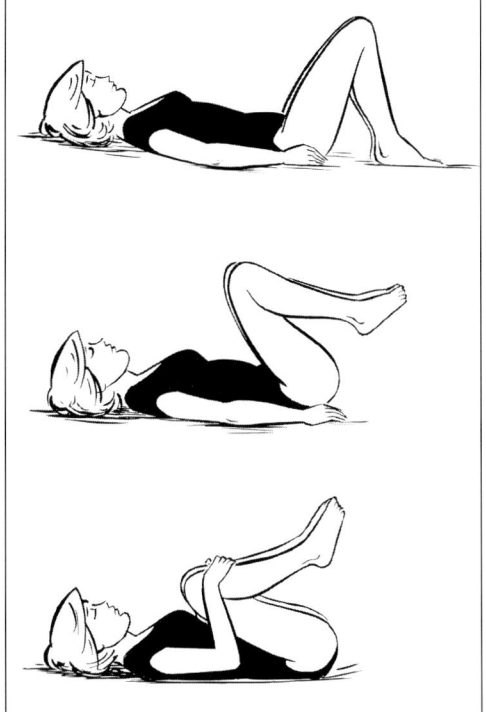

Abbildung 112. Übung beim Flexions-Dysfunktions-Syndrom.

z.B. bei der Beurteilung der lumbalen Flexion 10mal in maximaler Flexion. Je nachdem, wie sich die Beschwerden während dieser Bewegungen verhalten, nimmt er die Einordnung vor.

Das Haltungssyndrom

Das Haltungssydrom wird durch mechanische Deformierung von Weichteilen verursacht, die durch Haltungsüberlastung entstehen. Die unter langer Belastung irritierten Weichteile rufen intermittierende Schmerzen hervor. Diese verschwinden nur durch Änderung der Stellung. Bei der Untersuchung mittels wiederholter Bewegungen findet man in der Regel *keine positiven Befunde,* da ja die schmerzprovozierende Position längere Zeit gehalten werden muß. Die Therapie eines Haltungssyndroms ist die Korrektur der schmerzauslösenden Stellung. Der Patient muß den richtigen Umgang mit seinem Rücken lernen.

Das Dysfunktionssyndrom

Das Dysfunktionssydrom wird durch deformierte Weichteile verursacht, die von einer adaptiven Verkürzung betroffen sind. Gekennzeichnet ist dieses Syndrom durch einen Bewegungsverlust in bestimmten Richtungen. Bei der Untersuchung mittels wiederholter Bewegungen tritt *Schmerz am Ende der Bewegung* auf, sobald diese belastet wird. Der Schmerz verschwindet sofort, wenn die Struktur nicht mehr belastet wird.

Die Therapie des Dysfunktionssyndroms nach *McKenzie* erfolgt durch die Bewegungen, die die Schmerzen provozieren.

Nachfolgend werden Übungen am Beispiel eines Flexions-Dysfunktions-Syndroms dargestellt (Abbildung 112).

Bei dieser Übung soll der Patient bis an das Ende der Bewegung flektieren. Nur so ist es möglich, kontraktile Elemente struk-

155

turell zu verändern. Es kann hier zwar ein unangenehmes Gefühl auftreten, dieses soll aber vom Patienten toleriert werden. Wenn bei diesen Übungen ausstrahlende Schmerzen auftreten oder sich verstärken, muß die Übung sofort abgebrochen und unverzüglich mit dem Therapeuten Kontakt aufgenommen werden.

Das Derangementsyndrom

Das Derangementsyndrom bezeichnet einen pathologischen Zustand, wobei die Beschwerden durch den Discus intervertebralis verursacht werden. Durch ihn werden die entsprechenden schmerzsensiblen Strukturen irritiert. Die Kernwanderung wird für die Auslösung der Beschwerden mitverantwortlich gemacht. Die Mechanik des Diskus entspricht der am Anfang des Buches beschriebenen.

Der Patient kann vom lokalen Kreuzschmerz bis zu einer ganz distal betonten Ausstrahlung alle Formen der Schmerzlokalisation angeben.

Der Diskus ist ausschließlich im dorsalen Anteil sensibel innerviert. Durch Protrusionen kommt es zu einer Dehnung dieser dorsalen Strukturen, die als Nozizeption zunächst Schmerzen in der Mittellinie des Rückens hervorrufen. Je stärker nun auch andere nervale Strukturen, etwa die dorsalen Nervenwurzeln, durch die Protrusion in Mitleidenschaft gezogen werden, desto stärker kommt es zu zusätzlichen sensorischen Veränderungen bzw. Ausbreitungsschmerzen im Versorgungsgebiet des Spinalnerven. Je größer die Protrusion ist, desto weiter entfernt von der Mittellinie wird der Schmerz verspürt.

Es ist aus den genannten Gründen für *McKenzie* logisch, daß ein Schmerz, der sich von peripher zum Zentrum hin zurückentwickelt, ein Zeichen der Besserung darstellt. Er nennt dieses Phänomen das »Zentralisationsphänomen«. Selbst wenn sich der »zentrale« Schmerz durch eine Behandlung verstärken sollte, ist dies für ihn immer noch ein Zeichen einer Besserung, sofern sich gleichzeitig der laterale und distale Schmerz vermindert. *McKenzie* glaubt, daß das Zentralisationsphänomen eigentlich die Umkehr der zunehmenden Schmerzentwicklung bei Diskusläsionen ist.

Bei der Untersuchung mittels wiederholten Bewegungen verspürt der Patient *während der pathologischen Bewegung* eine Zunahme der Schmerzhaftigkeit und/oder der Ausstrahlung, die sich mit der Anzahl der Wiederholungen verstärkt. Bewegt sich der Patient jedoch in die therapeutische Bewegungsrichtung, so kommt es zu einer Zentralisation des Schmerzes. Dies bedeutet, daß das Schmerzgebiet sich in Richtung der Wirbelsäule hin verlagert und kleiner bzw. symmetrisch wird. Mit der Zahl der Wiederholungen wird der Ruheschmerz des Patienten geringer oder verändert sich im Sinne der Zentralisation (Tabelle II).

Die Klassifizierung des Derangements (D1–D7) richtet sich nach dem Ort der Schmerzangabe.

Posteriores Derangement

Derangement 1
Zentraler oder symmetrischer Kreuzschmerz, selten Gesäß- und Oberschenkelschmerzen, keine Deformierung.

Derangement 2
Zentraler oder symmetrischer Kreuzschmerz, mit oder ohne Gesäß- und Oberschenkelschmerzen, flache oder kyphotische Deformierung.

Posterolaterales Derangement

Derangement 3
Unilateraler oder asymmetrischer Kreuzschmerz, mit oder ohne Gesäß- und Oberschenkelschmerzen, Ausstrahlungen nur bis zur Kniehöhe, keine skoliotische Deformierung.

Tabelle II. Wirkungen der wiederholten Bewegungen.

Flexion		Extension
Zunehmende Vergrößerung des Derangements		Zunehmende Reduktion des Derangements
Zunahme des Schmerzes und/oder Zentralisation	*Posteriores Derangement*	Abnahme des Schmerzes und/oder Zentralisation
Bleibt verschlechtert		Bleibt verschlechtert
Zunehmende Reduktion des Derangements		Zunehmende Vergrößerung des Derangements
Abnahme des Schmerzes und/oder Zentralisation	*Anteriores Derangement*	Zunahme des Schmerzes und/oder Zentralisation
Bleibt verbessert		Bleibt verschlechtert

Derangement 4
Unilateraler oder asymmetrischer Kreuzschmerz, mit oder ohne Gesäß- und Oberschenkelschmerzen, Ausstrahlungen nur bis zur Kniehöhe, skoliotische Deformierung.

Derangement 5
Unilateraler oder asymmetrischer Kreuzschmerz, mit oder ohne Gesäß- und Oberschenkelschmerzen, Ausstrahlungen bis unterhalb des Kniegelenkes, keine skoliotische Deformierung.

Derangement 6
Unilateraler oder asymmetrischer Kreuzschmerz, Ausstrahlungen bis unterhalb des Kniegelenkes, skoliotische Deformierung.

Anteriores Derangement

Derangement 7
Unilateraler oder asymmetrischer Kreuzschmerz, mit oder ohne Gesäß- oder Oberschenkelschmerzen, Ausstrahlung bis Kniehöhe, übermäßige und/oder blockierte lordotische Deformierung.

Bei der Therapie des Derangementsyndroms werden diejenigen Bewegungen gewählt, die eine Zentralisation bewirken. Solche, die zur Ausstrahlung führen, sollen für eine gewisse Zeit vermieden werden. Das allgemeine Vorgehen ist:

1. Reduktion des Derangements;
2. Erhaltung der Reduktion;
3. Wiederherstellen der Funktion;
4. Prophylaxe.

Nachfolgend werden Übungen am Beispiel eines posterioren Derangements dargestellt (Abbildungen 113 und 114).
Bei diesen Übungen muß es immer zu dem vorher schon genannten Phänomen der Zentralisation kommen. Wenn jedoch ausstrahlende Schmerzen auftreten oder die Schmerzen viel stärker werden, soll das Üben sofort abgebrochen und unverzüglich mit dem Therapeuten Kontakt aufgenommen werden.
McKenzie weist immer wieder darauf hin, daß der Therapeut zwar der Diagnostiker sein muß, der Patient aber selbst lernen muß, durch entsprechende Bewegungsübungen die Ursache der Beschwerden zu reduzieren. Nach vielen Untersuchungen

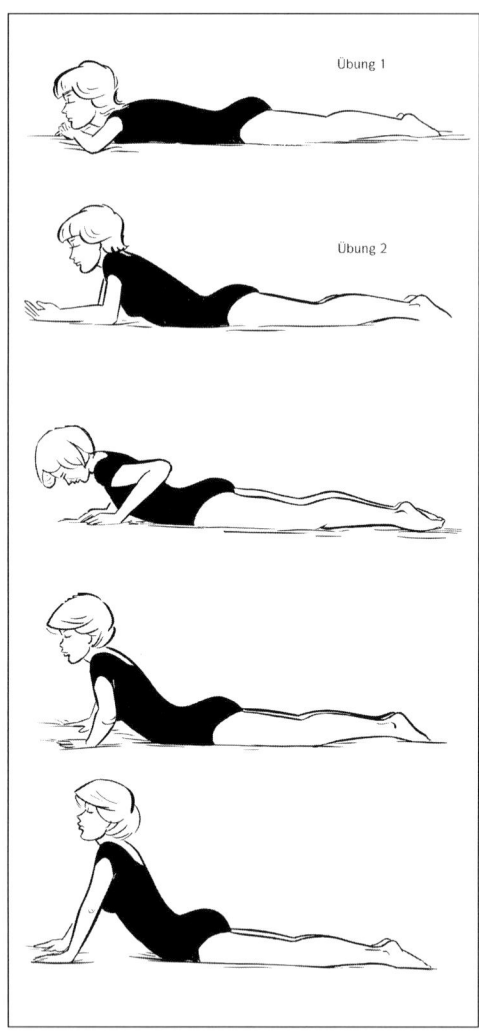

Übung 1

Übung 2

Abbildung 113. Derangement A.

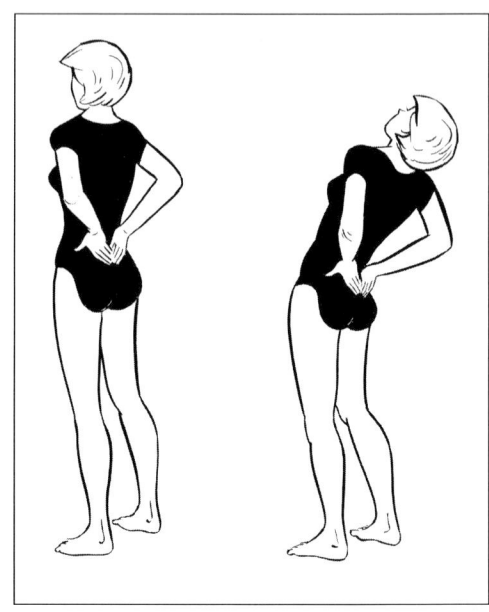

Abbildung 114. Derangement B.

beibehalten werden. Nach jeder Bewegung soll eine Entspannungsphase von 1–2 Sekunden folgen.

Grundsätzlich gibt *McKenzie* bei allen drei Syndromen an, daß bei Zunahme der Beschwerden trotz richtigen Übens diese abgebrochen werden müssen und eine neue gründliche Befundaufnahme zu erfolgen hat.

hat *McKenzie* folgende Regeln aufgestellt: 10–15 Wiederholungen von Bewegungsvorgängen reichen aus. Diese Serien können je nach Bedarf am Tag wiederholt werden. Bei allen Übungen soll das maximal mögliche Bewegungsausmaß für 1–2 Sekunden

Robert Pfund, geb. 29.05.1959. Ausbildung als Masseur, med. Bademeister und Krankengymnast; Ausbildung als Manualtherapeut OMT Kaltenborn/Evjenth-Konzept; Dozent für Orthop. Medizin-Physiotherapie am Internat. Seminar für Orthop. Medizin.

Nachbehandlung der lumbalen Nukleotomie mit der Propriozeptiven Neuromuskulären Fazilitation (PNF)

(Liselotte Ozarcuk)

Die *Propriozeptive Neuromuskuläre Fazilitation (PNF)*, eine komplexe, funktionelle, befundorientierte Behandlung, richtet sich hauptsächlich an die Erregung der Extero– und Propriozeptoren, um Bewegung zu initiieren, zu kontrollieren und zu verstärken. Sie wurde aus der Praxis von dem amerikanischen Neurologen *Dr. Herman Kabat* und der Krankengymnastin *M. Knott* zwischen 1945 und 1951 entwickelt.

Fest definierte Bewegungsmuster (die Komplexbewegungen), Reize aus der Peripherie und Widerstand sind die Grundidee von *Dr. Kabat*. Normale Bewegungsabläufe unter Beachtung des ganzen Körpers werden betont, da von Einzelübungen kaum »carry–over« in funktionelle Aktivitäten zu erwarten sind.

Wissenschaftliche Arbeiten von Neurophysiologen, besonders *Sherrington, Gellhorn, Gesell, Pawlow* u. a. untermauerten die am Patienten gesammelten Erfahrungen.

Die Neurophysiologie, die motorische Entwicklung mit dem motorischen Verhalten und der Sequenz der Haltungs- und Bewegungsmuster, das motorische Lernen (die Informationsübertragung) nannten *Dr. Kabat* und *M. Knott* die Basis ihres therapeutischen Konzeptes PNF.

Zusammen mit *D. Voss* wurden die spezifischen Techniken zur Verbesserung der motorischen Kontrolle entwickelt und die Anwendung auf die Behandlung der Patienten aus allen medizinischen Bereichen und jeden Alters ausgedehnt; sie fanden einen Weg zum therapeutischen Üben.

Für das Weitervermitteln ihrer Erfahrungen und Geschicklichkeit an Krankengymnasten aus aller Welt am Kaiser-Foundation Rehabilitation Center in Vallejo/USA verdient *M. Knott* höchste Anerkennung. Bis zu ihrem Tode 1978 setzte sie sich für die umfassende Patientenbehandlung und Schulung von Therapeuten ein.

Die in der krankengymnastischen Ausbildung vermittelten Grundkenntnisse in dieser Methode werden in Weiterbildungskursen durch die Arbeitsgemeinschaft PNF im ZVK, durch die »International Instructor Association« und am Kaiser-Foundation Rehabilitation Center, Vallejo/USA erweitert. Die neurophysiologischen Erkenntnisse haben heute immer noch Gültigkeit. In den 70er Jahren veröffentlichte *P. Sullivan* wissenschaftliche Arbeiten über die Wirkungsweise der PNF (203a).

Um die PNF verstehen, erlernen und gezielt verwenden zu können, sind neben ausreichenden neurophysiologischen und gelenkphysiologischen Kenntnissen auch neuroanatomische und anatomische Kenntnisse erforderlich. Dann kann der Schulung des Körperzusammenspiels mit biomechanisch richtiger muskulärer Gelenkführung Beachtung geschenkt werden. Es geht um das differenzierte Arbeiten, die Geschicklichkeit der Gelenkmuskulatur, nicht um die grobe Kraft. Abweichungen in bezug auf Haltung und Bewegung sowie die daraus resultierenden Folgen können dann erkannt und reduziert oder beseitigt werden.

Für das motorische Lernen, die Informationsübertragung, ist die Informationseingabe über die verschiedenen Sinnesorgane der wichtigste Faktor. Sie stellt die Grundlage für jede Bewegungskoordination und damit jede Behandlung mit der PNF dar.

Die Stimulation der Rezeptoren geschieht unter Verwendung deren spezifischer Reize in genau definierten, physiologischen dreidimensionalen Bewegungsmustern. Sie laufen, wie die natürlichen Bewegungen, dreidimensional in Diagonalen, aktivieren Muskelketten und führen zu einem Gesamtmuster der Fortbewegung, entsprechend dem Gangablauf. Jede Übungsbehandlung muß immer diesem Prinzip folgen. Sie verbindet Reaktion und Willkür.

Für jede Extremität ergeben sich jeweils zwei agonistische und zwei antagonistische Muster, zwischen denen Muskelgleichgewicht besteht. Ist dieses Muskelgleichgewicht gestört, ist die Wiederherstellung des Agonisten/Antagonisten-Spiels ein Hauptanliegen jeder Behandlung. Die Rotation spielt eine entscheidende Rolle. Das Ausmaß der Rotation hängt innerhalb der Bewegungsmuster von einer bestimmten Komponente ab. Wird diese anatomische Gegebenheit nicht respektiert, sind pathologische Reaktionen vorprogrammiert.

Alle Muster können mit gestrecktem mittleren Drehpunkt, mit Flexion oder Extension geübt werden. Aus funktionellen Überlegungen verwenden wir in der Orth. Univ. Klinik Giessen die Hüftflexionsmuster nur mit Knieextension, mit entsprechender Umkehrbewegung Hüftextension mit Knieflexion. Hüftextension mit Knieextension ausschließlich konzentrisch und exzentrisch.

Für Kopf, Schulterblätter und Becken ergeben sich die zu den entsprechenden Arm- und Beinmustern gehörenden Bewegungsverbindungen, die wiederum zu gesetzmäßigen Rumpfmustern führen.

Für die gezielte Anwendung der Bewegungsmuster spielt deren Verwendung bereits bei der Befundung eine wichtige Rolle. Widerstand wird in der PNF in Verbindung mit Zug oder Druck dreidimensional für eine Bewegung manuell appliziert und wird an jede Phase des Bewegens und Anhaltens angepaßt.

Der geschickte Umgang mit allen Grundprinzipien, ganz besonders den Bewegungsmustern und dem Widerstand, ermöglicht den Kern der Arbeit mit PNF, die gesetzmäßige physiologische Irradiation.

Das Phänomen der physiologischen Irradiation ermöglicht den spezifisch indirekten Behandlungsansatz. Von intakten, schmerzfreien Körperabschnitten kann auf betroffene Körperabschnitte gezielt eingewirkt werden. Voraussetzung ist, die provozierte Reaktion eines Körperabschnittes steht in einem gesetzmäßig vorprogrammierten Verhältnis zu anderen Körperabschnitten. Die Gesetzmäßigkeit der Irradiation ergibt sich aus der Reifung des Bewegungszusammenspiels während der motorischen Entwicklung. Im Gang erreicht sie ihren Höhepunkt.

Mit jedem PNF–Muster kann in den verschiedenen Ausgangsstellungen das Zusammenspiel, entsprechend dem Gangablauf, gestartet werden. Tonusverhältnisse können bereits auf indirektem Wege reguliert und physiologische Bewegungsabläufe reaktiv vorbereitet werden, um dann vom Patienten bewußt verstärkt zu werden.

Aus diesem Grund spielt auch das *verbale Kommando* eine wichtige Rolle. Dem Patienten wird die Reaktion bewußt gemacht, er lernt die Körperteile zu integrieren, die Beziehung zum Raum herzustellen und Körperbewußtsein zu entwickeln.

In ihrem normalen Timing folgen Bewegungsabläufe vorgegebenen Gesetzen: sich rationell zu bewegen und fortzubewegen. In einer Behandlung muß die Reaktion durch den geschickten Umgang mit allen Prinzipien ausgesteuert werden. Es kann nicht oft genug betont werden: Die muskuläre Balance, der physiologische Bewegungsablauf, bzw. Gesamtbewegungsablauf sind das Ziel.

Die Wahl der Ausgangsstellung muß unter funktionellen Gesichtspunkten getroffen werden. Sie soll bereits Dehnung für hyperaktive oder verkürzte Muskeln bedeuten. Die Gelenkstellungen müssen korrekt sein – entsprechend der aktuellen Situation, um bereits einen Teil der Therapie darstellen zu können. Zusammen mit dem Auflagedruck werden Haut- und Gelenkrezeptoren differenziert beeinflußt.

Bei Bewegungseinschränkungen müssen die hypertonen Muskeln erst entspannt und gedehnt werden, ehe das Bewegungsausmaß aktiv vergrößert werden kann. Die antagonistischen Muskeln sind wegen der reziproken Steuerung physiologisch inhibiert und durch mangelnde Verwendung schwach; aus dem gleichen Grund sind auch verkürzte Muskeln in der Kraft reduziert. Kraft muß deshalb in beiden Muskelgruppen aufgebaut werden.

Unter Berücksichtigung der genannten Grundprinzipien müssen mit den Bewegungsmustern sowohl dynamische konzentrische und exzentrische, als auch statische Kontraktionen geschult werden.

Die spezifischen Techniken werden zur Schulung der motorischen Kontrolle verwendet. Sie werden später nur erwähnt.

Sämtliche bisher dargestellten Grundlagen der PNF werden bei der Behandlung nach lumbaler Bandscheibenoperation angewendet.

Die frühfunktionelle Behandlung nach konventioneller und mikroskopischer Operation unterscheidet sich in der Orth. Univ. Klinik Giessen nur im Zeitpunkt des Aufstehens. Nach konventioneller Operation findet die Gangschule in der Vertikalen am 4. postop. Tag, nach mikroskopischer Operation am 1. postop. Tag statt. Die Mobilisation als »Gangschule im Bett« beginnt bereits am 1. postop. Tag. Durch die Operation wurde der von der Wurzel ausgehende Schmerz beseitigt. Jedoch nicht die muskuläre Dysbalance, der Funktionsverlust oder die pseudoradikulären Beschwerden. Der Stoffwechsel aller Bewegungssegmen-

te, der durch die meist seit langem bestehenden Rückenschmerzen mit peripheren Symptomen erheblich gestört wurde, muß dringend verbessert werden. In einer Behandlung mit der PNF wird gezielt darauf eingewirkt.

Die *Befundung* ergibt den *Behandlungsplan*. Fähigkeiten und Probleme werden ermittelt. Durch Prüfung der Bewegungsabläufe, Gesamtbewegungsabläufe und Beurteilung der Haltung im Liegen, nach dem Aufstehen in entwicklungsbedingten Ausgangsstellungen bis zum Stand, werden Fehlfunktionen ermittelt. Die Prüfung der Beweglichkeit erfolgt passiv in den Bewegungsmustern der Extemitäten und des Rumpfes. Aktives Bewegen ohne Widerstand vermittelt Reaktionsabweichungen innerhalb der agonistischen und antagonistischen Muster im Seitenvergleich. Manuelle Kontakte, Dehnung, Traktion und Approximation werden verwendet. Im Hinblick auf Koordination und Ausdauer werden die Techniken »Langsame Umkehr« und »Rhythmische Stabilisation« verwendet. Ganz besonders interessiert die Koordination im Rumpf. Nach der gesetzmäßigen physiologischen Irradiation wird Ausschau gehalten.

Die Kraft wird aktiv resistiv konzentrisch und exzentrisch, wiederum in allen Bewegungsmustern unter Verwendung der spezifischen Reize, geprüft.

Die Befunderhebung ist bereits Behandlung.

Die Ganganalyse spielt eine wichtige Rolle. Beim Gehen findet das gleiche Zusammenspiel aller Rumpf- und Extremitätenmuster wie bei anderen funktionellen Bewegungsabläufen statt. Es wird festgestellt, ob und in welchem Ausmaß die Extremitätenmuster, wie auch die Muster des Rumpfes, an diesen Abläufen beteiligt sind, welche Bewegungskomponenten reduziert, nicht vorhanden, oder durch pathologische ersetzt sind; ob der Schwerpunkt angehoben und verlagert wird, um den Körper weiterzutransportieren. Findet im Rumpf Gegenrotation statt? Ist beim Rückwärtsgehen exzentrische Muskelarbeit möglich? Ist die funktionelle Einheit Becken/Bein mit weiterlaufender physiologischer Rotation auf die WS und gegenläufigem Armpendel verlorengegangen, kommt es durch das Körpergewicht zum Streß an sämtlichen Gelenken; ganz besonders jedoch an den zervikodorsalen und lumbosakralen Übergängen.

Aufgrund der ermittelten Befunde wird ein Therapieplan erstellt. Da das therapeutische Übungsprogramm für jeden Patienten entsprechend der Befundung und im Hinblick auf seine Bedürfnisse entwickelt werden muß, werden keine Abbildungen geliefert.

Die Operationstechnik, das Alter und die Bedürfnisse des Patienten spielen nur im Hinblick auf den zeitlichen Ablauf und die Intensität eine Rolle. Alle Prinzipien der PNF kommen zur Anwendung.

Wichtig sind folgende Überlegungen:
Welche Ausgangsstellung ist möglich und am aktivsten?
Welche Muster können sofort eingesetzt werden, welche müssen noch geschult werden?
Welche Techniken unterstützen die Behandlung im Hinblick auf Mobilität, Koordination, Kraft, Ausdauer?

Behandlungsplan

Die Behandlung gliedert sich in ein Anfangs- und fortgeschrittenes Stadium.
Im Anfangsstadium steht die indirekte Beeinflussung der WS im Mittelpunkt. Um über Irradiation durch Summation der Reize die hyper- und hypotone Muskulatur, besonders des Rumpfes gesetzmäßig physiologisch zu dehnen und zu aktivieren, muß an der bestfunktionierenden Extremitätenmuskulatur begonnen werden. Die Extremitätenmuster werden mit den Reizen Dehnung, Traktion und Approximation und Widerstand ausgeführt. Der Widerstand muß anfangs immer gering sein, um Rhyth-

mus aufzubauen und den Tonus zu regulieren. Das Bewegungsausmaß muß dem aktuellen Befund entsprechen. Die befundorientierte Behandlung zeigt sich in der Betonung bestimmter Phasen der Bewegungsmuster und in der Berücksichtigung der Gelenkstellungen. Die geringste Entgleisung innerhalb eines Bewegungsablaufes muß vom Therapeuten sofort erkannt werden, das Muster gestoppt, umgekehrt und korrigiert wiederholt werden.

In welchem Muster, in welcher Phase eines Musters mehr gedehnt oder aktiviert werden muß, welche Technik hinzugenommen wird, muß vom Therapeuten aufgrund der Erfahrung und der dauernden Befundung entschieden werden. Das Ergebnis muß immer die Bahnung und keine undifferenzierte Widerstandsübung darstellen. Physikalische Maßnahmen können immer mitverwendet werden. Eis in Naturform als Kurzzeiteis eignet sich besonders.

Die Beseitigung der muskulären Dysbalance wird durch die Verwendung der spezifischen Techniken »Halten – Entspannen«/»Kontrahieren – Entspannen«, »Rhythmische Stabilisation«, »Langsame Umkehr«, »Wiederholte Kontraktion«, »Pivoting« und »Wiederholte Kontraktion« erleichtert. Korrektes Timing muß beachtet werden!

Die Vertiefung der Atmung, durch manuelle Kontakte mit Widerstand auf dem Sternum bzw. am Thorax, sollte mit eingeschlossen sein. In Verbindung mit Extremitätenmustern wird die Brustkorbmobilität und Rumpfrotation und damit die allgemeine Entspannung erleichtert.

Therapiebänder oder Seilzugapparate sollten als unterstützende Maßnahmen innerhalb der Behandlung und zum Eigentraining eingesetzt werden.

Nachdem die Wirbelsäule und das aufgrund der Befundung im Mittelpunkt stehende Becken bereits mit minimaler Dynamik in allen Ebenen schmerzfrei aktiviert wurde, kann jetzt direkt Einfluß genommen werden, mit zunehmender Mobilisation der gesamten Wirbelsäule.

In entwicklungsbedingten, funktionellen Ausgangsstellungen werden Gesamtbewegungsabläufe (Drehen, Vierfüßlerstand/-gang, Kniestand/-gang, Halbkniestand zum Stand) von proximal, unter Zuhilfenahme aller Stimuli, spezifisch geschult. Es wird jede einzelne Etappe des Gangzyklus mit den entsprechenden Komponenten der Schwerpunktanhebung und Gewichtsverlagerung trainiert, damit alle Etappen zu einem ökonomischen Gangablauf in der Vertikalen bei aktiver Aufrichtung der mobil–stabilen Wirbelsäule zusammengeführt werden können. Jede Behandlungseinheit sollte, sobald erlaubt, in der Vertikalen abschließen. Der bereits intensiv geschulte funktionelle Einsatz der Füße zur Becken- und Wirbelsäulenkontrolle wird im Stand und beim Gehen, durch Widerstände am Becken, betont.

Da auch nach erfolgreicher Bandscheibenoperation die Wirbelsäule immer die Schwachstelle bleiben wird, muß das aktive Training fortlaufend durchgeführt werden und im rückenschonenden Alltagsverhalten zum Ausdruck kommen. Selbständig durchgeführtes Üben eines individuell erstellten Übungsprogramms, mit regelmäßigen Reevaluationen, ist Pflicht. Trainingsgeräte, sinnvoll und physiologisch genutzt, können durchaus, unter Berücksichtigung der ausgeführten Prinzipien, verwendet werden.

Wann wieder Sport ausgeübt werden kann, entscheidet der Trainingszustand (Mobilität, Koordination, Kraft, Ausdauer) der gesamten Körpermuskulatur.

Literatur: 115a, 121a, 202a, 203a

Liselotte Ozarcuk, geb. 1940; Ausbildung zur Krankengymnastin an der Staatl. Berufsfachschule für Krankengymnastik an der Universität Erlangen-Nürnberg; Einjährige Weiterbildung in Rehabilitationstechniken am Warm Springs Foundation Rehabilitation Center, Georgia/USA; Lehrkraft an der Staatl. Berufsfachschule für Krankengymnastik an der Universität Erlangen-Nürnberg; Zweimalige 6monatige Weiterbildung in PNF am Kaiser-Foundation Rehab. Center in Vallejo/USA unter Maggie Knott; 3monatige Weiterbildung am Bobath-Center, London, bei Dr. K. u. B. Bobath; Weiterbildung in »Neurophysiologische Behandlung Erwachsener« nach der Vojta-Methode, Neckargemünd; Ausbildung in der Manuellen Medizin, Hamm, Cyriax und Brunkow bei Roswitha Brunkow.

Seit 1971 Leiterin der Abteilung für Krankengymnastik der Orthopädischen Klinik der Justus-Liebig-Universität Giessen. Zusätzlich Lehrtätigkeit im Bereich der berufsspezifischen Weiterbildung der Krankengymnasten in PNF und in der Sportmedizin für Ärzte. Mitglied der Arbeitsgemeinschaft PNF im ZVK und der »International Instructor Association«.

16. »Versager« oder nur unklare Problemfälle?

Bei kaum einer anderen Operation als der an der Bandscheibe ist die Prognose so unsicher. Nach meiner Erfahrung entsteht kein Bandscheibenvorfall ohne ersichtlichen Grund. Die Ursache für das Zustandekommen ist selbst für einen geübten Untersucher nicht immer erkennbar, am wenigsten für den Betroffenen selbst. Häufig wird eine mechanische Ursache unterstellt, liefert die Biomechanik doch genügend Gründe für diese Überlegung! Ich glaube, daß neben allen erklärbaren morphologischen Veränderungen in vielen Fällen eine prämorbide Persönlichkeitsstruktur eine gewisse Anfälligkeit beinhaltet, die schließlich in einer Operationsnotwendigkeit mündet.

Wenn man sich über den Entstehungsmechanismus einer solchen Störanfälligkeit und deren Auswirkungen Gedanken macht, ist man nicht überrascht, daß die postoperativen Ergebnisse oft »unerklärlich« unbefriedigend sind.

Vergleicht man die Ergebnisse der erfolgreich durchgeführten Bandscheibenoperationen von verschiedenen Kliniken miteinander, so unterscheiden sich diese zum Teil ganz erheblich, je nachdem, welche Maßstäbe an das Wort »erfolgreich« gelegt werden. Bei Durchsicht der Veröffentlichungen kann man feststellen, daß zwischen 50 und 90% der durchgeführten lumbalen Bandscheibenoperationen als erfolgreich angesehen werden, wobei die Operierten sowohl ihrem früheren Beruf als auch einer sportlichen Tätigkeit wieder nachkommen können. Die verbleibenden 10 bis 15%

sind mit dem postoperativen Ergebnis unzufrieden. Ein Teil der zweiten Gruppe wird für den Rest ihres Lebens zum chronischen Rückenschmerzproblempatienten. Die Ursache für die Mißerfolge ist nicht einheitlich. Anatomische, neuromuskuläre und nicht zuletzt auch die angesprochenen psychischen Einflüsse spielen hierbei eine große Rolle.

Das Postdiskotomiesyndrom (PDS)

Die Bezeichnung Postdiskotomiesyndrom (PDS) ist ein Sammelbegriff für postoperative Beschwerden nach Bandscheibenoperation.

Häufig bestehen trotz durchgeführter Diskotomie die gleichen oder ähnliche Beschwerden wie präoperativ, wenngleich auch erst nach einem zunächst beschwerdefreien Intervall. Es stellt sich hier die Frage, ob überhaupt der Bandscheibenvorfall, der als gesichert vorlag und operativ beseitigt wurde, die Ursache für die prä- und jetzt postoperativen Beschwerden war. Wenn unerkannt gebliebene Ursachen verständlicherweise nicht beseitigt wurden, so ist in diesen nicht seltenen Fällen das Postdiskotomiesyndrom in Wirklichkeit ein *Prädiskotomiesyndrom*.

Eine der Ursachen für das Entstehen eines PDS ist die postoperative Höhenminderung der Bandscheibe und die damit entstehenden Auswirkungen auf die übrigen Anteile des Bewegungssegmentes, speziell der

Wirbelgelenke. Die zweite Ursache sind narbige Veränderungen im Bereich des Spinalkanals und des Foramen intervertebrale. Sie verursachen ihrerseits eine erneute Raumforderung und engen den »Reserveraum« des Spinalnerven unter seine kritische Grenze ein.

Zum erstgenannten Fall der Höhenminderung der Bandscheibe und ihren Auswirkungen auf die Nachbarstrukturen wurde bereits in früheren Kapiteln ausführlich geschrieben. Es hat sich in den letzten Jahren gezeigt, daß die Häufigkeit von Segmentinstabilitäten in Relation zur *Radikalität des Eingriffs* steht. Die Intention vieler Operateure, mit einem sehr ausgedehnten Eingriff die Möglichkeit eines Rezidivs zu verringern, muß oft mit einer späteren Instabilität in diesem Segment bezahlt werden.

Der sehr rasch einsetzende Höhenverlust im betreffenden Bandscheibensegment (Störung des diskoligamentären Gleichgewichts) kann von den kontraktilen Strukturen nur sehr zögernd kompensiert werden, so daß es zu starken Instabilitätsbeschwerden kommt. Aus der schmerzhaften Schonhaltung kann sich dann ein langwieriges Muskeldysbalancesyndrom des gesamten Rumpfes entwickeln. Oftmals besteht die Störung weiter fort, auch wenn bereits die ursprüngliche Segmentinstabilität längst durch körpereigene Stabilitätsvorgänge wieder hergestellt ist. Nicht selten führt eine solche Dysbalance zu einem generalisierten Fibromyalgiesyndrom. Obwohl man annimmt, daß zur Ausbildung dieses Krankheitsbilds prädisponierende Faktoren vorhanden sein müssen, so läßt sich in vielen Fällen eine durchgeführte Bandscheibenoperation als Ursache eruieren.

Präoperativ läßt sich nicht abschätzen, ob *Narbenbildungen im Spinalkanal* bei diesem oder jenem Patienten normal oder mit hypertrophen bindegewebigen Verwachsungen einhergehen werden. Menschen mit völlig unauffälligen Narben der Haut können bei einer Bandscheibenoperation mit unerwartet überschießender Narbenbildung im Bereich des Spinalkanals reagieren. Diese sind operativ nur schwierig zu beseitigen, da man durch den erneuten Eingriff meist noch ausgedehntere Narbenbildungen induziert: Ein Teufelskreis, der in früheren Jahren aus Unkenntnis oft Patienten zum echten Wirbelsäulenkrüppel werden ließ. Das korrekte Vorgehen bei überschießenden Narbenbildungen ist eine großzügige knöcherne Entlastung der betreffenden Segmentabschnitte. Damit die Gefahr der Instabilität durch diesen Eingriff nicht zum nächsten Problem wird, muß sinnvollerweise gleichzeitig eine Fusion (Spondylodese) des betroffenen Segmentes durchgeführt werden.

Früher glaubte man, daß Vernarbungen eher dann auftreten, wenn das operierte Segment nicht lange genug entlastet bzw. geschont würde. Ich dagegen gehe mit *Cyriax* (40) konform, der bereits vor über 20 Jahren die Vorstellung vertrat, daß Mikrobewegungen im operierten Segment das Auftreten von fibrinösen Adhäsionen nicht nur an den Muskeln und Sehnen, sondern auch im Spinalkanal eher verhindern als fördern. *Cyriax* ist der Meinung, daß die postoperative Immobilisation, mit Ausnahme der Ruhigstellung von knöchernen Instabilitäten, keine Berechtigung hat. Genauere Untersuchungen über den Zusammenhang von Mikrobewegungen und dem geringeren Auftreten eines Postdiskotomiesyndroms sind noch nicht abgeschlossen.

Die Beschwerden dieses Krankheitsbildes sind radikulär, wenn die narbige Druckwirkung auf den Spinalnerven im Vordergrund steht. Sind primär Instabilitätszeichen der übrigen Strukturen erkennbar, sind sie eher pseudoradikulär. Es können aber auch Mischbilder vorkommen, die das Erkennen eines Postdiskotomiesyndroms zusätzlich erschweren und ein Rezidiv vortäuschen.

Der Nachweis einer spinalen Narbenbildung gelingt meist nur durch eine Kernspintomographie, da durch dieses bildgebende Verfahren Narben von einem Rezidivvorfall bildlich zu unterscheiden sind.

Die Prognose eines PDS ist in aller Regel ungünstiger als bei einem Bandscheibenvorfallrezidiv.

Spondylodiszitis

Nach *Frank* und *Trappe* (59) ist die Rate der postoperativen Spondylodiszitiden nach Diskotomien nur 0,1 bis 0,3%. Die klinische Symptomatik dieser Erkrankung ist, insbesondere im Frühstadium, uncharakteristisch. Es herrschen unspezifische Rückenschmerzen vor. Insbesondere bei fehlender Laborkontrolle entgehen anfängliche Entzündungen häufig der Diagnostik. Die Patienten durchlaufen nicht selten eine Odyssee, die man ihnen eigentlich ersparen könnte, wenn an die Möglichkeit einer solchen Komplikation gedacht würde! Nur so ist es zu erklären, daß die Spondylodiszitis bis zur endgültigen Diagnosestellung auch heute noch durchschnittlich schon über ein halbes Jahr besteht! Regelmäßige postoperative Kontrollen der Entzündungsparameter, wie CRP und BSG, sind in den meisten Fällen ausreichend, um rechtzeitig die Entwicklung einer Spondylodiszitis in Betracht zu ziehen.

Im Normalfall wird diese Erkrankung konservativ behandelt. Die Therapie der Wahl ist eine hochdosierte antiphlogistische Behandlung bis zum Abklingen aller Entzündungszeichen, verbunden mit einer Immobilisation des Patienten.

Der Rezidivvorfall

Nach *Fritsch* und *Heisel* (64) handelt es sich bei der ersten Rezidivoperation meistens um erneute Bandscheibenvorfälle. Bei wiederholten Rezidiveingriffen steigt der Anteil an ausgeprägten Vernarbungen mit Nervenwurzeleinengungen und segmentalen Instabilitäten deutlich an. Die Quote der Rezidivoperationen kann man verringern, wenn beim Ersteingriff eine behutsame Operationstechnik erfolgt. Dabei sollten die knöchernen Strukturen, insbesondere die Wirbelgelenke, geschont werden. Wichtig ist zudem eine atraumatische Vorgehensweise sowie eine exakte Blutstillung. Nach *Keyl* und *Wirth* (108) sind weitere Ursachen für Fehlschläge Operationen in der falschen Etage, das Übersehen einer zweiten Diskushernie sowie die Traumatisierung der Nervenwurzel.

Der Bandscheibenpatient und seine Psyche

Als junger Orthopäde war ich der Meinung, daß die Beurteilung der psychischen Situation eines Bandscheibenpatienten ausschließlich in die Hand eines Psychiaters gehören muß. Langjährige Zusammenarbeit mit einem Psychosomatiker in der Rehabilitationsklinik hat mich indes eines Besseren belehrt: Jeder, der sich mit Rückenschmerzpatienten befaßt, kommt nicht umhin, neben den biomechanischen und anatomischen auch die psychischen Besonderheiten seines Patienten zu durchleuchten. Gleichwohl muß für den Psychologen, den Neurologen und den Psychiater gelten, daß ihre Patienten nicht alleine aus dem psychischen Gesichtswinkel betrachtet werden sollten, sondern immer unter dem Aspekt der Verbindung von Psyche *und* Soma.

Wenn ich an anderer Stelle bereits behauptet habe, daß das Zustandekommen eines Bandscheibenvorfalles nie spontan und ohne Ursache erfolgt, so trifft dies nicht nur auf körperliche, d.h. mechanische Faktoren zu, sondern zweifellos auch auf psychische Veränderungen. Unterzieht man sich der Mühe, auf biographische Zusammenhänge zu achten, so wird man häufig finden, daß das Leben des Bandscheibenpatienten präoperativ durch Unruhe, Tatendrang und forcierte Selbstbehauptung, »Rückgrat-zeigen auf Biegen und Brechen« geprägt war (125). Bei näherer Betrachtung solcher Patienten findet man, daß sie gerne dazu neigen, sich gegenüber ihren Partnern in eine überlegene Position zu bringen, sie selbst können jedoch angebotene Hilfe nur schwer akzeptieren.

Die Bandscheibe lebt von der Schwankung zwischen Spannung und Entspannung. Sie ist auf dieses Wechselspiel aufgrund der osmotischen Ernährung (siehe früheres Kapitel) angewiesen. Fehlt der Rhythmus zwischen Belastung und Ruhe, führt dies zu einer Dauerspannung der Rumpfmuskulatur, speziell im Lumbalbereich. Wie bereits früher beschrieben, gewährleistet die Rückenstreckmuskulatur (posturale Gruppe) die Aufrechterhaltung der aufrechten Haltung (beachte den offensichtlichen Doppelsinn!)

Der klassische »Workaholic« sowie die Gruppe der Mitmenschen mit dem sog. »Helfersyndrom« zählen in hohem Maße zu diesen Problempatienten. Sie drängen fast dazu, möglichst rasch und »gnadenlos« operiert zu werden, bestätigt doch ihre Zustimmung, sich sofort unter das Messer zu begeben, die Bereitschaft, kein »Schwächling« zu sein. Kaum operiert, drängen sie nach ihren gewohnten Aktivitäten, halten die verordnete Bettruhe nicht ein, beginnen sich auf der Station als Helfer zu betätigen. Sie können ihre Schmerzen wortreich formulieren und lassen auch schmerzhafte Injektionen über sich ergehen. Bei diesen Patienten muß der Therapeut eine neue Strategie einsetzen. Er muß einfühlsam die anfänglichen Widerstände, die gegen jede Maßnahme des sich Behandelnlassens bestehen, abzubauen versuchen. Masseure berichten oft, daß diese Patienten sich primär überhaupt nicht gerne manuell behandeln lassen, geschweige denn entspannt eine solche Therapie genießen. Solche Verspannungen gehen mit Schlafstörungen, nächtlicher Ruhelosigkeit und Aggressivität einher. Gelingt es, hier vorsichtig entspannende Maßnahmen erfolgreich durchzuführen, und erreicht man, daß die verordnete Ruhe akzeptiert und eine Behandlung mit »Streicheleinheiten« auch genußvoll erlebt wird, hat man den ersten Schritt zur Besserung der postoperativen Beschwerden geschafft.

Prinzipiell sind Massagebehandlungen und Fangopackungen im operierten Gebiet eher kontraindiziert (siehe früheres Kapitel). Bei psychisch alterierten Patienten ist diese Therapie hilfreich, wobei man das Operationsgebiet selbst mit Wärme und manuellen Aktivitäten verschonen sollte. Allmählich wird der aktivistische Patient mit der Massage eine intensive körperliche Zuwendung akzeptieren.

Der einfühlsame Therapeut wird schließlich erreichen, ein »Körpergefühl« mit und in dem Betreffenden zu entwickeln und die körperliche Selbstwahrnehmung zu fördern, wobei spezielle Techniken (funktionelle Entspannung, Atemübungen, etc.) zum Erfolg führen.

Kommt es bei dieser Behandlungsstrategie zu unerwarteten Schmerzschüben, so muß immer eine organische Ursache in Erwägung gezogen werden. In vielen Fällen ist eine Verflechtung von organischen und psychischen Gründen für die Schmerzzunahme verantwortlich zu machen.

Aus dem oben Gesagten läßt sich als Konsequenz ableiten, daß die Behandlung von Patienten mit Wurzelreiz- und Wurzelkompressionssyndromen niemals nur somatisch oder nur psychisch orientiert sein sollte. Die Psychodynamik muß bei Würdigung der biomechanischen und anatomischen Besonderheiten mit berücksichtigt werden. Eine postoperativ begleitende psychosomatische Betreuung muß ein Eckpfeiler des Therapiekonzeptes für einen Bandscheibenoperierten sein. Die psychosomatische Beurteilung eines Patienten kann von jedem Arzt erlernt werden. Wie wichtig in diesem Zusammenhang eine gut funktionierende interdisziplinäre Zusammenarbeit zwischen den einzelnen therapeutischen Gruppen ist, muß nicht besonders hervorgehoben werden.

17. Das Sitzen

Obwohl das Sitzen zu den offensichtlich selbstverständlichsten Dingen des täglichen Lebens gehört, wird unter Fachleuten darüber heiß diskutiert. Viele Bücher sind über das Sitzen geschrieben worden. Die Tatsache, daß man vom »richtigen Sitzen« und »falschen Sitzen« spricht, zeigt schon, daß Sitzen nicht gleich Sitzen bedeutet, und daß es offensichtlich Sitzhaltungen gibt, die tolerabel sind, und andere, die den Schmerz verstärken.

Der unbequeme Stuhl

Sicher ist Ihnen schon oft genug ein unbequemer Stuhl oder Sessel »untergekommen«, von dem Sie auf Anhieb sagen konnten: dieses Möbel ist ein Folterinstrument! Oder denken Sie an Ihr Auto und an lange Fahrten, wenn Sie mehr oder weniger malträtiert aus Ihrem Fahrzeug steigen! Wenn Sie bei Freunden eingeladen sind, wissen Sie häufig schon, daß die Einladung bei Meiers oder Müllers unter Umständen für Ihren Rücken strapaziös werden wird, da Sie die Sitzmöbel dieser Freunde in schlechter Erinnerung haben.

Kurz, die Bauart des Sitzmöbels alleine kann schon ohne unser Dazutun ein bequemes und entspanntes oder ein unbequemes und schmerzerzeugendes Instrument darstellen.

Aber auch durch Positionswechsel und Stellungsänderungen der Wirbelsäule können wir schmerzfreier sitzen.

Zur Frage, warum sich der Mensch überhaupt setzt, könnte man eine Fülle von Antworten geben, die sich biologisch, pathomorphologisch, psychologisch und soziologisch erklären ließen. Ich möchte nur Wesentliches für den bandscheibenoperierten Patienten aus diesem Komplex herausnehmen und in diesem Rahmen ansprechen.

Betrachten wir zunächst den stehenden Menschen in seinem Alltag. Selbst unter optimalen statischen Bedingungen (nämlich dann, wenn unter Beibehaltung der physiologischen Krümmungen der Wirbelsäule die geringste Arbeit der Rumpfmuskulatur aufgebracht werden muß) hat die stabilisierende Muskulatur ständig, wenn auch gering, so doch eine Dauerarbeit zu leisten. Durch den Druck des Körpergewichts auf die Bandscheiben kommt es zu einem intradiskalen Flüssigkeitsverlust mit einer nachfolgenden Höhenminderung. Die Auswirkungen auf die Wirbelgelenke (erhöhter Anpreßdruck auf die Gelenkfacetten) wurde in früheren Kapiteln ausführlich beschrieben. Propriozeptive und nozizeptive Afferenzen melden der »Zentrale« den Ermüdungsgrad sowohl der Muskulatur als auch den pathologisch erhöhten Druck auf die belasteten Gelenkstrukturen. Es entsteht zunächst unterschwellig, dann aber immer stärker der Zwang zum Haltungswechsel. Man muß sich »ausruhen«, am liebsten hinlegen, nur ist dies im Alltag nicht immer möglich. Das Sitzen in einer entspannten Stellung wird so zu einer akzeptablen Alternative, überlastete Strukturen zu entlasten.

»Hängen in den Bändern«

Man kann die Spannung der Rumpfmuskulatur insofern reduzieren, als man sich beim Sitzen – die Lendenwirbelsäule kyphosierend – in seine »Bänder fallen läßt«. Die Bandstrukturen übernehmen jetzt die Haltefunktion der Muskeln, so daß sich diese tatsächlich »ausruhen« können. Gleichzeitig kann man in dieser entspannten, entlordosierten Stellung den Anpreßdruck auf die Gelenkfacetten vermindern, was sich auf die vorher druckbelasteten Strukturen als schmerzlindernd auswirkt. Das Verharren in dieser entlordosierten Stellung, das »Hängen in den Bändern«, ist aber nur eine kurzzeitige Erholung. Bleibt man länger in dieser Haltung, kommt es zu Dehnungsreizen der Bänder, die ebenso schmerzhaft werden, wie die vorherigen Druckreize. Jetzt ist man froh, wenn man aus der unbequemen, anfangs als angenehm empfundenen Position wieder in die stehende Stellung kommen kann. Jeder kennt dieses angenehme Gefühl, aus der unbequemen Sitzhaltung in die Senkrechte zu kommen, bis nach längerem Stehen wieder der umgekehrte Wunsch aufkommt.

Auch bei angelehntem Rücken in der entlordosierten Stellung wird ein erhöhter intradiskaler Druck im ventralen Anteil der Bandscheibe erzeugt, der ein Wandern des Kerns in die dorsalen Abschnitte der Bandscheibe provoziert. Wenngleich in dieser Stellung die Gelenkfacetten zwar entlastet werden, kommt es zu einer Protrusionsgefahr.

Die günstigste und erholsamste Position für die Wirbelsäule ist diejenige, in welcher einmal der axiale Belastungsdruck durch das Gewicht des Oberkörpers so klein wie möglich gehalten wird und andererseits die physiologischen Krümmungen der Wirbelsäule beibehalten werden. Optimal sind diese Forderungen nur im Liegen zu erfüllen. Je weiter sich die Wirbelsäule ohne Änderung der Krümmungsverhältnisse zur Senkrechten aufrichtet, desto eher kommen die Druckverhältnisse denen im Stehen gleich.

Das Sitzen bei der Arbeit

Die meisten Menschen, die tagsüber sitzen, müssen auch in dieser Haltung ihre Arbeit verrichten und können sich nur selten weit zurücklehnen, um ihre Wirbelsäule dabei zu entlasten. Die aufrechte Sitzposition, etwa die eines Schreibtischarbeiters oder einer Sekretärin, kann somit keine Entlastungsstellung für die Wirbelsäule darstellen. Im günstigsten Fall sind die Belastungsverhältnisse für alle Strukturen, d.h. für Bandscheiben und die Wirbelgelenke, so groß wie in der stehenden Position. Jede Abweichung von der physiologischen Normalhaltung führt bei der Lendenwirbelsäule zu Mehrbelastungen entweder der Gelenkstrukturen oder der Bandscheiben. Dieser Grundsatz gilt im Stehen gleichermaßen wie im Sitzen.

Aus den angesprochenen Gründen haben sich in den letzten Jahren Sitzhaltungen, von *Brügger* (27) schon seit vielen Jahren postuliert, zögernd durchsetzen können.

Die Möbelindustrie sollte dieser Forderung der physiologischen Sitzhaltung entgegenkommen. Erste Schritte sind durch die Skandinavier gemacht.

Beobachten Sie einmal den ersten Geiger eines Orchesters, wie er auf seinem Stuhl sitzt! In dieser Position, und nur in dieser, kann er eine optimale körperlich-geistige Leistung erbringen!

Das Sitzen auf dem Pferd ist nach meiner Überzeugung die korrekte Sitzhaltung schlechthin! Nur in dieser Position kann sich der Reiter über Stunden weitgehend ermüdungsfrei auf seinem Pferd halten. Bei Einnahme einer anderen Haltung, z.B. Hyperextension oder Flexion in der Lendenwirbelsäule, kommt es nach kurzer Zeit unweigerlich zu zunehmenden muskulären oder gelenkbedingten Beschwerden. Der »korrekte Sitz« beim Reiten erlaubt die geringste muskuläre Anspannung aller beteiligten Muskeln. Befindet sich der Reiter im »Gleichgewicht«, so ist die ökonomischste Haltung auch gleichzeitig die ästhetisch vollkommenste (Abbildungen 115) (167).

Wenn man die oben geschilderte Reithaltung nachahmt, wird man feststellen, daß auch längeres Sitzen am Arbeitsplatz in dieser Haltung die ermüdungsärmste Sitzposition darstellt.

Die von *Brügger* (27) empfohlene Verwendung eines Sitzkeiles findet ihre logische Fortsetzung in der Konstruktion eines Sitzmöbels, bei welchem die Sitzfläche nach vorn abschüssig geneigt ist. So habe ich einen Stuhl entwickelt, der diesen Anforderungen der nach vorne abschüssigen Sitzfläche gerecht wird (Abbildungen 116).

Verfechter einer Sitzhaltung, die der oben geschilderten widerspricht, fordern, daß beim Sitzen die Kniegelenke höher postiert sein sollten als die Hüftgelenke. Diese Haltung zwingt zu einer entlordosierenden Stellung der Lendenwirbelsäule und führt zwangsläufig zu einer Dauerverkürzung der Psoas- und Bauchmuskulatur, außerdem zu erheblichen Störungen der Muskelkette des gesamten Rumpfes. Als ständige Sitzhaltung kann diese nicht befürwortet werden.

«Alternatives« Sitzen

Reinhardt (173) hat aus den oben angesprochenen biomechanischen Gründen ein völlig vom bisherigen Sitzen abweichendes Möbel entworfen:

Der »Sitz-verkehrt« wurde nach dem instinktiven Bedürfnis des Menschen entwickelt, einen Stuhl gelegentlich »verkehrt herum« zu benützen. Der »Sitz-verkehrt« ist kein geeignetes Möbel für Dauersitzen – ständiges Sitzen ist auf allen Stühlen ungesund – soll aber den Sitzalltag durch eine

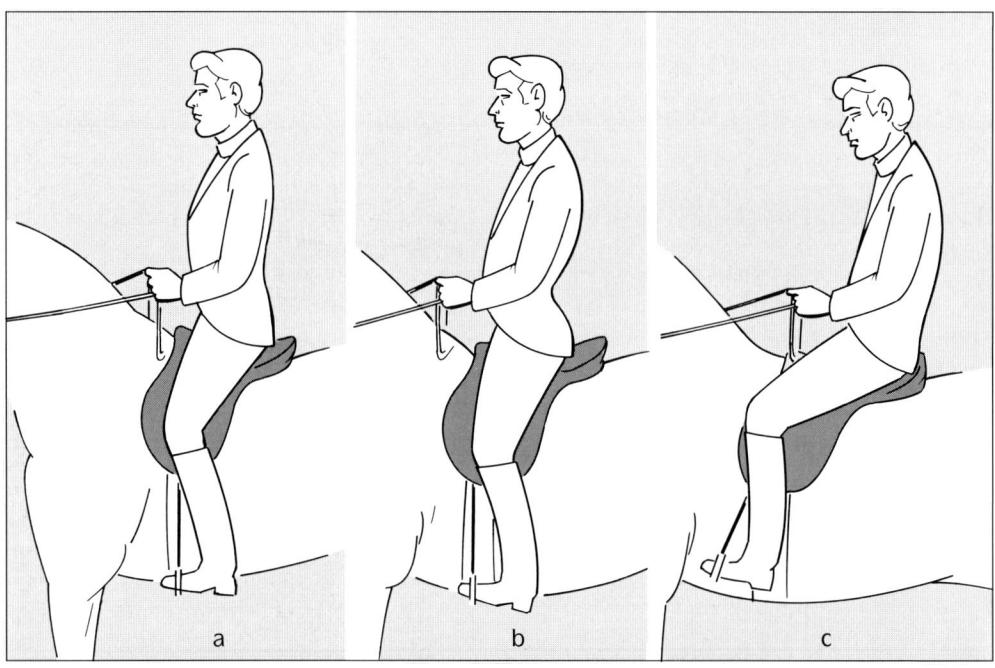

Abbildung 115. »Korrektes« Sitzen auch beim Reiten. a) Korrekter Sitz »physiologische« Lordose der LWS; b) »Spaltsitz« mit Hyperlordose der LWS – falsch; c) »Stuhlsitz« mit entlordosierter LWS – falsch.

170

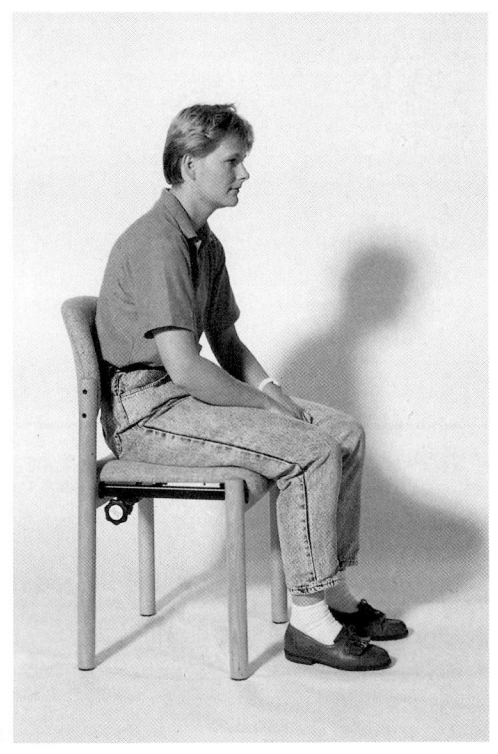

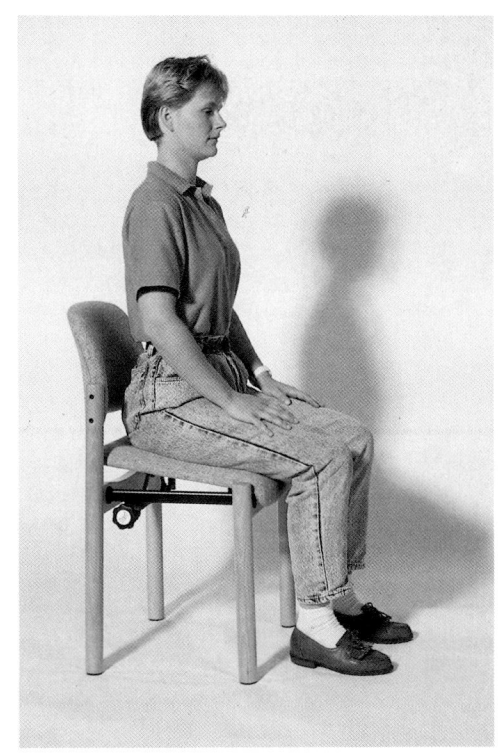

Abbildungen 116a–c. Abschüssige Sitzfläche begünstigt »korrekte« Sitzhaltung.

Sitzalternative bereichern (Abbildungen
117).

Der »Sitz-verkehrt« bietet folgende medizinischen Hintergründe: Durch Abspreizen
und Absenken der Oberschenkel wird die
Aufrichtung des Beckens erreicht. Die
Beckenbalance auf den Sitzbeinknochen
gewährleistet die physiologische Stellung
der Wirbelsäule sowie die ausgewogene,
energiesparende Muskeltätigkeit der
Rumpfmuskulatur.

Dem muskulär stabilisierten Rumpf dient
als Entlastung die Lehne, die sich im Gegensatz zum traditionellen Stuhl vorne befindet. Durch Ablage der Unterarme auf
der abgeschrägten Abstützfläche der Vorderlehne bleiben Schulter- und Nackenmuskeln entspannt.

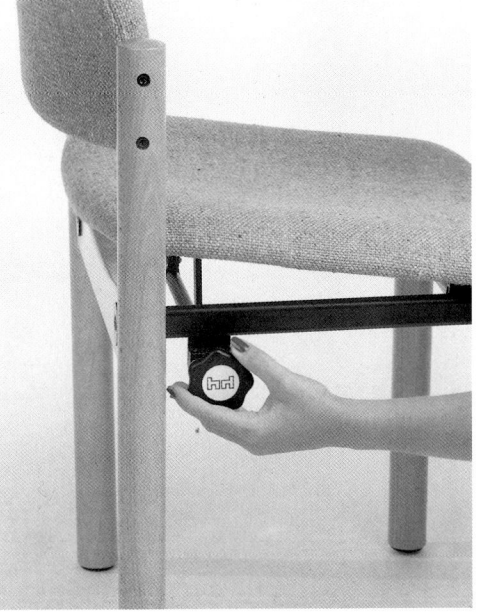

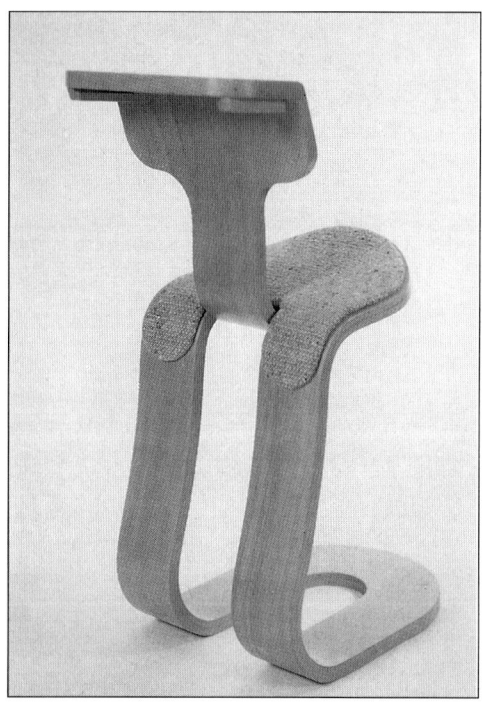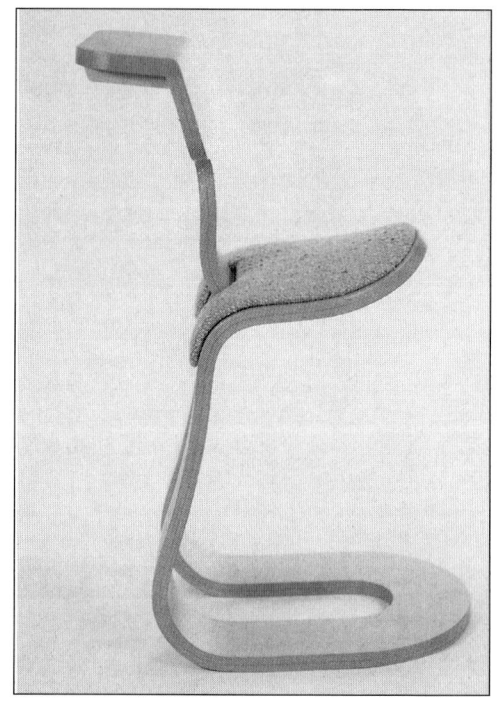

Abbildungen 117a, b. Durch Abspreizen und Absenken der Oberschenkel wird die Aufrichtung des Beckens erreicht. Die Beckenbalance auf den Sitzbeinknochen gewährleistet die physiologische Stellung der Wirbelsäule sowie die ausgewogene, energiesparende Muskeltätigkeit der Rumpfmuskulatur. Dem muskulär stabilisierten Rumpf dient als Entlastung die Lehne, die sich im Gegensatz zum traditionellen Stuhl vorne befindet. Durch Ablage der Unterarme auf der abgeschrägten Abstützfläche der Vorderlehne bleiben Schulter- und Nackenmuskeln entspannt.

Der Mensch als »dynamisches System« sitzt vermutlich auf einem dynamischen Stuhl besser als auf einem starren Gebilde. Aus diesem Grunde wurde eine Pendelmöglichkeit des Stuhles nach vorne ermöglicht. Beim spielerischen Pendeln überträgt sich ein Teil der Körperlast auf Beine und Füße. Muskeln und Gelenke der Beine und Füße sollten sich ständig bewegen können: Bewegung bedeutet Gelenkschutz! Die Muskelbetätigung, insbesondere der Fuß- und Wadenmuskeln, entstaut die Beine und beugt Venenkomplikationen vor.

Richtiges Sitzen im Auto

Aus dem oben Gesagten geht hervor, daß die günstigste Stellung für die Lendenwirbelsäule die liegende Position ist. Nur kann man so nicht autofahren. Man muß also zwischen der senkrechten Stellung des Rumpfes und der liegenden einen Kompromiß in der Schräglage suchen, die allen Anforderungen des Führens eines Autos optimal gerecht wird. Die häufig gesehene Rückneigung des Oberkörpers von 30 bis 40° halte ich für übertrieben. Sie ist zwar für den Rücken entlastend, bringt aber für die Kopfhaltung und die damit verbundene Anspannung der Nackenmuskeln erhebliche Probleme mit sich.

Das Geradeausblicken beim Autofahren induziert über propriozeptive Reize auch die Stellung des Kopfes in den Kopfgelenken (Fazilitation). Fährt man mit einem zu weit nach hinten geneigten Oberkörper, so kommt es zwangsläufig zu einer stärkeren Flexionsstellung der Halswirbelsäule, die sich in erheblichen muskulären Verspannungen auswirkt. Erfahrene Rallyefahrer sitzen nicht in der »halbliegenden Stellung«, sondern fahren mit fast aufrechtem Oberkörper (Abbildung 118).

Der Autositz, ein Serienprodukt, der möglichst vielen verschiedenen Menschen »passen soll und muß«, wird zwangsläufig ein Kompromiß sein müssen. Andernfalls wären vielfältige individuelle Einstellmöglichkeiten notwendig, über die ein Seriensitz nicht verfügt.

Das Problem ist heute zwar erkannt, aber leider wird der Tatsache, daß rund 50% der Bundesbürger unter Rückenproblemen leiden, und dem Sitzen im Fahrzeug noch immer nicht der gebührende Stellenwert eingeräumt. Hersteller von Autositzen haben in den letzten Jahren in enger Zusammenarbeit mit Orthopäden und Biomechanikern Autositze optimiert (s. Abbildung 119).

Folgende Anforderungen werden an einen guten Autositz gestellt:

– Die Wirbelsäule der sitzenden Person muß in ihrer physiologischen Form vom Sitz unterstützt werden.
– Die Oberschenkel der/des Sitzenden müssen richtig unterstützt werden.
– Der Körper muß bei Kurvenfahrten vom Sitz gehalten werden.
– Der Sitz muß vielfach einstellbar und damit auch individuell anpaßbar sein.

Daß die Lendenwirbelsäule durch eine eingebaute Pelotte in der physiologischen Lordose unterstützt wird, versteht sich bei ei-

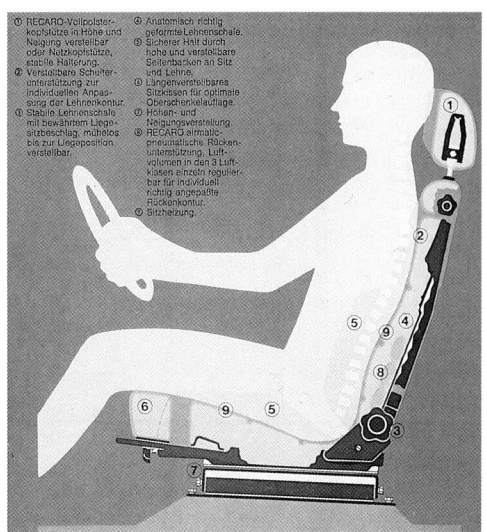

Abbildung 118. »Korrektes« Sitzen am Lenkrad eines Autos.

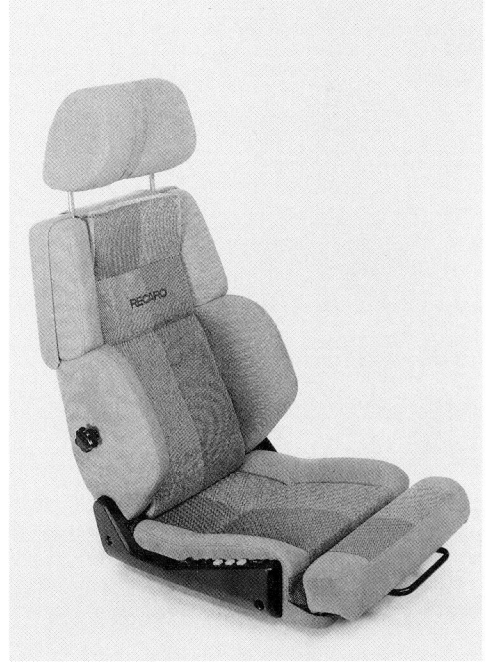

Abbildung 119. Darstellung eines günstigen Autositzes. Abbildung mit freundl. Genehmigung der Fa. Keiper-Recaro.

173

nem guten Autositz von selbst. Je nach individueller Lendenlordose sollte man zusätzlich noch die Abstützung (Lendenpelotte) verstellbar gestalten. Wenn nun die eingebaute Pelottenstärke während der Fahrt durch einen einfachen Handgriff verändert werden kann, so induziert dieser Vorgang Spannungsänderungen in der Streckmuskulatur. Erfahrungsgmäß treten dann selbst nach längeren Autofahrten keine Rückenschmerzen mehr auf.

Einige Hersteller von Autositzen haben in den letzten Jahren einen Sitz konzipiert, der auch für Behinderte und Wirbelsäulenleidende eine spezielle, anatomisch individuell anpaßbare Sitzform bietet. Dieser kann jetzt bundesweit in besonders eingerichteten Kundenzentren durch eine ausgeklügelte Modultechnik mit wenigen Handgriffen so unterpolstert werden, daß auch Fahrer mit Bewegungseinschränkungen von Hüft- und Kniegelenken ebenso wie Behinderte mit Rückenproblemen optimal versorgt werden können. Ein solcher behindertengerechter »Maßsitz« kann in jedes Fahrzeug nachträglich eingebaut werden. Die Rentenversicherungsträger sowie die meisten Krankenkassen übernehmen bei Nachweis einer entsprechenden Behinderung und beruflicher Nutzung des Autos die Kosten eines solchen Spezialsitzes.

18. Richtiges Liegen

In den letzten Jahrzehnten hat sich, insbesondere im mitteleuropäischen Raum vermutlich aus modischen Aspekten, die Bettkantenhöhe in Richtung auf den Fußboden verlagert. Obwohl die Menschen in den letzten Generationen bekanntlich größer geworden sind, haben die Möbeldesigner Sitz- und Schlafmöbel so konzipiert, daß man sich beim Hinsetzen und Hinlegen schon als Gesunder schwer tut. Erst recht, wenn man Rückenprobleme hat! In Skandinavien hat man auch heute noch fast überall hohe Bettgestelle, die ein müheloses Ein- und Aussteigen garantieren. (Wie praktisch ist ein hohes Bett mit darunter befindlichem Bettkasten, in dem alle möglichen Utensilien Platz finden!)

Die alte Vorstellung über eine Bandscheibenmatratze

Gelobt sei, was hart macht! Überlieferte Vorstellungen über Härte, Selbstzucht und Abscheu vor jeder Verweichlichung feiern heute noch fröhliche Urstände in Deutschland. Die Vorstellung der Askese reicht bis in unsere Schlafzimmer! Nirgendwo in der Welt, wie gerade bei uns, wurde seit Jahrzehnten propagiert, daß die härteste Matratze auch die beste sei. Die Industrie hat sich erst in den letzten Jahren mühsam von dieser Vorstellung befreit, nachdem sie selbst jahrelang die Empfehlung für eine harte Bandscheibenmatratze unterstützt hat.

Erfahrene Kenner der Kausalkette: Wirbelsäule – Bandscheibe – Fehlhaltung und daraus resultierende Beschwerden, wie *Brügger* (27) und *McKenzie* (145), haben schon vor Jahren beschrieben, daß die physiologische Lordosierung der Lendenwirbelsäule nicht nur im Stehen und Sitzen, sondern auch im Liegen die optimale Haltung darstellt. Je härter die Unterlage beim Schlafen ist (im Extremfall das Liegen auf blankem Fußboden), um so eher werden die prominenten Körperpartien, z.B. das Kreuzbein und die Schulterregion, einer punktuellen Druckbelastung ausgesetzt. Ist dagegen die Matratze bis zu einem gewissen Grad nachgiebig, so garantiert dies eine weitgehend gleichmäßige Druckverteilung sämtlicher Körperpartien. Diese Tatsache ermöglicht ein wirklich komfortables Liegen. Der Komfort ist hier nicht mit Verweichlichung gleichzusetzen! Nur er vermag eine ungestörte Nachtruhe und »Erholung« für alle Strukturen des Rückens zu ermöglichen.

> Die harte Matratze ist eine unausrottbare Foltermethode für den Rückenpatienten.

Ursachen für unbequemes Liegen

Jeder Schlafende wechselt während der Nacht häufig seine zuerst eingenommene Schlafposition. Die Ursache dafür sind

Druckreize auf die Nozizeptoren der Haut. Es entsteht ein Afferenz-Efferenz-Muster mit dem Zweck, ein Umdrehen des Körpers herbeizuführen, um die belastete Hautpartie nun zu entlasten. Bei ungestörtem Reflexmechanismus geschieht dies zu einem Zeitpunkt, wo die Schmerzschwelle so niedrig ist, daß sie noch nicht zum Bewußtsein vordringt und der Schlafende nicht aufwacht. Somit ist erklärlich, daß ein bewegungsfähiger, motorisch nicht gestörter Mensch in Abhängigkeit von der Unterlagenhärte – ohne aufzuwachen – sich während des Schlafes mehrfach umdreht. Ist die Unterlage äußerst komfortabel und den Körperformen weitgehend angepaßt, so werden nur wenige Lagewechsel vorgenommen, bei sehr harter dagegen, wesentlich häufiger. Die zum Teil wegen Überschreitung der Schmerzschwelle bewußt wahrgenommenen Reize unterbrechen dabei den Schlaf.

Wer als Gesunder jemals notgedrungen auf einem festen Boden schlafen mußte, kennt das Phänomen: Man kann zwar schlafen, aber wegen der auftretenden Druckschmerzen an den belasteten Körperpartien wird ständig die Lageposition gewechselt. Am nächsten Morgen fühlt man sich »wie gerädert«. Der Rückenleidende, der bei jedem Umdrehen des Körpers naturgemäß Schmerzen verspürt und deswegen leicht aufwacht, begrüßt eine komfortable Unterlage, auf welcher er sich möglichst wenig umdrehen muß.

Die Forderung nach einer funktionsgerechten Matratze geht heute nach den neuesten Erkenntnissen zusammengefaßt dahin, daß einerseits im Liegen der Rumpf so weich gepolstert aufliegen muß, daß er

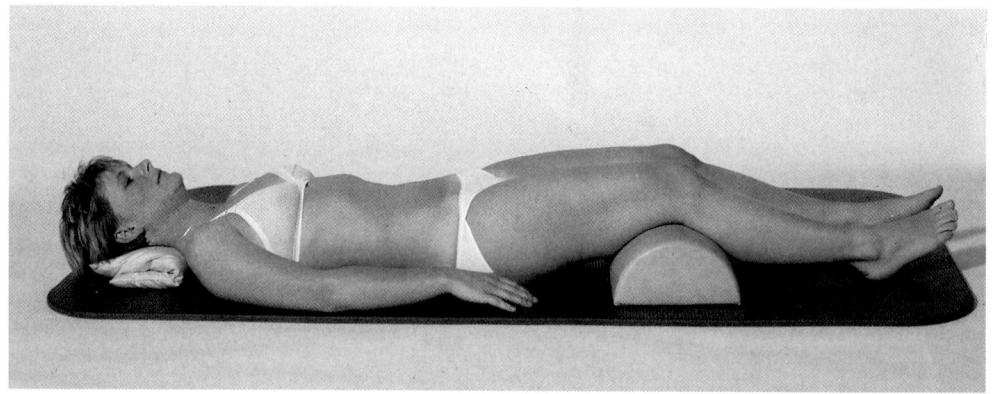

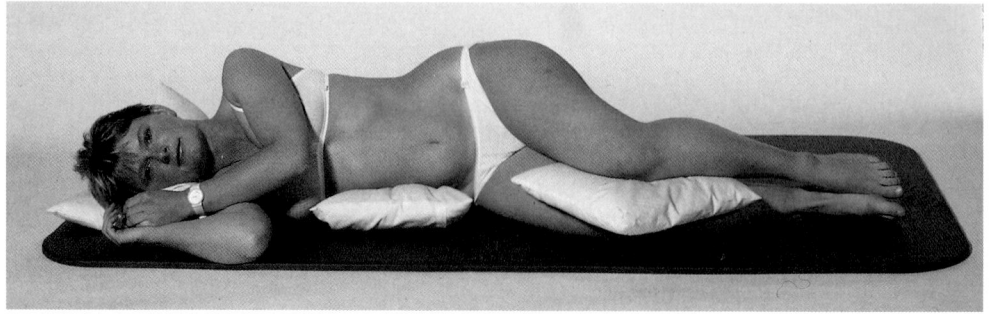

Abbildungen 120. Richtige »Unterpolsterung« im Liegen bewirkt Entlastung und Schmerzlinderung.

nicht einseitig punktuell überlastet wird und andererseits kein Hängematteneffekt entsteht (Abbildungen 120).

Aufgrund der Erkenntnisse über die Bedeutung der notwendigen Druckentlastung beim Liegen sind in den letzten Jahren elektronische Testsysteme entwickelt worden, mit denen der Liegekomfort meßbar und demonstrierbar ist. »Ergo-check« ist ein solches System (s. Abbildung 121). Es besteht aus einer Decke mit hunderten von Drucksensoren, die an einen Computer an-

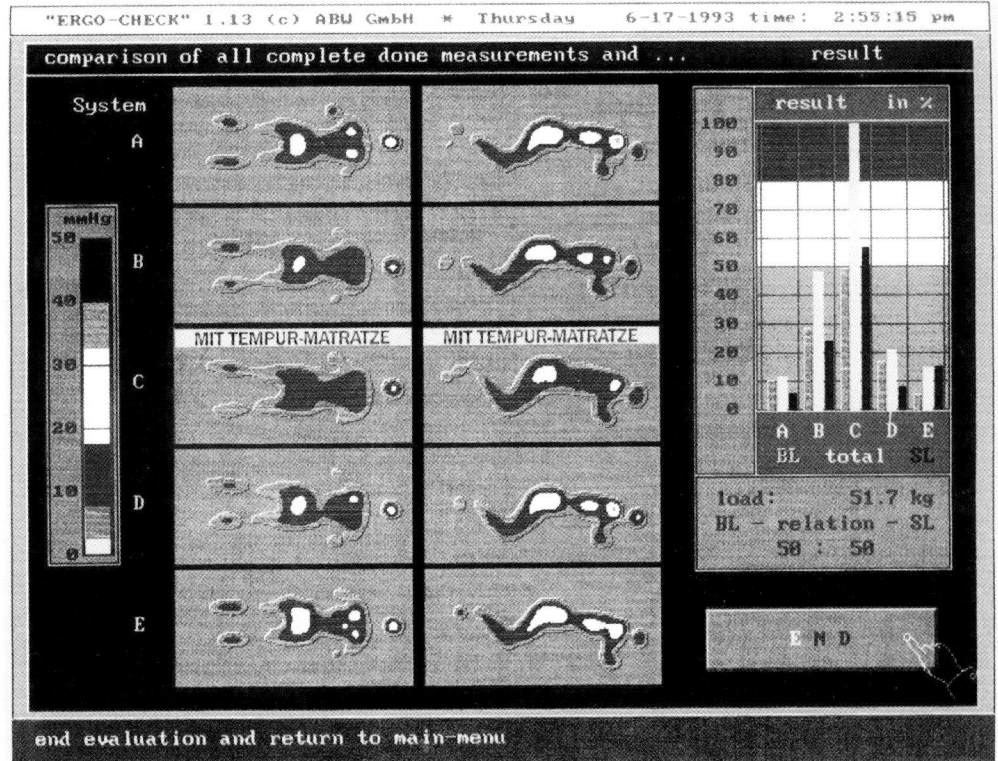

Abbildung 121. Graphische Darstellung der Druckentlastung der TEMPUR-Matratze im Vergleich mit einigen normalen Bettsystemen.
System A: Sprungfeder-Matratze, niedrige Preisklasse; System B: Sprungfeder-Matratze, mittlere Preisklasse; System C: Sprungfeder-Matratze, mittlere Preisklasse, mit TEMPUR-Matratze; System D: Sprungfeder-Matratze, gehobene Preisklasse; System E: Standard-Polyurethanschaum-Matratze, hohe Qualität. »Ergo-Check« ist ein elektronisches Druck-Meß-System. Der Druck des Körpers auf die Matratze wird mit einer elastischen Decke gemessen, die mit 684 Drucksensoren ausgestattet ist. Das Ergebnis wird auf einem Computerbildschirm graphisch dargestellt. In einer Vergleichsmessung von fünf gebräuchlichen Bettsystemen erzielt dasjenige mit der TEMPUR-Matratze – wie oben dargestellt – das beste Ergebnis. Ihm wurde deshalb im Diagramm der Vergleichswert 100% zugeordnet. Die Betten ohne die TEMPUR-Matratze erreichen prozentual niedrigere Werte. Der niedrigste ist auf 10% als Referenzwert festgelegt. Die Farben des Körpers auf dem Bild zeigen die gemessenen Druckwerte in mmHg.

geschlossen wird. Die Decke wird auf die zu prüfende Matratze gelegt und die Druckverteilung einer darauf liegenden Person in Zahlen oder graphisch auf dem Bildschirm oder auf Papier gedruckt dargestellt.

Ein Liegesystem, das hervorragende Druckentlastungswerte aufweist, ist die TEMPUR-Matratze[1]. Es handelt sich dabei um ein visko-elastisches, offenzelliges Spezialschaumstoffmaterial. Es wurde ursprünglich für die NASA in den USA entwickelt, um für die Astronauten optimale Druckentlastung und Bequemlichkeit zu gewährleisten. Legt man sich auf eine TEMPUR-Matratze, sinkt der Körper langsam ein, an den schweren Körperpartien mehr als an den leichteren. Durch die Körperwärme und das Körpergewicht wird die Körperform im Sinne eines Negativs auf die Unterlage nachgebildet. Der Druck wird auf die erheblich vergrößerte Auflagefläche verteilt, eine Druckbelastung an gefährdeten Partien wie Hüften und Schultern dadurch vermieden. Die Muskulatur kann sich entspannen, dadurch wird sekundär die Wirbelsäule auch im Liegen entlastet. Beim Lagewechsel (etwa von Rücken- in Seitenlage) wird – quasi im Zeitlupentempo – eine aktuelle Negativform durch den Körper hergestellt. Häufige Lagewechsel während des Schlafes sind bei diesem System nicht mehr erforderlich. Die TEMPUR-Matratze bietet daher die besten Voraussetzungen für einen ruhigen und tiefen Schlaf, gleichzeitig stellt sie eine sehr wirksame *Dekubitusprophylaxe* dar.

Logischerweise kann man auch das gleiche Material als Nackenkissen verwenden, womit eine wirksame Ergänzung zur Entlastung der Halswirbelsäule gegeben ist.

---

[1] zu beziehen über Praxen der Bereiche Orthopädie, Physiotherapie und physikalische Therapie.

19. Der rehabilitierte Patient – für immer geheilt?

Gehen sie davon aus, daß der bandscheibenoperierte Patient die Anschlußheilbehandlung in dieser Form abgeschlossen hat, wie ich sie als optimal beschrieben habe. Er wird in der Regel dann bald wieder in der Lage sein, seiner beruflichen Tätigkeit nachzukommen. Es sei denn, er hat einen Beruf gewählt, der durch ungünstige Körperhaltungen auch für Gesunde einen Bandscheibenschaden provoziert, z.B. Staplerfahrer oder Pflasterer.

Viele Arbeiten über Spätergebnisse nach Bandscheibenoperationen (11, 60, 241) zeigen ein weitgehend einheitliches postoperatives Ergebnis hinsichtlich der Rate von Patienten, die beschwerdefrei werden oder aber im anderen Extremfall zu Rentenempfängern werden. So sieht man, daß bei einem großen Kollektiv 52% der Operierten im alten Beruf weiterarbeiten, 16% einen Berufswechsel anstreben und 24% die Rente beantragen. Andere Autoren (94) geben an, daß nur 13% der Operierten einen Rentenantrag stellen.

Durch langjährige Tätigkeit als Sozialgerichtsgutachter will ich nicht verschweigen, daß die zuständigen Versorgungsämter viel zu oft und hin und wieder ohne körperliche Untersuchung die Anerkennung auf eine beantragte Schwerbehinderung nach durchgeführter Bandscheibenoperation erteilen; ähnlich verhält es sich mit der vorzeitigen Berentung. Ich halte es für unverantwortlich, wenn Sozialberater in operativ tätigen Kliniken bereits innerhalb der ersten zwei postoperativen Wochen dem Patienten raten, vorsorglich einen Rentenantrag bzw. einen Antrag auf Schwerbehinderung zu stellen. Diese voreilige »Bahnung« führt schließlich zu einer »staatlich geförderte Rentenneurose«. Der vermeintlich körperlich Behinderte erfährt durch den Rentenbescheid bzw. die Anerkennung der Schwerbehinderung eine förmliche Bestätigung »seiner Behinderung« und zwar auf Lebenszeit. Sie läßt ihn anfangs nur mental, später aber auch auf Dauer zum echten Schwerbehinderten werden (129). Es ist eine der wichtigsten Aufgaben des Hausarztes und der Physiotherapeuten, die günstige Prognose nach einer Bandscheibenoperation herauszustellen und den Operierten zu überzeugen, daß er beruflich und sportlich in jeder Hinsicht wieder vollwertig sein kann.

Je weiter die Operation und die anfängliche Ängstlichkeit für Bewegungen im Lendenwirbelsäulenbereich zurückliegen, desto sicherer fühlt sich der ehemalige Patient in seinem Alltag. Statistisch gesehen zeigt sich, daß nach normal verlaufender postoperativer Phase die Chance, wieder an einem erneuten Bandscheibenvorfall zu erkranken, für den Operierten nicht größer ist als vor dem Eingriff.

Bei aller Zuversicht ist es ratsam, daß auch der rehabilitierte, beschwerdefreie Patient eine Wirbelsäulenprophylaxe (sekundäre Prävention) betreiben sollte. Diese läßt sich auch schon in der Rehabilitationsphase verwirklichen.

Ich halte das Reiten für eine ausgewogene Möglichkeit, rehabilitativ und prophylaktisch zugleich zu wirken: Die Tatsache, daß Bandscheibenbeschwerden durch Reiten geringer werden, wird zwar immer noch von einigen nichtreitenden Orthopäden bestritten, läßt sich aber in der Praxis täglich widerlegen. Wir verwenden in unserer Rehabilitation in Kooperation mit einem Reiterhof besonders ruhige und zuverlässige Pferde für unsere orthopädischen Wirbelsäulenpatienten. Der therapeutische Effekt einer Aktivierung der Rückenmuskulatur durch das Reiten ist bisher nur empirisch nachgewiesen. Eine wissenschaftliche Evaluation dieser in Deutschland neuen Therapieform wird von uns in Kürze durchgeführt.

Nur wenn der Operierte weiß, wie und warum es zu erneuten Störungen kommen kann, wird er ein Rezidiv vermeiden können. Ein Verzicht auf körperliche Aktivität oder sportliche Lebensführung ist dabei nicht notwendig. Die Prophylaxe und Schulung dieser Verhaltensweisen wird im nächsten Kapitel besprochen.

20. Die orthopädische Rückenschule

Begriffsbestimmung

Wie das Wort »Rückenschule« schon vom Wortinhalt her veranschaulicht, handelt es sich hierbei um etwas Lehr- und Lernbares. Ähnlich wie in der Schulzeit gibt es auch in der Rückenschule einen Beginn für Anfänger mit dem »kleinen Einmaleins« bis hin zur »höheren Schule«.

Fast immer ist die stationäre Behandlung eines bandscheibenoperierten Patienten mit einer Rückenschulung verbunden. Gemeint ist damit das Bemühen des Krankengymnasten, nicht nur die bestehenden postoperativen Beschwerden zu beseitigen, sondern auch ein Programm zur Vorbeugung anzubieten, in welchem der Betreffende lernen soll, alte Fehler zu vermeiden, um nicht wieder ein »neuer« Bandscheibenpatient zu werden. Aus dem Bemühen, dem Rückenpatienten seine seit Jahrzehnten gewohnten Bewegungs- und Haltungsfehler bewußt zu machen und auszumerzen, ist eine klar definierte Haltungs- und Verhaltensschulung hervorgegangen. Die Rückenschule, ausgehend von Skandinavien und den Vereinigten Staaten, ist Anfang bis Mitte der 80er Jahre auch nach Deutschland gekommen.

Die Rückenschule ist eine Übersetzung des englischen Begriffes »back school«. Neu an der deutschen Rückenschulentwicklung ist lediglich die Tatsache, daß man sie nicht nur für operierte Patienten als notwendig ansieht, sondern auch für alle chronischen Rückenschmerzpatienten und schließlich als Primärprävention für Menschen ohne Rückenbeschwerden.

Die Zielsetzungen der Rückenschule sind im Grunde genommen simpel und basieren auf der Vorstellung, daß alle Bewegungen und Haltungen im täglichen Leben, in der Freizeit, auch im Sport ein Minimum an Störfaktoren für die Wirbelsäule darstellen sollen.

Diese Forderung mag überflüssig erscheinen, da man eigentlich annehmen müßte, daß jede Alltagsbewegung »korrekt« und ohne schädliche Einwirkung auf die Wirbelsäule durchgeführt wird. Weit gefehlt! Die Hauptfehler entstehen durch Bequemlichkeit und das Unvermögen, die eigentlich sinnvoll funktionierenden Muskeln des Rumpfes richtig, d.h. mit dem geringsten Energieaufwand und den geringsten Störeinwirkungen auf die entsprechenden Haltestrukturen einzusetzen.

> Die Rückenschule ist das Vermitteln und Lernen von Verhaltensweisen, die der Wirbelsäule zu jeder Stunde zugute kommen.

Die Deutsche Gesellschaft für Orthopädie und Traumatologie (DGOT) hat in ihrem Arbeitskreis »Degenerative Wirbelsäulenerkrankungen« inzwischen klar definierte Richtlinien bzw. Empfehlungen über die Zielsetzung und Durchführung der Rückenschule erarbeitet (217).

In den letzten Jahren hat sich in Deutschland – zum Teil aus berufspolitischen Grün-

den – eine kontroverse Diskussion eingestellt, wer nun eigentlich die Rückenschule
durchführen soll. So wurde schon vor Jahren von der DGOT vorgeschlagen, daß die
Sekundärprävention von Ärzten und Krankengymnasten gemeinsam durchgeführt
werden soll, die Primärprävention dagegen
von entsprechend ausgebildeten Sport-
und Gymnastiklehrern. Trotzdem hat sich
leider mancherorts ein deutlicher »Wild-
wuchs« entwickelt (176).

Das Stehen

Betrachten Sie auf einer Cocktail-Party,
wie die Gäste stehen! Sie können dabei beobachten, daß nur ein kleiner Teil der Menschen die stabilisierenden Muskeln des
Rumpfes auch einsetzt. Die meisten »hängen sich in die Bänder«. Diese Stehhaltung
führt, wenn sie zur Gewohnheit wird,
zwangsläufig zur Verkleinerung des sterno-
symphysalen Abstandes und über den Weg
der entstehenden Muskeldysbalance zur
Hyperlordose, Glutaeus-Insuffizienz und
Rekurvationsstellung der Kniegelenke. Kein
Mensch wird sich über längere Zeit wie ein
Wachsoldat kerzengerade halten können,
ohne muskuläre Beschwerden zu bekom-
men. Die ständige Muskelanspannung fordert nach einer gewissen Zeit eine Entlastungshaltung. Also wird man gerne das
eine und dann das andere Bein als Stand-
bein benutzen, um die statische Muskelarbeit auf die Haltebänder zu übertragen.
Gegen eine solche kurze Entlastungspause
für die Muskeln wäre nichts einzuwenden.
Nur haben die meisten Menschen verlernt,
die aktive Muskelarbeit der Rumpfaufrich-
tung mit ökonomischer Gleichgewichtsver-
teilung auch zu praktizieren!
Die erste Aufgabe, also das »kleine Einmaleins«, bedeutet in diesem Fall, dem Schüler
(so will ich den Rückenschulteilnehmer hier
nennen) zu vermitteln, wie man korrekt
steht.

Der Lehrer demonstriert die einzelnen Hal-
tungsmöglichkeiten, der Schüler kommt
schließlich durch Nachahmen selbst zu dem
Erlebnis, gerade, d.h. korrekt zu stehen.
Dieses für viele ungewohnte »Körpergefühl« muß immer wieder neu als Engramm
gesetzt werden, wobei die ständige Korrektur durch den Lehrer erforderlich ist. Hier
zeigt sich schon, daß einzelne Menschen
spontan eine korrekte Stellung einnehmen,
andere jedoch nur mit großer Mühe, je
nach gewohnter Grundhaltung.
Das Erkennen und »an sich fühlen« dieser
Grundhaltung ist eines der wichtigsten Er-
lebnisse und Erfahrungen für den Rückenschüler.
Alle Bewegungsabläufe und Übungen müssen weniger verstandesmäßig begriffen, als
vielmehr körperlich erfühlt und erfahren
werden. Die vielen Hilfsübungen zu dieser
Haltungsschulung kann man nicht oder nur
bedingt durch Abschauen oder Bilder-an-
schauen erlernen. Man muß die Muskel-
spannungen und Dehnungsreize am eigenen Körper erfühlen und schließlich auch
als angenehm akzeptieren!

Alltagsbewegungen

Der nächste Schritt nach dem Erlernen des
richtigen Stehens ist die *Bewegung*. Aus
der Haltung entsteht durch Positionswechsel die Bewegung. Die fortgesetzte Bewegung ist schon vom Sprachbegriff her die
»Fortbewegung«. Diese kann dynamisch,
etwa als Gehen, aufgefaßt werden, aber
auch als Bewegung aus dem Stand in Form
des Rumpfbeugens oder sich Hinsetzens.
Die beiden letztgenannten Bewegungsabläufe sind wesentlich korrekturbedürftiger
als das Gehen. Hier werden regelmäßig
Fehler gemacht, die sich schmerzhaft auf
Strukturen der Wirbelsäule auswirken.

Das Bücken

Das Bücken nach einem Gegenstand, etwa einem fallengelassenen Briefumschlag, geschieht meist aus dem Rücken und mit gestreckten Knien. Dieser Bewegungsablauf erscheint für einen rückengesunden Menschen ökonomisch, so daß normalerweise niemand auf die Idee käme, beim Bücken nach einem so kleinen Gegenstand in die Kniebeuge zu gehen.

Nur der unter Rückenschmerzen leidende Mensch wird auch beim Bücken nach einem leichten Gegenstand wegen seiner Beschwerden lieber die Lendenwirbelsäule weitgehend gestreckt halten und die Bewegung aus dem Knie- und Hüftgelenk heraus durchführen. Aufgabe der Rückenschule ist das Bewußtmachen einer schonenden Bewegung und Abbau von seit Jahrzehnten gewohnten Bewegungsstereotypien. Es kommt darauf an, daß das Bewegungsmuster Bücken immer nach dem gleichen Prinzip erfolgen muß, gleichgültig, ob ein leichter oder schwerer Gegenstand aufgehoben werden soll. Das Lernziel ist nicht nach 10 oder 50 Übungen erreicht, vielmehr sind hunderte von Repetitionen notwendig, bis ein Bewegungsablauf extrapyramidal gebahnt ist (s. Abbildungen 122).

Das Hinsetzen

Die gleichen gedanklichen Schritte betreffen das Hinsetzen auf einen Stuhl und das Wiederaufstehen. Hier werden üblicherweise falsche Bewegungsmuster eingesetzt, die einem Gesunden zunächst gar nicht einleuchten. Auch hier ist es das Ziel der Rückenschule, alle Bewegungen so durchführen zu lassen, als wäre der Schüler ein Mensch mit einem drohenden Diskusprolaps. Die meisten Rückenschüler empfinden die Erziehung zur stabilen Einstellung der Lendenwirbelsäule als maßlos übertrieben. Mit Recht fragen sie, ob man denn der Wirbelsäule mit ihren vielen Bewegungsmöglichkeiten und »eingebauten Schutzmechanismen« nicht zutrauen könne, sich in ihren gebotenen Möglichkeiten so zu bewegen, wie es die Natur eigentlich vorsieht. Die Antwort läßt sich nur aus der Erfahrung geben: Normalerweise ist eine Bewegung der Wirbelsäule in den erdenklichen Richtungen und Ausmaßen ungefährlich. Ungefährlich aber nur, wenn die Bewegung nicht zur stereotypen Dauerbelastung wird. Dann kommt es, wie in vielen Berufen, zu dem schädlichen »Wiederholungsfaktor«. Addiert sich dazu noch ein Störfaktor, wie etwa ein kalter Luftzug oder das Hochheben eines Gewichtes in ungünstiger Körperposi-

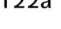
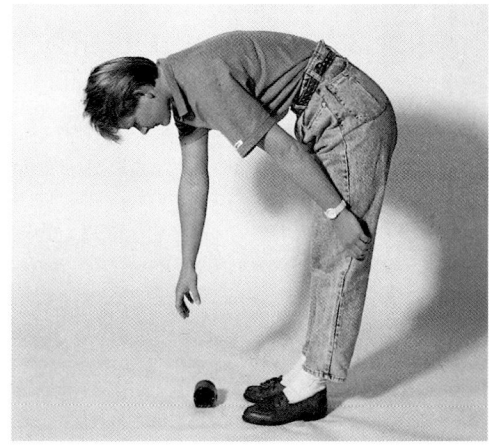

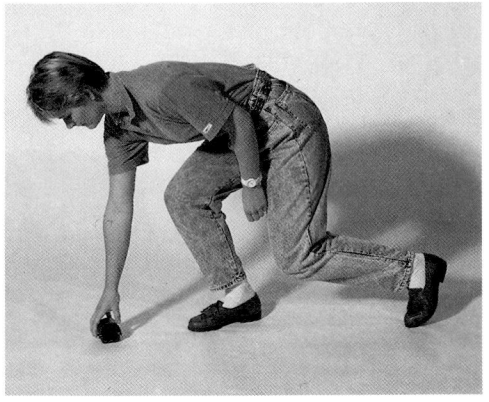

Abbildungen 122a, b. »Falsches« und »richtiges« Bücken.

tion, um nur zwei Beispiele zu nennen, so ist die Belastungsfähigkeit des Bewegungssegmentes überfordert. Die genannten Störfaktoren kann man niemals voraussehen oder eliminieren, aber man kann die Grundhaltung der Wirbelsäule so wählen, daß diese nicht als Hauptstörfaktor wirkt (s. Abbildungen 123).

Die »höhere Rückenschule«

Wie bereits in früheren Kapiteln dargelegt, bestehen bei vielen Menschen, auch bei vermeintlich Gesunden, Muskeldysbalancen des Rumpfes. Diese zu erkennen, ist zunächst Aufgabe des Therapeuten. In diesem Stadium des Rückenschultrainings

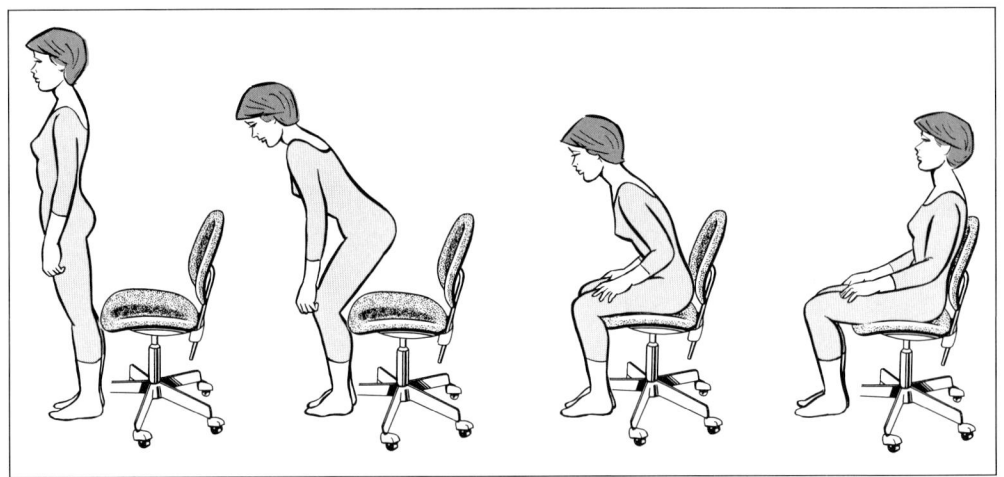

123a

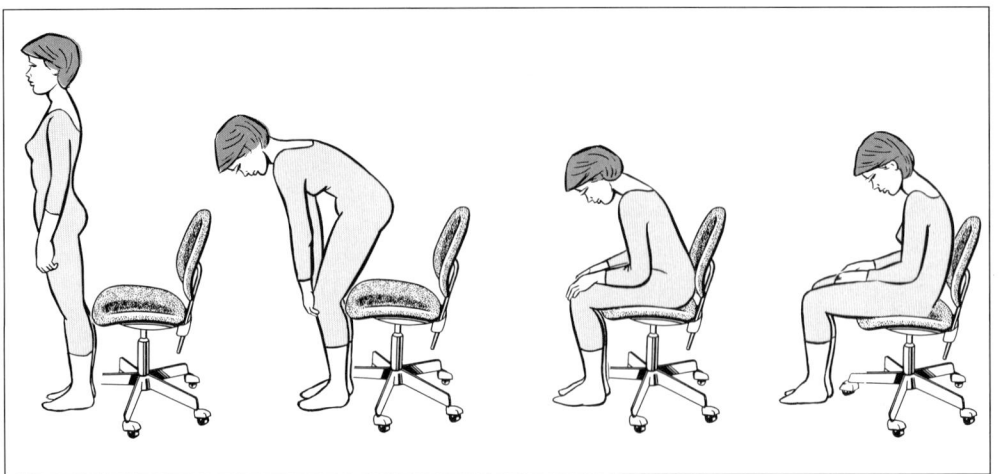

123b

Abbildungen 123. a) »Richtiges« und b) »falsches« Hinsetzen auf einen Stuhl (modifiziert nach *Reinhardt*).

184

kommt es darauf an, verkürzte Muskelstrukturen durch Dehnen wieder ihrer Grundfunktion zuzuführen und geschwächte Muskelgruppen zu kräftigen. Dazu gibt es eine Fülle von Möglichkeiten und Übungen, Dehnungen und Kräftigungen getrennt oder gemeinsam durchzuführen. Diese Übungen sind in schonender Form mit und ohne Geräte bzw. Hilfsmittel durchführbar. Die in den letzten Jahren entwickelten Sequenz- und Trainingsgeräte nach *Evjenth*

sind dabei eine wertvolle Ergänzung. Allerdings sind diese aus Kostengründen in aller Regel nur größeren Instituten oder Kliniken vorbehalten.

Die Rückenschulen vermitteln nicht nur das richtige Verhalten bei statischen und dynamischen Bewegungsabläufen im Alltag. Sie lehren auch die richtigen, gefahrlosen Verhaltensweisen, die wieder in eine aktive sportliche Lebensführung münden.

21. Der Rückenpatient und Sport

Gängige Vorstellungen über Nutzen und Schaden sportlicher Aktivitäten

Oft wird von Ärzten aus Unverständnis oder Unkenntnis der Technik vor speziellen Sportarten gewarnt. Häufig verspürt der Rückenpatient bei Ausübung seiner verbotenen Lieblingssportart dennoch keinerlei Beschwerden. Manchmal empfiehlt der Arzt vielleicht Sportarten, die der Betroffene aus persönlichen Gründen gar nicht ausüben möchte und daher auch keinen eigenen Antrieb zur Durchführung dieser Disziplin hat.

Bei der Frage der sportlichen Aktivität unserer Patienten gehe ich davon aus, daß wir nicht den professionellen Sport, sondern den aus Freude im Alltag betrachten. Die Tatsache, daß ein Rückenpatient überhaupt sportliche Ambitionen zeigt, ist ein so enorm wichtiger Faktor für das Rehabilitationsergebnis, daß Bedenken dagegen nur mit äußerster Zurückhaltung vorgebracht werden dürfen. Die Ausübung des Sportes an sich ist ja Demonstration von Lebensfreude. Es ist der Versuch, sich körperlich zu aktivieren, seine Leistungsfähigkeit nicht nur zu erhalten, sondern sie auch zu verbessern. Diese Motive sind für einen Rückenpatienten so wertvoll, daß wir als Therapeuten sie nach besten Kräften unterstützen müssen.

Wenn wir überhaupt eine steuernde Funktion bei der Auswahl von verschiedenen Sportarten vornehmen dürfen, so betrifft dies nur die Fälle, bei denen der sport-ausübende Patient, aus falscher Vorstellung über seine Möglichkeiten oder weil es gerade Mode ist, sich Sportarten ausgesucht hat, die seinem Konstitutionstyp und seinen körperlichen Gegebenheiten widersprechen. Ein ganz wichtiger Faktor ist bei der Sportausübung auch die Tatsache der Schmerzentstehung und -verarbeitung. Der Schmerz als Antwort auf eine Störung und als Warnsymptom für eine Diskrepanz zwischen Belastung und Belastbarkeit wird meist nicht ernst genug genommen, weder vom Betroffenen noch von vielen Trainern. »Reiß dich mal zusammen«, »zeig doch mal Härte«, das sind oft gehörte Sätze, die von außen auf den Sportler einwirken und die er sich auch selbst sagt.

»Der Schmerz, bellender Wächter der Gesundheit« verliert dann seine Funktion als Regulans, wenn er nicht ernst genommen wird. Der Sportler muß für diese hervorragend funktionierende Warnmöglichkeit des Organismus sensibilisiert werden!

> Der sporttreibende Rückenpatient muß für seinen Schmerz sensibilisiert werden.

Die einzelnen Sportarten

Kommen wir nun zu den einzelnen Sportarten, die ich im wesentlichen in der Reihenfolge der Beliebtheit kurz streifen möchte und welche ich lediglich hinsichtlich der Wirbelsäulenbeanspruchung beurteile.

Schwimmen

Insgesamt zu empfehlen, da das tragende und entlastende Moment des Wassers in Verbindung mit einer allgemeinen muskulären Aktivität sich in der Regel günstig auswirkt. Bei Beschwerden der Wirbelgelenke, beim Baastrup-Syndrom und bei der Hypermobilität der Lendenwirbelsäule ist das Brustschwimmen durch die eingenommene Hyperlordose eher ungünstig. Auch ist beim Brustschwimmen die extreme Reklinationshaltung der Halswirbelsäule in vielen Fällen schmerzhaft. Empfehlenswert ist hier das Kraulen, Seitschimmen, noch besser das Rückenschwimmen. Wassertemperatur beachten! Unterkühlungsgefahr der Muskulatur infolge der nassen Haut nach dem Baden ist nicht zu unterschätzen!
Fazit:
Brustschwimmen bedingt empfehlenswert, Kraulen und Rückenschwimmen sehr empfehlenswert.

Laufen

Das Laufen, die zweite »Gangart« nach dem Gehen, erfordert eine höhere Aktivierung der Stabilisierungsfunktionen der Wirbelsäulen- und Rumpfmuskulatur und bezieht noch stärker als beim Gehen die Muskulatur der oberen Extremitäten mit ein. Das Laufen unterstützt die diskoligamentäre Spannungsbalance des Bandscheibenapparates und entlastet die Ligamente. Daneben ist dieser Sport weitgehend neutral, d.h. konstitutionell ungebunden. Wichtig ist dabei die Empfehlung von richtigen Schuhen sowie das Anleiten und Erlernen federnder Lauftechnik. Das Laufen auf Waldwegen und weichem Untergrund ist verständlicherweise dem Laufen auf Asphalt vorzuziehen. Der flüssige Bewegungsablauf, die Gymnastizierung (Dehnung der postularen und Kräftigung der phasischen Gruppen) ist wertvollster Bestandteil dieser Disziplin.

Fazit:
Sehr empfehlenswert, fast keine Einschränkungen.

Radfahren

Prinzipiell empfehlenswert, sofern eine weitgehend aufrechte Haltung des Rückens und nicht die tiefe Rennradposition eingenommen wird. Die Verwendung einer Pedalschlaufe wie bei Rennradfahrern verstärkt zwar die Kraftausübung auf die Pedalarbeit, führt aber durch die Beanspruchung der Psoasmuskulatur zu Scherbewegungen im Bereich der unteren Lendenwirbelsäule mit entsprechender Schmerzprovokation.
Fazit:
Bedingt empfehlenswert, Rückenhaltung beachten!

Reiten

Dieser Sport wird häufig als wirbelsäulenfeindlich eingestuft, ist aber im Gegenteil ausgesprochen wirbelsäulenfreundlich. Nur bei extremen Instabilitäten, bei denen das Reiten einen Schmerz verursacht, ist eine Kontraindikation gegeben. In diesen Fällen gibt es vermutlich auch keine andere Sportart als Alternative. Korrekter Sitz und gute Unterrichtung sind wichtige Faktoren. Die rhythmische axiale Belastung bei den einzelnen Gangarten des Pferdes kann als willkommene »Bandscheibenmassage« aufgefaßt werden. Ideal zum Erlernen des richtigen Haltungs- und Körpergefühls.
Fazit:
Sehr empfehlenswert.

Tennis

Eine Sportart mit ungefährlichen Bewegungsabläufen. Tennis bedingt gute Koordination und Konditionseigenschaften. Ge-

fährlich nur bei Überschätzung der eigenen Möglichkeiten durch falsche Partner und falsche Technik. Die richtige Stellung zum Ball, die richtige Beinarbeit und ein nicht zu druckvolles Spiel ermöglichen es, die erlernten richtigen Bewegungsmuster einzusetzen und schädliche Einstellungen auf die Wirbelsäule zu verhindern. Richtige Technik ist nur durch einen guten Lehrer zu vermitteln. Wer Schmerzen beim Tennisspielen bekommt, spielt mit der falschen Technik oder mit dem falschen Gerät.
Fazit:
Bedingt empfehlenwert, bei operierten Bandscheibenpatienten vorheriges Aufbautraining und Koordinationsübungen einschließlich Beinarbeit erforderlich.

Alpin-Skilauf

Die Gefahr für die Wirbelsäule bezieht sich auf unvorhersehbare Belastungsspitzen, abrupte Torsions- und nicht einkalkulierbare axiale Stoßbelastungen. Langes Warten vor dem Lift und das Liftfahren selbst begünstigen Unterkühlungsreaktionen. Die erzwungene Hockstellung (Entlordosieren der Lendenwirbelsäule) während der gesamten Schußfahrt führt zur Dorsaldislokation des Bandscheibenkernes und der entsprechenden Gefahr einer Protrusion bzw., bei Voroperierten, eines Rezidivs. Bei Rennläufern ist das »Alpinkreuz«, ein chronischer Schmerzzustand durch die dauernde Fehlhaltung unter gleichzeitiger Stoßbelastung, hinlänglich bekannt.
Fazit:
Nicht empfehlenswert.

Skilanglauf

Diese Sportart entspricht hinsichtlich der Wirbelsäulenbelastung etwa dem Waldlauf, wobei der Gymnastizierung der meist fehlgesteuerten Muskulatur (Muskeldysbalance) besonderer Wert beigemessen werden

muß. Aktivierung der Gesäßmuskulatur, Dehnung und Kräftigung des Psoas durch die Lauftechnik führen zwar manchmal zu Irritationen im Sinne eines vermehrten Baastrup-Syndroms, im übrigen aber ungefährlich.
Fazit:
Mit wenigen Ausnahmen sehr empfehlenswert.

Ballsportarten

Alle Ballsportarten ohne direkte gegnerische Einwirkungsgefahr sind im Prinzip wirbelsäulenunschädlich. Bei gegnerischer Einwirkung (unvorhergesehene Prellung, Stürze und beabsichtigte Fouls, z.B. bei Handball und Fußball) erhöhte Traumatisierungsgefahr nicht nur der Extremitäten, sondern auch der Wirbelsäule. Bei Volleyball, Basketball, Faustball und ähnlichem ist die Gefahr der gegnerischen Einwirkung geringer, daher in diesen Fällen kaum Bedenken.
Fazit:
Ballspiele mit der Gefahr der gegnerischen Einwirkung auf den Körper nicht empfehlenswert, sonst kaum Bedenken.

Windsurfen

Im Gegensatz zu anderen Sportarten wie Laufen oder Schwimmen entstehen hier die Hauptgefahren für die Wirbelsäule speziell beim Erlernen, also für den ungeübten Anfänger. Bei der richtigen Technik sind unter Beachtung der richtigen Bekleidung und der richtigen Vorbereitung keine größeren Störwirkungen auf die Wirbelsäule zu erwarten. Extrem wichtig das richtige Aufrichten des Segels, richtige Beinarbeit, gute Einstellung der Wirbelsäule und richtiges Einschätzen der körperlichen Kondition. Ermüdungsgefahr beachten! Gute Ausrüstung nicht unterschätzen.
Fazit:
Bedingt empfehlenswert.

Tanzen

Insbesondere der Turniertanzsport erfordert neben einer gehörigen Konditionierung eine gute Stabilisierung der gesamten Wirbelsäule. Es kommen keine unvorhergesehenen Belastungsspitzen auf die gefährdeten Strukturen zu, die Wirbelsäule ist in allen Bereichen optimal eingestellt. Es gibt keine Kontraindikation bezüglich der Wirbelsäule.
Fazit:
Sehr empfehlenswert

Tischtennis

Erfordert gute Beinarbeit, gute Koordination und Reflexabläufe. Schädigende Einwirkung auf die Wirbelsäule bei den Spielern zu erwarten, bei denen aus mangelnder Technik zu starke Rotationen in der Lendenwirbelsäule erfolgen. Durch gute Beinarbeit kann die rotatorische Beanspruchung der Lendenwirbelsäule vermieden werden.
Fazit:
Nur bedingt empfehlenswert.

Geräteturnen

Bei bestehenden Wirbelsäulenbeschwerden und bei Vorerkrankungen kein geeigneter Sport. Hypermobilitäten werden gefördert. Bandinsuffizienzen wirken sich schwerwiegend aus, erhebliche Belastungsspitzen auf Bandscheiben und Wirbelgelenke bei bestimmten Übungen äußerst bedenklich.
Fazit:
Nicht empfehlenswert.

Golfen

Das Golfspielen wird von den meisten als ausgesprochen wirbelsäulenschädlich angesehen, da die kyphotische Grundeinstellung zum Ball und danach die extreme Rotation in der Lendenwirbelsäule beim Ballabschlag als Hauptstörfaktor betrachtet werden.

Auch sind das Nichttreffen des Balles oder das versehentliche Einschlagen des Schlägers in den Boden jeweils eine störende Einwirkung auf den geplanten Bewegungsablauf, der zu Muskelzerrungen der großen Rotatoren (z.B. Latissimus dorsi), aber auch schmerzhaften Reaktionen an den Wirbelgelenken führt. Kenner der Materie, wie z.B. der Engländer *Stoddard* (199), sind allerdings der Auffassung, daß bei guter Technik und vernünftiger Ausübung dieses Sportes keine Bedenken hinsichtlich der Wirbelsäulenbelastung bestehen.
Fazit:
Bedingt empfehlenswert.

Resümee

Wie aus den oben angeführten Beispielen zu ersehen ist, gibt es bei den meisten Sportarten in der Regel nur dann Einschränkungen zu beachten, wenn durch ungenügende Technik, falsche Grundhaltungen oder fehlerhafte Bewegungsabläufe Schmerzen hervorgerufen werden. Andererseits sind Einwirkungen, die nicht der eigenen Kontrolle unterliegen, wie etwa Störeinflüsse durch Gegner, unberechenbare Spitzenbeanspruchung, bei bestimmten Sportarten häufiger anzutreffen, so daß hier eindeutig Einschränkungen bestehen. Insgesamt kann man aber behaupten, daß viele Sportarten, die bisher als wirbelsäulenschädlich angesehen werden, in Wirklichkeit bei richtiger Vorbereitung und Ausübung durchaus auch bei Wirbelsäulenerkrankten oder Bandscheibenoperierten tolerabel sind.
Der Wunsch, sich zu aktivieren, Freude an der Bewegung und am sportlichen Erfolg zu haben, ist in der Regel höher einzustufen als häufig nur vermeintlich vorgebrachte mögliche Gefahren. Die »Körpererziehung«, d.h. das Erlernen des richtigen Einsatzes und die Sensibilisierung für auftretende Störungen (Schmerz und Ermüdung) sind Dinge, die der Physiotherapeut seinem Patienten vermitteln kann.

22. Schlußbemerkung

Ich habe in diesem Buch den Versuch unternommen, für Ärzte und Physiotherapeuten gemeinsam ein Kompendium für die Diagnostik und Therapie des Rückenschmerzpatienten anzubieten. Wie wichtig hierbei auch die präoperative Behandlungsmöglichkeit ist, wurde ausführlich dargelegt. Ich hoffe, daß ich die typischen Fallgruben, in die mancher Diagnostiker und Therapeut hineinfällt, hell genug beleuchtet habe.

Wenngleich manche Patienten, insbesondere die mehrfach operierten, sich durch ihren Leidensweg in einigen Fällen ein beträchtliches Maß an Fachwissen angeeignet haben, ist dieses Buch bewußt nicht für sie geschrieben, sondern ausschließlich für den fachlich kompetenten Therapeuten. Falls der Wunsch besteht, seinem bandscheibenoperierten Patienten eine gut verständliche Lektüre in die Hand zu geben, so empfehle ich meinen Patientenratgeber »Bandscheibenleiden – ein Ratgeber für alle mit Kreuzschmerzen«, Zuckschwerdt-Verlag.

Nach vielen Jahren Tätigkeit als Leiter einer orthopädischen Rehabilitationsklinik ist es mir ein besonderes Anliegen, in diesem Buch gezeigt zu haben, daß der Bandscheibenoperierte durchaus die Chance hat, in beruflicher, sozialer und sportlicher Hinsicht wieder vollwertig, d.h. tatsächlich rehabilitiert zu werden.

Die einzigen, die diese Rehabilitation gewährleisten können, sind der behandelnde Arzt sowie der Physiotherapeut. Daß beide das gleiche Ziel verfolgen, wird sicher niemand bezweifeln wollen. Es ist eigentlich selbstverständlich, daß beide Berufsgruppen kooperativ zusammenarbeiten müssen, um dieses Ziel zu erreichen. Unbestritten haben beide Berufe ihre eigene Wertigkeit, sowohl in der Aufgabe der Erkennung als auch in der Durchführung der Therapie. Was sie in vielen Fällen nach meiner Erfahrung noch nicht erkannt haben, ist die Notwendigkeit, gerade wegen ihrer unterschiedlichen Fähigkeiten intensiver zusammenzuarbeiten. Die eine Berufsgruppe kann ohne die andere ihrer Tätigkeit nur unzulänglich zum Erfolg verhelfen. Die Kommunikation zwischen beiden sollte eigentlich kein Problem darstellen. Wenn die Ärzte die Einsatzmöglichkeiten und die Aufgaben der Physiotherapeuten besser kennenlernen (wozu die Lektüre dieses Buches sicherlich beitragen kann), dann wird von ärztlicher Seite bestimmt noch mehr als bisher der Wunsch wach werden, die Berufsgruppe der Physiotherapeuten noch häufiger in die Therapie der Rückenpatienten einzubeziehen. Andererseits sollte sich der Physiotherapeut nicht scheuen, in Zweifelsfragen oder bei unerwartetem Verlauf der Behandlung, den Ansprechpartner Arzt um Rat zu fragen und selbst Behandlungsvorschläge zu machen. Dies sollte er tun dürfen, ohne befürchten zu müssen, ein »heiliges Terrain« zu verletzen!

> Zusammenarbeiten heißt, auch die Bereitwilligkeit haben, voneinander zu lernen.

Literatur

1 Adams M, Deyl Z (1984) Degenerated annulus fibrosus of the intervertebral disc contains collagen type II. Ann Rheumatic Disorders 43:258–263

2 Adams M, Hutton W (1985) The effect of posture on the lumbar spine. J Bone Joint Surg 67B: 625–629

3 Adams M et al (1988) The lumbar spine in backward bending. Spine 13:1019–1026

4 Amonoo-Kuofi H (1991) Morphometric changes in the heights and anteroposterior diameters of the lumbar intervertebral discs with age. J Anatomy 175:159–168

5 Arnoldi CC (1976) Lumbar stenosis and nerve root entrapment syndromes. Clin Orthop Rel Res 115:4–5

6 Barrett J (1982) Mini epidural injections for sciatica. Manuelle Medizin 20: 7374

7 Baus B (1988) Leben mit der Bandscheibe. Huber, Bern

8 Benini A (1986) Ischias ohne Bandscheibenvorfall. Huber, Bern

9 Benini A (1991) Der lumbale Bandscheibenschaden. Kohlhammer

10 Bengert O (1992) Der umgekehrte Bragard. Orthop Praxis 2:

11 Berger A (1979) Operative Behandlung des lumbalen Bandscheibenvorfalles, Ergebnisse der Operation. Dissertation, Universität Tübingen

12 Bernick S, Cailliet R (1982) Vertebral endplate changes with aging of human vertebrae. Spine 7:97–102

13 Bernick S, Walker J, Paule W (1991) Age changes to annulus fibrosus in human intervertebral discs. Spine 16:520–524

14 Berthet-Colominas C et al (1982) Structural studies of collagen fibres from intervertebral disc. Biochem Biophys Acta 706:50–64

15 Bilinskiy P (1990) Die Stellung der Lenden- und Kreuzbeinwirbelsäule je nach dem Schadensgrad der lumbosakralen Bandscheiben. Orthop Praxis 1:

16 Blankenberg H (1992) Einfluß schwerer körperlicher Tätigkeit auf die Häufigkeit von Segmentinstabilität in der Lendenwirbelsäule. Orthop Praxis 11:

17 Bogduk N (1992) A universal model of the lumbar back muscles in the upright position. Spine 17:897

18 Bogduk N, Twomey L (1987) Clinical anatomy of the lumbar spine. Churchill Livingstone, Melbourne

19 Bogduk N, Windsor M, Inglis A (1988) The innervation of the intervertebral discs. Spine 13:2–8

20 Böhmig R (1930) Die Blutgefäßversorgung der Wirbelbandscheiben, das Verhalten des Chordasegments und die Bedeutung beider für die Bandscheibendegeneration. Arch Klin Chir 158:374–424

21 Bradford D, Cooper K, Oegema TJ (1983) Chymopapain chemonucleolysis and nucleus pulposus regeneration. J Bone Joint Surg 65: 1220–1231

22 Bradford D et al (1984) Chymopapain, chemonucleolysis and nucleus puposus regeneration. A biochemical and biomechanical study. Spine 9:134–147

23 Brickley-Parsons D, Glimcher M (1984) Is the chemistry of collagen in intervertebral discs an expression of Wolff's law? Spine 9: 148–160

24 Brocher JEW (1970) Die Prognose der Wirbelsäulenleiden. Thieme, Stuttgart

25 Bronner O (1986) Der lumbale Schmerz – Interpretation und Behandlung aus der Sicht der funktionellen Bewegungslehre nach Klein-Vogelbach. Krankengymnastik 2: 81–83

26 Brunner K, Frewein J (1989) The vascularization of the intervertebral discs of adult dog. Anat Histol Embryol 18: 76–86

27 Brügger A (1979) Die Erkrankungen des Bewegungsapparates und seines Nervensystems. Fischer, Stuttgart

28 Bucher O, Wartenberg H (1989) Cytologie, Histologie und mikroskopische Anatomie des Menschen, 11 ed. Huber, Bern

29 Büttner K (1990) Die Peterstaler Rücken-schule. Schlüsselbad-Klinik

30 Bushell G et al (1979) The collagen of the intervertebral disc in adolescent idiopathic scoliosis. J Bone Joint Surg 61B:

31 Butler DS (1991) Mobilisation of the nervous system. Churchill Livingstone, Melbourne

32 Cailliet R (1984) Understand your backache. Davis Company, Philadelphia

33 Cailliet R (1968) Low back pain syndrome, 1. ed. F. A. Davis Company, Philadelphia

34 Cassidy J, Hiltner A, Baer E (1989) Hierar-chical structure of the intervertebral disc. Connect Tissue Res 23: 75–88

35 Cassidy JD (1992) Lumbar facet joint asym-metry. Spine 17:570

36 Chiang Y (1983) A study on topographical change of proteoglycans in human lumbar disc. Nippon Seikeigeka Gakkai Zasshi 57: 539–551

37 Crock H, Goldwasser M (1984) Anatomic studies of the circulation in the region of the vertebral end-plate in adult greyhound dogs. Spine 9:702–706

38 Currier D, Nelson R (1992) Dynamics of hu-man biologic tissues. In: Wolf SL (ed) Con-temporary perspectives in rehabilitation. F. A. Davis Company, Philadelphia

39 Cyriax J (1975) The slipped disc, 2. ed. Go-wer Press, Epping, Essex

40 Cyriax J (1978) Textbook of orthopaedic medicine, 7th ed, vol 1. Baillière Tindall, London

41 Cyriax J (1971) Textbook of orthopaedic medicine, vol 2. Baillière Tindall, London

42 Déjerine J (1911) La claudication intermit-tende de la moelle epininière. Presse Med 19:981

43 Dejung B (1985) Iliosakralgelenksblockie-rung. Manuelle Medizin 23:109–115

44 Delauche-Cavallier MCh (1992) Lumbar disc herniation. Spine 17: 927

45 Donner K (1974) Physische Aspekte bei ver-tebragenen Störungen. Manuelle Medizin 4:12

46 Duesberg F (1986) Zur Problematik der physiologisch günstigen Körperhaltung im Autositz. MOT 5:156

47 Dvorak J, Dvorak L (1982) Neurologie der Wirbelgelenke. Manuelle Medizin 20:77–84

48 Eder M, Tilscher H (1981) Zur Pathogenese und Klinik pseudoradikulärer Schmerzbilder. Manuelle Medizin 1:54–57

49 Ehall R (1992) Auswirkung der Spaltbildung in der Pars interarticularis eines Wirbels auf die benachbarten Gelenkverbindungen und Weichteilstrukturen. Orthop Praxis 11:

50 Einagger M et al (1991) Effects of spinal flexion and extension exercises on low-back pain and spinal mobility in chronic mechani-cal low-back pain patients. Spine 16: 967–971

51 Evans P (1980) The healing process at cellu-lar level: a review. Phys Ther 66:256–259

52 Evjenth O, Hamberg J (1981) Muskeldeh-nung, warum und wie? REMED, Zug

53 Feiereis H (1985) Psychosomatische Aspek-te der Rehabilitation. Die Wirbelsäule in Forschung und Praxis, Bd 97

54 Feinberg J et al (1990) The distribution of calcific deposits in intervertebral discs of the lumbosacral spine. Clin Orthop Rel Res 254:303–310

55 Ferguson W (1950) Some observations on the circulation in fetal and infant spines. J Bone Joint Surg 32:640–648

56 Fichtner H (1977) Berufliche Rehabilitation bei Erkrankungen des Haltungs- und Bewe-gungsapparates. Springer, New York

57 Findelklee R (1988) Die Wirksamkeit sta-tionärer Rehabilitationsmaßnahmen in der Nachsorge bandscheibenoperierter Patien-ten. Orthop Praxis 1:

58 Forsythe W, Ghoshal N (1984) Innervation of the canine thoracolumbar vertebral co-lumn. Anatom Rec 208:57–63

59 Frank AM, Trappe AE (1988) Die Spondylo-sisthesis nach lumbaler Bandscheibenopera-tion. Neurochirurgie 31:205

60 Frank W (1984) Spätergebnisse nach opera-tiver Therapie des lumbalen Bandscheiben-vorfalles. Dissertation, Universität München

61 Frankel V, Nordin M (1980) Basic biome-chanics of the skeletal system, 1. ed. Lea & Febinger, Philadelphia

62 Friedrich M, Tilscher H, Liertzer H (1985) Segmentale Wirbelfunktionsstörungen. Ma-nuelle Medizin 23:38–42

63 Frisch H (1985) Manuelle Medizin heute. Springer, Berlin Heidelberg New York

64 Fritsch E, Heisel J (1992) Ursachen und Fehlschläge nach lumbaler Bandscheiben-operation. Orthop Praxis 2:

65 Frymoyer JM (1988) Back pain and sciatica. New Engl J Med 318:291–300

66 Garbe G (1992) Trainingstherapie der myo-genen dysbalancierten Lumbalgie unter Berücksichtigung der Körperhaltung. Orthop Praxis 2:

67 Glückert K et al (1984) Vergleichende Untersuchungen des lumbalen Bandscheibenvorfalles mit CT und MR. Neuro-Orthopädie, vol 2. Springer, Berlin Heidelberg New York, p 143

68 Gördes W (1985) Die Korrelation von klinischem, elektromyografischem und operativem Befund mit dem CT-nachgewiesenen Bandscheibenvorfall. Orthop Praxis 4:

69 Ghosh P (1991) Die Rolle von mechanischen und genetischen Faktoren in der Degeneration der Bandscheibe. Manuelle Medizin 29:21–25

70 Gordes W, Feuchtgruber G, Fritz W (1989) Quantitative measurement of disc space area before and after chemonucleolysis and nucleotomy. Int Orthopaed 13:89–93

71 Gracovetsky S, Farfan H, Lamy C (1981) The mechanism of the lumbar spine. Spine 6:249–262

72 Gray H (1977) Gray's anatomy, 15 ed. Bounty Books, New York

73 Greis M (1990) Vergleichende Untersuchung bei der Behandlung von Wurzelreizsyndromen im LWS-Bereich. Orthop Praxis 12:

74 Grieve G (1981) Common vertebral joint problems, 1. ed. Churchill Livingstone, London

75 Grieve G (1986) Modern manual therapy of the vertebral column, 1. ed. Churchill Livingstone, London

76 Grmek MD (1974) Die Wirbelsäule im Zeitgeschehen. Med Welt 30:70

77 Gruss P (1982) Neurochirurgische Operationen an der Wirbelsäule. Die Wirbelsäule in Forschung und Praxis, vol 96. Hippokrates, Stuttgart

78 Gschwend N (1983) Der Patient und sein Kreuz. Manuelle Medizin 21:114

79 Haag M (1985) Korrelation von radiologischem und intraoperativem Befund bei lumbalen Bandscheibenvorfällen. Orthop Praxis 4:

80 Hambly MF (1992) Effect of smoking and pulsed electromagnetic fields on intradiscal pH in rabbits. Spine 17:583

81 Hart DL et al (1987) Effect of lumbar posture on lifting. Spine 12:138–145

82 Hausmann B (1985) Psychogener Ausnahmezustand bei lumbalem Bandscheibenprolaps. Die Wirbelsäule in Forschung und Praxis, Bd 97

83 Hedtmann A et al (1989) Measurement of human lumbar spine ligaments during loaded and unloaded motion. Spine 14: 175–185

84 Hickey D, Hukins D (1982) Aging changes in the macromolecular organization of the intervertebral disc: an x-ray diffraction and electron microscopic study. Spine 7:234–242

85 Higuchi M, Abe K (1987) Postmortem changes in ultrastructures of the mouse intervertebral disc. Spine 12:48–52

86 Hirano N et al (1988) Analysis of rabbit intervertebral disc physiology based on water metabolism. I. Factors influencing metabolism of the normal intervertebral discs. Spine 13:1291–1296

87 Hirschfelder H (1992) Der enge Spinalkanal bei lumbalen Wirbelgleitprozessen. Orthop Praxis 11:

88 Höfling S, Kaisser P (1992) Orthopädische Rückenschule interdisziplinär. Springer

89 Holm S, Nachemson A (1983) Variations in the nutrition of the canine intervertebral disc induced by motion. Spine 8:866–873

90 Holm S, Nachemson A (1988) Nutrition of the intervertebral disc: acute effects of cigarette smoking. An experimental animal study. Ups J Med Sci 93:91–99

91 Hoppenfeld ST (1980) Orthopädische Neurologie. Enke, Stuttgart

92 Hormel S, Eyre D (1991) Collagen in the ageing intervertebral disc: an increase in covalently bound fluorophores and chromophores. Biochem Biophys Acta 1078: 243–250

93 Humzah M, Soames R (1988) Human intervertebral disc: structure and function. Anatom Rec 220:337–356

94 Hundt R (1993) Ergebnisse nach lumbaler Bandscheibenoperation. Sozialmedizinische Aspekte. Jatros Orthopädie 8:3

95 Isermann H (1984) Zur Psychosomatik des Lumbalsyndroms. Neuro-Orthopädie, vol 2. Springer, Berlin Heidelberg New York, p 343

96 Ishii T et al (1991) Histochemical and ultrastructural observations on brown degeneration of human intervertebral disc. J Orthop Res 9:78–90

97 Janda V (1987) Vertebragene Störungen. Manuelle Medizin 8:262–262

98 Janda V (1979) Muskelfunktionsdiagnostik. acco, Leuven

99 Johnson E et al (1982) The distribution and arrangement of elastic fibres in the intervertebral disc of adult human. J Anatomy 135:301–309

100 Johnson E et al (1984) Elastic fibres in the annulus fibrosus of the dog intervertebral discs. Acta Anat 118:238–242

101 Johnson E et al (1986) Secretory cells in the nucleus pulposus of the adult human intervertebral disc. A preliminary report. Acta Anat125:161–164

102 Junqueira L, Carneiro J, Kelley R (1990) Funktionele histologie, 5. ed. Wetenschappelijke Uitgeverij Bunge, Utrecht

103 Kalimo H (1986) The multifidus muscle in patients with lumbar disc herniations. Spine 11:

104 Kaltenborn FM (1986) Manual mobilization of the extremity joints. Vol 2 Olaf Norlis Bokhandel Oslo

105 Kaltenborn FM (1992) Wirbelsäule, Manuelle Untersuchung und Mobilisation. Olaf Norlis Bokhandel, Oslo

106 Kapandji IA (1985) Funktionelle Anatomie der Gelenke, vol 3. Enke, Stuttgart

107 Kapandji IA (1974) The physiology of the joint, 4. ed, vol 3. Churchill Livingstone, Edinburgh

108 Keyl W, Wirth W (1980) Indikation, Technik und Ergebnisse der Operation bei Nucleusrezidiven. Orthop Praxis 1:

109 Klein J, Hukins D (1982) Collagen fibre orientation in the annulus fibrosus of the intervertebral disc during bending and torsion measured by x-ray diffraction. Biochem Biophys Acta 719: 98–101

110 Klein J, Hukins D (1982) X-ray diffraction demonstrates reorientation of collagen fibres in the annulus fibrosus during compression of the intervertebral disc. Biochem Biophys Acta 717: 61–64

111 Klein J, Hickey D, Hukins D (1983) Radial bulging of the annulus fibrosus during compression of the intervertebral disc. J Biochem 16: 211–217

112 Klein-Vogelbach (1984) Funktionelle Bewegungslehre. Springer, Berlin Heidelberg New York Tokio

113 Klein-Vogelbach (1986) Therapeutische Übungen zur Funktionellen Bewegungslehre. Springer, Berlin Heidelberg New York Tokio

114 Klein-Vogelbach (1985) Ballgymnastik zur Funktionellen Bewegungslehre. Springer, Berlin Heidelberg New York Tokio

115 Kloth L, McCulloch J, Feedar J (1990) Wound healing: alternatives in management, 1. ed. In: Wolf SL (ed) Contemporary perspectives in rehabilitation. F. A. Davis, Philadelphia

115aKnott M, Voss DE (1968) Proprioceptive neuromuscular facilitation, patterns and techniques, 2nd ed. Harper & Row Publ.

116 Kocher R (1993) Chronische Schmerzen: Neue Erkenntnisse über deren Entstehungsmechanismus. Jatros Rheumatol 2: 2

117 Kojima Y et al (1990) Nerve supply to the posterior longitudinal ligament and the intervertebral disc of the rat vertebral column as studied by acetylcholinesterase histochemistry. I. Distribution in the lumbar region. Anatomy 169:237–246

118 Korr I (1978) The neurobiologic mechanisms in manipulative therapy, 1. ed. Plenum Press, New York

119 Krämer J (1988) Spontanverlauf bei bandscheibenbedingten Erkrankungen. Orthop Praxis 12:

120 Krämer J (1986) Bandscheibenbedingte Erkrankungen. Thieme, Stuttgart

121 Krämer J (1986) Bandscheibenschäden. Heyne, München

121aKraft W, Kunzelmann G, Schober H (1993) Der Einfluß der postisometrischen Relaxation und der Propriozeptiven Neuromuskulären Fazilitation (PNF) auf die muskuläre Erholungsfähigkeit. Phys Rehab Kur Med 3: 87–88

122 Krstic R (1988) Die Gewebe des Menschen und der Säugetiere, 2. ed. Springer, Berlin

123 Kügelgen B, Hillermacher A (1985) Die lumbale Bandscheiben-Erkrankung in der ärztlichen Sprechstunde. Springer, Berlin Heidelberg New York

124 v. Kügelgen H (1990) Persistierende Bauchatmung als pathogenetischer Hauptfaktor der Spondylolisthese? Orthop Praxis 10:

125 Kütemeyer M (1985) Akutes lumbales Wurzelkompressionssyndrom. Die Wirbelsäule in Forschung und Praxis, Bd 97

126 Laissue J, Gebbers J (1991) Einführung in die spezielle Pathologie, 1. ed. Gustav Fischer, Stuttgart

127 Laser T (1984) Bandscheibenoperation – was kommt danach? Swiss Med 5b:79–80

128 Laser T (1986) Bandscheibenbeschwerden einfach wegschlafen. Med Tribune 13:30

129 Laser T (1991) Bandscheibenoperation, was kommt danach? Rheuma 11:

130 Laser T (1992) Die Bandscheibenoperation und ihre Nachbehandlung. Münch Med Wschr 134:

131 Laser T (1990) Bandscheibenleiden. Ein Leitfaden für alle mit Kreuzschmerzen. Zuckschwerdt, München

132 Leadbetter W, Buckwalter J, Gordon S (1990) Sport-induced inflammation: Clinical and basic science concepts, 1. ed. American Academy of Orthopaedic Surgeons, Park Ridge

133 Lechner H et al (1981) Klinik der Discopathien. Manuelle Medizin 19:45–48

134 Leong JCY (1986) The iliolumbar ligament. J Bone Joint Surg 68:197–200

135 Leonhardt H et al (1987) Anatomie des Menschen, Bewegungsapparat, 1. ed, vol 1. Thieme, Stuttgart

136 Lewit K (1979) Manuelle Therapie, 1. ed, vol 1 & 2. De Tijdstroom, Lochem

137 Lewit K (1984) Manuelle Medizin im Rahmen der medizinischen Rehabilitation. Urban & Schwarzenberg, München

138 Lipson S (1988) Metaplastic proliferative fibrocartilage as an alternative concept to herniated intervertebral disc. Spine 13:1055–1060

139 Louis R (1981) Vertebroradicular and vertebromedullar dynamics. Anatom Clin 3:1–11

140 Markakis E (1970) Die Wiederherstellung und Leistung nach Bandscheibenvorfällen. Der Nervenarzt 41:460

141 Maitland GD (1988) Manipulation der peripheren Gelenke, Rehabilitation und Prävention, Bd 20. Springer, Berlin Heidelberg New York

142 Maitland GD (1991) Manipulation der Wirbelsäule. Rehabilitation und Prävention, Bd 24. Springer, Berlin Heidelberg New York

143 Matthiass HH (1988) Vortrag auf dem Süddeutschen Orthopädenkongreß

144 McCarthy P et al (1991) Immunohistochemical demonstration of sensory nerve fibres and endings in lumbar intervertebral discs of the rat. Spine 16:653–655

145 McKenzie RA (1986) Die lumbale Wirbelsäule. Spinal Publications

146 McKenzie RA (1985) Die Selbstbehandlung für den Rücken. Spinal Publications, Switzerland

147 Mellin G (1984) Scand J Rehab Med 16:17–84

148 Morree JD (1989) Dynamiek van het menselijke bindweefsel, 1. ed. Bohn, Scheltema & Holkema, Utrecht

149 Motoe T (1986) Studies on the topographic architecture of the annulus fibrosus in developmental and degenerative processes in the lumbar intervertebral disc in man. Nippon Seikeigeka Gakkai Zasshi 60:495–509

150 Müller-Faßbender H (1992) Arthitis und Rheuma 12:

151 Münchinger R, Chapchal G (1961) Der Lastentransport von Hand. Schweiz Blätter für Arbeitssicherheit 41:1

152 Nachemson A (1964) In vivo measurements of intradiscal pressure. J Bone Joint Surg 46A:1077

153 Nachemson AL (1985) Advances in low back pain. Clin Orthop 200:266–278

154 Netter F (1987) The Ciba collection of medical illustrations; The musculoskeletal system, 1 ed, vol 8. Ciba-Geigy-Corporation, New Jersey

155 Neumann HD (1985) Manuelle Diagnostik und Therapie von Blockierungen der Kreuzdarmbeingelenke nach F. Mitchell. Manuelle Medizin 23:116–126

156 Ng S et al (1986) Abnormal connective tissue degrading enzyme patterns in the prolapsed intervertebral discs. Spine 11:695–701

157 Niethard FU (1979) Der Kreuzschmerz der Frau. Diagnostik 12:4

158 Niethard FU (1980) Der Kreuzschmerz. Werkverlag, München-Gräfelfing

159 Niethard FU, Rompe G (1981) Das lumbale Facettensyndrom. Manuelle Medizin 19: 49–53

160 Nishiyama H (1985) Biochemical and immunological study of lumbar disc degeneration. Nippon Seikeigeka Gakkai Zasshi 59:1119–1131

161 Nitobe T et al (1988) Degradation and biosynthesis of proteoglycans in the nucleus pulposus of canine intervertebral disc after chymopapain treatment. Spine 13: 1332–1339

162 Oda J, Tanaka H, Tsuzuki N (1988) Intervertebral disc changes with aging of human cervical vertebra. From neonate to the eighties. Spine 13:1205–1211

163 Ohshima H et al (1989) Water diffusion pathway, swelling pressure, and biomechanical properties of the intervertebral disc during compression load. Spine 14: 1234–1244

164 Pavlova M, Semenova G (1989) Changes in the intervertebral discs in disorders of segmental blood supply of the spine. Arkh Anat Gistol Embriol 97:31–36

165 Peters KM (1992) Spondylolisthesis, eine häufig gestellte Diagnose. Orthop Praxis 2:

166 Pförringer W (1992) Zur gesundheitspolitischen Relevanz des Kreuzschmerzes. Manuelle Medizin 30:89–90

167 Podhajski A (1972) Reiten. Nymphenburger Verlagsbuchhandlung, München

168 Postachini F, Bellocci M, Massobrio M (1984) Morphologic changes in annulus fibrosus during aging. Spine 9:596–603

169 Putz R (1987) Funktionelle Morphologie

der unteren LWS. Manuelle Medizin 25:91–96

170 Ranshohoff J (1970) Lesion of the cauda equina. Clin Neurosurg 331:17

171 Ratcliff J (1980) The arterial anatomy of adult human lumbar body: a microarteriographic study. J Anatomy 131:57–79

172 Reichel HS (1984) Krankengymnastische Behandlung bei lumbosacralen Syndromen. In: Neuro-Orthopädie 2. Springer, Berlin Heidelberg NewYork, p 461

173 Reinhardt B (1983) Die stündliche Bewegungspause. Hippokrates, Stuttgart

174 Reinhardt B (1992) Die große Rückenschule. Perimed, Erlangen

175 Reinhardt B (1993) Das Bewegungssegment der Wirbelsäule im Blickfeld der orthopädischen Rückenschule. ML–Verlag

176 Reinhardt B (1992) Die orthopädische Rückenschule. ML–Verlag

177 Reinhardt B (1988) Die Rückenschule – Modetrend oder therapeutische Herausforderung? Extracta Orthopaedica 11:4

178 Rettig H (1959) Pathophysiologie angeblicher Fehlbildungen der LWS und des Kreuzbein-Überganges. Z Orthop 91:9

179 Rizzi MA (1979) Die menschliche Haltung und die Wirbelsäule. Hippokrates, Stuttgart

180 Roberts S, Menage J, Urban J (1989) Biochemical and structural properties of the cartilage endplate and its relation to the intervertebral disc. Spine 14: 166–174

181 Röhr E (1990) Sonografie des Spinalkanals. Orthop Praxis 10:

182 Ross M, Romrell L (1989) Histology, a text and atlas, 2. ed. Williams & Wilkins, Baltimore

183 Rudert M, Tillmann B (1993) Lymph and blood supply of the human intervertebral disc. Acta Orthop Scand 64: 37–40

184 Schewior T (1984) Eine biomechanisch orientierte Untersuchungstechnik zur Differentialdiagnose des arthrogen-facettär bedingten pseudoradiculären Lymbalsyndroms. Neuro-Orthopädie 2. Springer, Berlin Heidelberg New York, p 556

185 Schleberger R (1985) Diagnose und konservative Behandlung bandscheibenbedingter Erkrankungen der LWS. Fortschr Med 22: 597

186 Schmid HJA (1985) Iliosacrale Diagnose und Behandlung. Manuelle Medizin 23: 101–108

187 Schönström N (1988) The narrow lumbar spinal canal and the size of the cauda equina in man. Göteborg

188 Schroedl R (1986) Computertomografie der LWS. Orthop Praxis 6:

189 Schulitz KP (1984) Das Facettensyndrom – Klinik und Praxis. Neuro-Orthopädie 2. Springer, Berlin Heidelberg New York, p 543

190 Schwarz B, Steyns H, Feuerstake G. Inverse Extension bei Lumbalgie. Vortrag auf dem Süddt. Orthopädenkongreß

191 Sedowofia K et al (1982) Collagenolytic enzyme systems in human intervertebral disc: their control, mechanism, and their possible role in the initation of biomechanical failure. Spine 7:213–222

192 Shirazi–Adl A (1989) Strain in fibres of a lumbar disc. Analysis of the role of lifting producing disc prolapse. Spine 14: 96–103

193 Silva N, Farias G, Torres J (1991) Characterization of collagen of canine intervertebral discs using the N–methyl–benzothiazol–2–on–hydrazone reaction. Zentralbl Veterinarmed 38:367–375

194 Simmonds M, Kumar S (1992) The bases of low back pain. Neuro-Orthopedics 13: 1–14

195 Stairmann J, Holm S, Urban J (1991) Factors influencing oxygen concentration gradients in the intervertebral disc. A theoretical analysis. Spine 16:444–449

196 Steger G (1988) Über die Effektivität einer frühen Nachbehandlung. Dissertation, Universität München

197 Stevens R et al (1982) Biological changes in the annulus fibrosus in patients with low-back pain. Spine 7:223–233

198 Stoboy H (1982) Physiologische Grundlagen des aktiven Bewegungsapparates. Manuelle Medizin 19:105–111

199 Stoddard A (1982) Leben ohne Rückenschmerzen – Lehrbuch der manuellen Medizin. Hippokrates, Stuttgart

200 Stokes I (1987) Surface strain on human intervertebral discs. J Orthop Res 5:348–355

201 Strempel A (1992) Diagnostik und Therapie des degenerativen lumbosacralen Schmerzsyndroms. Orthop Praxis 11:

202 Strohmeier M (1989) Der Stellenwert der Flächenmessung für die Diagnose des engen Spinalkanals. Orthop Praxis 7:

202a Stürz H, Ozarcuk L (1992) Bedeutung der Osteosynthese und der funktionellen Weiterbehandlung für die Knochenbruchheilung. OP–Journal 1: 69–73

203 Suguro T, Oegema TJ, Bradford D (1986) Ultrastructural study of short–term effects of chymopapain on the intervertebral disc. J Orthop Res 4:281–287

203a Sullivan PE, Markos PD, Minor MA (1985) PNF – Ein Weg zum therapeutischen Üben. G. Fischer, Stuttgart

204 Takada S (1988) Chemonucleolysis – an experimental histopathological study. Nippon Seikeigeka Gakkai Zasshi, 62:427–435

205 Taylor J et al (1992) Human intervertebral disc acid glycosaminoglycans. J Anatomy 180:137–141

206 Thabe H (1984) Die Bewegungsstörung des Wirbelbogengelenks als präarthrotischer Faktor. Manuelle Medizin 22:136–138

207 Thelen E. Bandscheibenoperation – Rehabilitation durch Sport. Sportmedizin aktuell 87:2

208 Thomson J, Oegema TJ, Bradford D (1991) Stimulation of mature canine intervertebral disc by growth factors. Spine 16:253–260

209 Tilscher H (1984) Indikation und Erfolgsaussicht der Manualtherapie bei Funktionsstörung des ISG. Neuro-Orthopädie 2. Springer, Berlin Heidelberg New York, p 573

210 Tilscher H, Eder M (1983) Die Rehabilitation der Wirbelsäulengestörten. Springer, Berlin Heidelberg New York

211 Tilscher H, Eder M (1985) Psychosomatische Erkrankungen des Bewegungsapparates. Manuelle Medizin 23:94–97

212 Töndury G (1958) Entwicklungsgeschichte und Fehlbildungen der Wirbelsäule. Kapitel: Entwicklung der Zwischenwirbelscheibe. Hippokrates, Stuttgart, p 55–71

213 Trout J, Buckwalter J, Moore K (1982) Ultrastructure of the human intervertebral disc: II. Cells of the nucleus pulposus. Anatom Rec 204:307–314

214 Tsuchida T (1987) A pathological study of experimental chemonucleolysis with collagenase. Nippon Seikeigeka Gakkai Zasshi 61:1237–1249

215 Twomey L, Taylor J (1985) Age changes in lumbar intervertebral discs. Acta Orthopaed Scand 56:496–499

216 Twomey L, Taylor J (1987) Age changes in lumbar vertebrae and intervertebral discs. Clin Orthopaed Rel Res 224:97–104

217 Ullrich CH, Krämer J (1990) Definition und Aufgabe der Rückenschule. Orthop Praxis 4:

218 Urban J, McMullin J (1988) Swelling pressure of the lumbar intervertebral discs: influence of age, spinal level, composition, and degeneration. Spine 13:179–187

219 Übermuth H (1929) Über die Altersveränderung der menschlichen Zwischenwirbelscheibe und ihre Beziehung zu den chronischen Gelenkleiden der Wirbelsäule. Ber Sächs Ges Akad Wiss 81:111–170

220 Venbrocks R (1990) Die Wertigkeit diagnostischer Maßnahmen bei therapieresistenten Instabilitätsbeschwerden der Lendenwirbelsäule. Orthop Praxis 12:

221 Verbiest H (1984) Stenose des knöchernen Lumbalkanales. Neuro-Orthopädie 2. Springer, Berlin Heidelberg New York

222 Vleeming A, Mannal J (1990) Progress in vertebral columne research. 1. International Symposium on the Sacroilialic Joint, Maastricht 1991. Med 5:100–102

223 Vogel G (1977) Experimentelle Untersuchungen zur Mobilität des Nucleus pulposus in lumbalen Bandscheiben. Dissertation, Universität Düsseldorf

224 Waisbrod H (1985) Die degenerative Erkrankung des Iliosacralgelenkes. Orthop Praxis 2:

225 Walker N, Schreiber A (1984) Diagnostik und Therapie des engen lumbalen Spinalkanales. Neuro-Orthopädie 2. Springer, Berlin Heidelberg New York, p 200

226 Weber H (1983) Lumbar disc herniation. Spine 8:131

227 Weber M, Niethard FU (1984) Zur Vorhersage der sog. PDS. Neuro-Orthopädie 2. Springer, Berlin Heidelberg New York, p 427

228 Wehling P (1989) Volumenveränderung des Wirbelkanals. Orthop Praxis 7:

229 Whalen J et al (1985) The intrinsic vasculature of developing vertebral end plates and its nutritive significance to the intervertebral discs. J Pediatr Orthop 5:403–410

230 White A, Panjabi (1978) Clinical biomechanics of the spine. Lippincott, Philadelphia

231 White AH (1983) Back school on other conservative approaches to low back pain. Mosby, St. Louis

232 Wiesel SW et al (1984) A study of computer assisted tomography. The incidence of positive CAT scans. Spine 9:549–551

233 Willert HG (1991) Psychosomatik in der Orthopädie. Huber, Bern

234 Winter M (1989) Der enge Spinalkanal. Dt Med Wschr 114:756–758

235 Wörz R, Gross D (1978) Kreuzschmerz, 1. ed, vol 1. Gustav Fischer, Stuttgart

236 Wolff HD (1970) Manuelle Medizin und ihre wissenschaftlichen Grundlagen. Verlag für Physikalische Medizin, Heidelberg

237 Woo S, Buckwalter J (1991) Injury and repair of the musculoskeletal soft tissues.

American Academy of Orthopaedic Surgeons, Park Ridge

238 Wu J, Eyre D, Slayter H (1987) Type VI collagen of the intervertebral disc. Biochemical and electron-microscopic characterization of the native protein. Biochem J 248:373–381

239 Yasuma T et al (1988) Pathological changes in the cartilaginous plates in relation to intervertebral disc lesions. Acta Pathol Jpn 38:735–750

240 Yasuma T et al (1990) Histological changes in aging lumbar intervertebral discs. Their role in protrusions and prolapses. J Bone Joint Surg 72:220–229

241 Zwick J (1984) Sozialmedizinische und wirtschaftliche Bedeutung der AHB nach Bandscheibenoperation. Dissertation, Universität Heidelberg

Sachwortverzeichnis